乳腺癌中西医防治策略

吴玉华　王华中◎主编

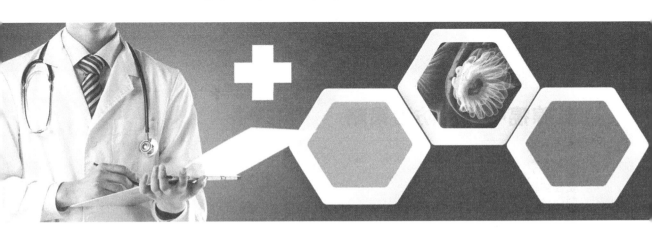

图书在版编目（ＣＩＰ）数据

乳腺癌中西医防治策略 / 吴玉华，王华中主编. --
长春：吉林科学技术出版社，2023.3
ISBN 978-7-5744-0285-0

Ⅰ．①乳… Ⅱ．①吴… ②王… Ⅲ．①乳腺癌—中西
医结合—防治 Ⅳ．①R737.9

中国国家版本馆 CIP 数据核字 (2023) 第 065312 号

乳腺癌中西医防治策略

主　　编　　吴玉华　　王华中
出 版 人　　宛　霞
责任编辑　　史明忠
封面设计　　皓麒图书
制　　版　　皓麒图书
幅面尺寸　　185mm×260mm
开　　本　　16
字　　数　　280 千字
印　　张　　11.75
印　　数　　1–1500 册
版　　次　　2023年3月第1版
印　　次　　2023年10月第1次印刷

出　　版　　吉林科学技术出版社
发　　行　　吉林科学技术出版社
地　　址　　长春市福祉大路5788号
邮　　编　　130118
发行部电话/传真　　0431-81629529 81629530 81629531
　　　　　　　　　　　　　　 81629532 81629533 81629534
储运部电话　　0431-86059116
编辑部电话　　0431-81629518
印　　刷　　廊坊市印艺阁数字科技有限公司

书　　号　　ISBN 978-7-5744-0285-0
定　　价　　90.00元

编 委 会

主　编　吴玉华（湖南省中医药研究院附属医院）

王华中（湖南省中医药研究院附属医院）

目　　录

第一章　总论

第一节　中医乳房病学的历史现状

在中医历代文献中,有关乳房疾病的症因脉治的内容很丰富,散见于中医外科学、中医妇科学专著及各种方书、全书、丛书中。历代医家在长期的临床实践中,积累了丰富的防治乳房疾病的经验。有关乳房的经络循环、生理病理等内容,最早见于《黄帝内经·素问·上古天真论》和《黄帝内经·灵枢·经脉》等。晋《肘后备急方·卷五·治痈疽妒乳诸毒肿方等三十六》收录了数十首治疗妒乳、乳痈、乳头破裂、发乳、乳中瘰疬诸病的经验方;《刘涓子鬼遗方》中也记载了治疗乳痈、乳发、炻乳等的方药。隋《诸病源候论·卷四十·妇人杂病诸候四》中列有乳肿候、妒乳候、乳痈候、乳疮候、发乳溃后候、发乳后渴候、发乳不利候、发乳久不瘥候、发乳余核不消候、发乳瘘候、祖发乳候、乳结核候、石痈候等,论述了它们的病因病机及部分临床表现,对后世临床具有重要的指导意义。至唐宋元代对乳房疾病的记载较前详细,论述有所发展。尤其是《千金要方·痈疽第二》《外台秘要·乳痈肿方》《圣济总录·乳痈》《丹溪心法·乳痈》等,对乳痈的病因病机和临床症状、辨脓和切开时机的选择、内服外用方药等,作了详尽的论述。《妇人大全良方》中记载了乳岩的病因和初起、晚期症状;《丹溪心法》中还有男子患乳岩的记载。到明清时代,外科专著层出,有关乳房疾病的记载甚多,论述面更广。明《外科正宗》对乳癖、乳岩,《外科理例》对乳痰,《疮疡经验全书》对乳疬,清《疡医大全》对乳衄等均作了详尽的论述。《外科理例》和清《疡科心得集》还提出对乳痰、乳岩、乳癖、乳痈、乳疽等进行鉴别诊断,对后世影响颇大,其诊治方法很有临床实用价值。

第二节　乳房与经络脏腑

乳房与肺、肾、心包、肝、胆、脾胃、冲任等经络都有关系,其中肝、脾、胃最为相关,次为冲任两脉。

脾之大络,名曰大包,出渊液,下三寸,布胸胁。胃之大络,名曰虚里,贯膈络肺,出于左乳下,其动应衣。脾胃乃气血生化之源,脾胃之大络,皆布于胸中。足太阴脾脉,络胃、上膈。足阳明胃脉,贯乳中、下膈,属胃,络脾。脾胃二经之脉,皆过其间。故乳房之部位属脾胃。足厥阴肝脉上贯膈,布胁肋,绕乳头而行。足少阳胆脉,合缺盆,下胸中,络肝,循胁里。乳之经络属肝胆。肝藏血,主疏泄,喜条达,体阴用阳,为冲任二脉所系。冲任两脉均起于胞中,冲脉挟脐上行,至胸中而散;任脉循腹里,上关元,至胸中,心为五脏六腑之主,《黄帝内经·素问·平热病论》中说:"胞脉者,属心而络于胞中"。以部位分,女子乳头属肝,乳房属胃;男子乳头属肝,乳房属肾。

乳汁的生成,来源于水谷精微,因脾主运化,胃主纳谷,一表一里,同居中焦,属土味甘,故乳汁味甘;脾胃气壮,化生气血,则乳汁多而浓;脾胃不足,气血衰少,则乳汁少而稀。乳汁的分泌、排出及控制有赖于肝胆木气,因肝胆主疏泄,疏畅气机,气行而乳行,气郁而乳滞。乳汁的厚薄,依赖于冲任的盛衰,因乳汁为气血所化生,而冲任为气血之海,上行则为乳汁,下行则为经水。妇女哺乳期,气血上行为乳,则经水自然停止,哺乳停止,气血复归下行,月事又行。经络循行过程中,足少阴肾、足阳明胃、足厥阴肝、足太阴脾四经均循乳房,乳房属胃、属肾、属脾,乳头属肝。由于经络的通调,灌养作用将肾中的先天精气和集聚五脏六腑之后天精气,胃受盛水谷精微化生之气血,濡养乳房,肝也通过经络对乳房施行其藏血和疏泄作用,使乳房维持正常生理功能。冲任两脉奇经也,虽无本脏,故"冲任不能独行经",但是授盛于肝、胃、肾三经,肾主水,受五脏六腑之精而藏之,注于冲任二脉,主乎天癸;阳明气血皆注于冲任;肝之藏血,疏泄主乎冲任之通调,故云冲任非但十二经之湖泽,秉受十二经之余气,上养于乳房,下盈胞宫,而且肩负着调和诸经之气的功能,并灌养于乳房与胞宫。薛己《外科发挥·疮》云:"夫乳汁及气血所化,在上为乳在下为经,若冲任之脉盛、脾胃之合壮,则乳汁多而浓,衰则少而淡。"所以脏腑经络功能的正常与否,都会影响到乳腺的生理活动和病理变化。

综上所述,乳房、乳头的垂直线为足阳明胃经,所以,脾胃功能好,乳房丰满圆润;如果乳房不饱满,乳房较小,内有结节等皆是足阳明胃经气血不足或有瘀滞。人体前正中线旁开2寸为足少阴肾经及冲脉循行路线;中医学认为"肾为冲任之本",而冲脉又为十二经脉之海,又称"血海",可调十二经脉之气血,与女性器官及生殖能力等有密切关系,所以肾气充足,冲脉畅通,就不会有月经来潮时出现的乳房胀痛等症状。另外,乳头外侧的胸部有手厥阴心包经、足太阴脾经、手太阴肺经、手少阴心经循行,如果妇女情志抑郁,心情不畅,就会导致心肺功能不利、气血运行障碍,气滞血瘀,亦会引起乳房出现肿块等症状。

第三节　乳房与气血津液

精、气、神是人体生命的重要组成部分。

1.乳房与气

气是维持人体生理功能的物质基础,同样乳房正常生理功能的完成离不开气。《医门法律·先哲格言》谓:"真气所在,其义有三,曰上中下也。上者受于天,以通呼吸者也;中者生于水谷,以养营卫者也;下者气化于精,藏于命门,以为三焦之根本者也。故上有气海,曰膻中也,其治在肺;中有水谷气血之海,曰中气也,其治在脾胃;下有气海,曰丹田也,其治在肾,人之所赖,惟此气耳,气聚则生,气散则死。"

气是一种动力,可生发、气化、营养、推动、输布。正是由于气的这一功能,维持了人体的正常生理功能,在乳房表现肾气盛,天癸至,乳房则发育、成熟,功能健全;胃气盛,则体格健壮,产后乳汁多而厚。气有温煦、固摄、防御的功能,脏腑中肺主气,肾纳气,肺气主升,胃气主降,肝气疏达,心气鼓动,共同完成了人体正常的新陈代谢。

当气机失调时可以发生乳房疾病。

(1)气虚:先天肾气不足,可出现先天性乳房发育不良症,加之后天脾气不足,乳房失养;胃气虚,受纳不足,脾气无力运化,气血化生无源,可出现乳汁不足、清稀,乳房松弛不收;脾气虚乳汁无权收涩出现乳泣;气虚脾失健运,恣食甘厚之品,蕴热于阳明,可产生乳痈、乳发等症。

(2)气滞:气不行则滞。肺气不宣可为"滞",表现腑气不通、大便不畅,在乳房疾病中宣肺通便是治疗的一个重要环节;肝气郁滞是乳房疾病病机中的一个重要部分,其因在于足厥阴肝经贯膈布胁肋,绕乳头,乳房与肝息息相关。肝脾气滞可致痰凝血瘀结于乳络产生乳癖;产后忧郁,肝气郁结易发乳痈。

(3)气郁化火:气不行则滞而不通,气属阳,有温煦之力,气聚不散则壅积为瘀,温之有余则可化热,热极生火,临床可见热迫血外溢的乳衄;外伤后气滞血瘀、瘀久化热成脓;肝气郁结,化火结毒的乳岩等。

2.乳房与血

《黄帝内经·灵枢·决气篇》云"中焦受气取汁,变化而为赤,是谓血"。血是构成人体和维持人体生命活动的基本物质,血在脉中周流不息,注五脏,灌六腑,濡养滋润着人体,有得温则行,得寒则凝,得热则妄行,溢于脉外则为瘀的特点,血的病理变化可引起乳房疾病。

(1)血虚:失血是最容易出现营养及滋润功能的减退,一般发生在大出血后;而营养不足,化生无源,或脾胃运化无力均可导致血虚,表现为乳房发育不良,产后乳汁不足、稀少等;如痈已成脓但脓稀薄、创口难敛;并可见心悸、面色无华、头晕,舌质淡,脉细无力等全身症状。

(2)血热:热毒火毒入侵人体,进入营分、血分;肝郁化火,火热灼伤脉络,迫血妄行,在乳房可出现乳衄、乳痈、乳岩等疾病。

(3)血瘀:血瘀的出现可以是气虚失其帅血之功能,血行迟涩而为瘀;亦可气虚不能摄血,血不归经,离经之血而为瘀;亦可直接受外力作用阻滞经络气血运行而为瘀。气虚血瘀多见久病者,舌脉瘀象明显;而外伤瘀血多见局部疼痛、青紫瘀斑等,而瘀久不散者可蕴酿成脓。

气与血在乳房生理与病理中占有重要地位。杨仁斋《直指附遗方论·血营气卫论》中指出："盖气为血帅也，气行则血行，气止则血止……。"《黄帝内经·素问·调经论》云："五脏之道皆出于经髓，以行气血，血气不和，百病乃变化而生"。

3.乳房与津液

《黄帝内经·灵枢·决气篇》云："腠理发泄，汗出溱溱，是谓津。……谷入气满，淖泽，注于骨，骨属屈伸；泄泽，补益脑髓，皮肤润泽，是谓液。"津液为水谷精微所化生，对全身脏腑器官有营养作用；同时津液的生成、输布、排泄受到脾、肺、肾(三焦)的调节。

《黄帝内经·素问·经脉别论》："饮入于胃，游溢精气，上输于脾，脾气散精，上归于肺，通调水道，下输膀胱，水精四布，五经并行"。人体津液主要是通过饮入胃，而代谢是通过呼出的水气、汗、尿、粪进行的。任何一个脏腑功能失调都可影响津液的正常代谢，导致津液的聚积，都可成为水饮、水肿、痰、湿等病理产物而产生疾病。而津液代谢过度，如腹泻、频呕、汗出频频等，可表现出津液不足，甚则亡津液。故饮食于胃后，脾主散精，将胃所游溢的精气散布于全身，化生为气、血、津液。脾失健运是临床上乳房病中常见的湿聚成痰成肿的原因。津液上归于肺，由肺宣发、肃降而通调水道、下输肾与膀胱，如肺宣肃功能异常，则可见水饮停聚成痰成饮。肾对津液的代谢表现在蒸腾汽化，将清者上升分布，浊者下降以转入膀胱而出，而三焦是水液升降出入的道路，必经之道。

第四节 乳房的生理病理

中医乳房病学是中医外科范畴的重要组成部分。乳房病是临床上的常见病和多发病，中医药治疗乳房病具有明显的优势和特色。中医对本病的认识较早，历代中医文献对乳房的生理病理、病因病机、诊断治疗、预防及护理等均有非常丰富的记载。中医乳房病学有着悠久的历史，几千年来，其经历了起源、形成、发展和成熟的不同阶段，尤其是 1949 年以来，许多医家将现代科学技术运用于乳房病的临床与实验研究之中，更充实了中医乳房病的学术理论，使之不断发展和完善，取得了巨大的成就和发展。

由于近年来乳房病的发病率上升，乳房疾病对人类健康的危害越来越引起人们的注意，对中医乳房病学的研究亦越来令众多医家所重视。虽然，中医外科专家对各种乳房疾病都有相当的研究深度和广度，但是，目前在中医乳房病学研究中具有优势和特色的主要是乳腺增生病、急性乳腺炎、浆细胞性乳腺炎等乳房良性疾病的研究，当然中医药对提高乳腺癌术后患者的生存质量方面也有较为突出的特色和优势。

一、乳房的发育

乳房的发育历经胚胎期、婴幼儿期、青春期、月经期、妊娠期、哺乳期、绝经期、老年期等不同阶段。作为内分泌激素的靶器官，乳房在各个时期均处于机体内分泌激素特别是性激素的影响下,故各期乳房的表现有其各自的特点。

1.胚胎期

当胚胎发育至第二个月时,在胸腹两侧从腋窝至腹股沟的连线上,由外胚层的上皮组织发生 6～8 对乳头状的局部增厚,即乳房原基。正常情况下,除胸部的一对乳房原基外,其余的乳房原基都在出生前退化或消失。如果多余的乳房原基不退化,就会出现副乳腺,多发生在腋窝和胸前部,一般小于正常乳房,较大者月经来潮前可有胀痛或放射痛,妊娠哺乳期可见泌乳。

2.幼儿期

新生儿的乳房仅有几根主要的腺管,没有性别差异,持续到青春期前。60%的新生儿出生一周左右,乳头下可触及蚕豆般大小的硬结,伴有肿胀、发红、有少量乳汁样分泌物,即"新生儿乳腺炎"。这是母亲通过胎盘留在新生儿体内的雌激素发生的作用,一般两周左右自行消失。

3.青春期

随着卵巢的发育和逐渐成熟,女孩从 12～13 岁起,乳房逐渐增大。主要表现为乳头增大,乳腺叶间的脂肪细胞含量较少,结缔组织含量丰富,触摸较硬韧;随后腺管增多并且分枝,腺泡开始形成和发育,乳头、乳晕的颜色逐渐加深。到出现月经时,乳房的发育渐趋完善,形状呈半球形。

4.月经期

青春期后,月经来潮,进入性成熟期,此时子宫内膜呈现周期性变化,乳腺同样因内分泌变化而出现周期性变化。青春期后卵巢开始分泌雌激素及孕激素等内分泌激素,刺激腺组织增殖胀大,导管增多,叶间结缔组织和脂肪组织也增多,腺体组织呈现增生及退化复原的周期性变化。经前乳腺导管扩张,上皮增生、水肿,血管增多,组织充血,乳房变大、胀、质韧,触之呈小结节状或变硬,同时有轻度胀痛或触痛。经后末端乳管和腺小叶退化,末端乳管及小乳管萎缩,乳房体积变小、变软,胀痛或触痛减轻或消失,乳腺趋向复原。

5.妊娠哺乳期

乳腺在妊娠期的变化较明显,妊娠 5～6 周时,乳腺开始增大,至妊娠中期最明显,同时乳头增大,乳晕范围亦扩大。乳头、乳晕色素沉着,颜色加深,表皮增厚。产后由于胎盘分泌的孕激素在血中浓度突然下降,使受其抑制的催乳素水平急剧上升,而开始大量泌乳,可持续 9～12 月。

6.绝经及老年期

绝经前期由于雌激素和孕激素的缺乏,乳腺已开始萎缩,腺上皮细胞消失,管腔变细,但因脂肪积聚外观肥大。组织学改变表现为:导管上皮细胞变平或消失,腺小叶结构大大减少或消失,间质纤维发生玻璃样变性、钙化等。各种囊性病变主要发生在绝经期后、已有退化改变的乳腺组织中。

二、乳腺发育与内分泌的关系

乳腺的发育和分泌功能受内分泌腺的直接控制和影响,亦受大脑皮质的间接调节。在各种内分泌腺中,以卵巢和垂体前叶的影响最大,其他内分泌腺如肾上腺皮质、甲状腺、睾丸等的激素亦具有一定的影响,在乳腺的发生、发育中亦发挥一定作用。

1.乳腺发育与卵巢激素的关系

卵巢激素有两种即雌激素和黄体酮,二者都能促进乳腺组织的发育,只是前者主要作用于乳腺导管,后者主要作用于腺泡。初生儿无论男女出生后尿中皆可测得雌激素,3～5日后消失,此种变化系由母体和胎盘性激素所致。自幼年到青春期,尿中雌激素含量渐增,女性比男性更为明显,此时乳腺逐渐发育,但腺小叶尚未发展。

女性自青春期后,卵巢卵泡成熟,便能大量分泌雌激素,此时乳腺迅速发育,明显胀大。原发性无月经症患者用雌激素治疗,可见乳腺肥大,但在治疗停止后,乳腺又见萎缩,此时再用雌激素药膏涂抹乳腺。乳腺可再度出现增生,此现象在实验室内亦广泛得到证实,如切除卵巢,青春期的乳腺变化即不能出现,乳腺呈萎缩状态;若注射雌激素,乳腺又可继续发育。此种乳管的再生与雌激素注射量的多少,在某种范围内成正比,如雌激素超过最大量,乳腺的发育并不相应增加,是因大量雌激素控制丘脑下部和垂体前叶的内分泌功能。雌激素注射量过大,可能产生乳腺小管和腺小叶的发育异常和病变,在卵巢分泌黄体酮以前,腺小叶发育极其有限。性成熟后,尤其是妊娠期间,在黄体酮与雌激素的联合反复作用下,腺小叶始能充分发育。腺小叶的发育,需经过一定强度的激素刺激,以及适当比例的雌激素与黄体酮的作用,否则末端乳管的上皮细胞易发生异常,例如囊性增生病,临床上的各种囊性都可见腺小叶的异常,系因卵巢激素功能失常所致,但是,如果囊性增生病一旦形成,黄体酮的治疗大多无效。临床治疗方面,对于乳腺发育不良的患者,有用大量雌激素及小量黄体酮注射治疗,结果乳腺出现结节,其结节比仅注射雌激素者大;有人仅用黄体酮治疗,使得乳腺小叶得到充分发展,动物实验亦证实此点。如动物在性成熟期前切除卵巢,而投以雌激素可使少数腺小叶发育,如补加黄体酮即可使其明显发展。成熟期卵巢切除后腺小叶消失,乳管萎缩;此时注射雌激素即引起乳管再生,但无腺小叶发育;若注射黄体酮,腺小叶始能再生。男性乳腺对雌激素的反应不如女性明显,其组织反应变化较大,睾丸素对男性乳腺产生与黄体酮类似的作用,可以引起腺小叶的发育。

2.乳腺发育与垂体前叶的关系

乳腺发育与垂体前叶有密切的关系,卵巢功能高时,则垂体功能下降。反之,则功能旺盛。卵巢切除后则见乳腺萎缩,尿中促性腺激素增多;长期大量使用雌激素可抑制垂体活动,小量可刺激垂体的分泌活动,尤其是促黄体激素,使卵巢的黄体化提前,促进腺小叶的发育。垂体切除后,雌激素与黄体激素分泌减少;反之,如移植垂体组织或使用垂体浸出液,可使性腺及乳腺的发育提前成熟,故卵巢激素(雌激素与黄体激素)必须在垂体前叶支配下才能发挥作用,但垂体的激素活动,基本上依靠丘脑下部的功能控制,几乎是丘脑部的任何病变,多少都能影响垂体的功能。

3.乳腺与肾上腺皮质的关系

肾上腺皮质分泌多种激素,其中能调节性征的激素,在男性有肾上腺固酮和男性酮,在女性有黄体酮和雌素酮。因此当肾上腺皮质增生或发生肿瘤时,可激发幼年期男、女乳腺的发育;如切除了泌乳期动物的肾上腺,即可停止泌乳,若再注射皮质激素,又可恢复泌乳功能。闭经或人工去势的妇女,因缺乏卵巢激素,可引起垂体前叶和肾上腺皮质的代偿性功能亢进;反之,如体内有过多的卵巢激素,可引起有关的内分泌腺体的功能退化。因此可用适当的方法减少或增加某种内分泌腺的功能,来影响该内分泌腺所管制的器官。乳腺癌患者经去势治疗后仍可有广泛复发,一般认为去势后可引起肾上腺皮质的代偿性肥大,因而产生较多量的性激素,从而激发癌瘤的发展。因此设想大量使用考的松可抑制垂体前叶分泌促肾上腺皮质激素,造成肾上腺皮质萎缩,而减少雌激素的来源,所以考的松治疗乳腺癌必须选择卵巢去势的患者,否则疗效不甚佳。

4.乳腺与甲状腺的关系

幼年时甲状腺功能不足时,甲状腺激素对人体生长发育有重要调节作用,全身发育不良,乳腺的发育亦迟缓;如投以甲状腺制剂,即可使全身发育,第二性征及乳腺亦能及时发育。甲状腺对乳腺的作用是间接的,垂体前叶产生的促甲状腺激素减少时,甲状腺激素分泌减少,基础代谢率低下,因而影响乳腺的发育。当甲状腺功能不足时,产后的泌乳量亦减少。

乳腺癌患者中有相当多的病例合并有甲状腺功能减退,这是否为乳腺癌的促发因素值得注意,实验室研究证实,甲状腺功能减退时,卵巢对乳腺的生理作用亦将发生异常,因此对甲状腺功能不足的患者,应详查其乳腺有无病变。

5.乳腺与生乳激素的关系

在垂体生乳激素的作用下,发育成熟的乳腺才能泌乳。产后乳腺泌乳的主要因素有二,即失去胎盘雌激素的抑制性影响后,垂体前叶产生生乳素,以及由于婴儿吸奶的机械性刺激,神经反射而促进垂体生乳激素和后叶激素的分泌,使乳腺持续泌乳。生乳激素对发育适当的乳腺且经妊娠者才能发生作用,乳管和腺泡不发育者不能泌乳,泌乳的多寡在于乳腺发育的程度,对退化萎缩的乳腺(如严重的囊性增生病及老年乳腺),生乳激素根本不起作用,但对乳腺退化改变不严重的乳汁不足者,生乳激素尚有治疗作用,在哺乳期切除实验动物的垂体,则乳汁分泌迅速停止,若此时给生乳素又能维持泌乳。生乳素能增加正常乳腺的泌乳量和延长泌乳期,泌乳期必须继续哺乳,否则泌乳迅速停止,乳腺亦进入退化复原期。

三、乳房的组织学结构

乳腺由乳管、小叶、腺泡及结缔组织构成,每侧乳腺有 15～20 个独立的导管系统,每个小乳管与它附近的若干腺泡组成腺小叶,为乳腺组织解剖学的结构单元。乳管开口于乳头,初始较为狭窄管,在距开口处 2～3cm 的乳头基底部膨大成壶腹部,为乳管内乳头状瘤的好发部位。

乳头和乳晕区无皮下组织,而有许多螺旋走行和放射状排列的平滑肌纤维,受刺激收缩后使乳晕缩小,乳头勃起,排出大乳管内容物,有助于婴儿吸乳。乳头区神经末梢丰富,发生皲裂时可引起刺痛。乳晕附近的手术应在乳晕外缘作环形切口，避免直接在乳晕上作切口，防止切断平滑肌和大乳管。

乳腺是皮肤的衍生物，位于皮下浅筋膜浅层和深层之间。浅筋膜浅层位于皮下脂肪中。乳腺癌根治术分离皮瓣时，解剖面应在此浅筋的浅面，出血少。浅筋膜与深面的胸肌筋膜和浅面的皮下浅筋膜相连，称为乳腺悬韧带或 Cooper 韧带，对乳腺组织和脂肪组织起一定的支持作用。乳腺癌若癌灶侵犯 Cooper 韧带，使其挛缩变短，可牵拉病灶表面部分皮肤下凹，形成"酒窝征"；若出现淋巴回流障碍，皮肤出现水肿，由于毛囊及皮脂腺处皮肤与皮下紧密相连，呈现点状凹陷，称为"橘皮征"，为晚期乳腺癌的表现之一。

四、乳房的体表位置和形态

成年女性乳房的位置一般位于胸前的第 2～6 肋骨之间，内界为胸骨外侧缘，外界达腋前线，内侧 2/3 位于胸大肌之前，外侧 1/3 位于前锯肌表面。95% 的乳房在外上象限有一狭长的部分伸向腋窝，称为乳房尾部（腋尾部），腋尾部亦可发生癌变，易与肿大的腋窝淋巴结及副乳腺癌相混淆。

我国成年女性不同年龄段乳房形态各不相同，未经哺乳者多为半球型或圆丘形，哺乳后多有一定程度的下垂。双侧乳头对称，青年女性乳头一般正对第 4 肋骨或第 5 肋骨水平，略指向外下方。乳晕色泽深浅各异，青春期后乳晕呈粉红色，妊娠后乳晕区域普遍增大，色泽加深，呈深褐色。

五、乳房的解剖

1. 乳腺的血管分布

（1）动脉

①胸廓内动脉的穿支：又称内乳动脉，从锁骨下动脉第一段发出，距胸骨缘约 0.5～1cm，在第 1～6 肋软骨、肋间内肌后面，沿胸膜及胸横肌前面下行。胸廓内动脉在各肋间均发出分支，分布至乳腺内侧部分，其中以 1～2 穿支较为粗大，乳腺癌根治术时应注意结扎，以免回缩引起出血。

②腋动脉的分支：供应乳腺外侧及上部的血供，自内向外依次为胸最上动脉、胸肩峰动脉胸肌支、胸外侧动脉、胸背动脉。胸最上动脉由胸小肌上缘下行，进入乳腺，该血管较细，但走行变异大，清扫腋尖淋巴结时应注意。胸肩峰动脉胸肌支经胸大小肌之间下行，穿过胸大肌，营养胸大肌、乳腺的上份和内侧。胸外侧动脉沿胸小肌下缘行走，分支至胸大小肌、乳房外侧部。胸背动脉发自肩胛下动脉，伴随胸背神经行走，发出肌支营养背阔肌及前锯肌，再供给乳房外侧。

（2）静脉

①内乳静脉的穿支：是引流乳腺最大的静脉，尤以最上三个肋间穿支最明显。内乳静脉注

入同侧无名静脉。

②腋静脉分支:血液回流至锁骨下静脉和头臂静脉,周围淋巴组织丰富,是乳腺癌根治术清扫淋巴结的主要区域。

③肋间静脉属支:乳腺的静脉直接注入肋间静脉,再注入奇静脉和半奇静脉。

以上三条途径均可将乳腺癌癌细胞或癌栓经无名静脉或奇静脉汇入上腔静脉,发生肺及其他部位的转移。癌灶累及浅筋膜或皮肤时,癌细胞也可经皮下浅静脉发生远处转移。

④椎静脉系统:与肋间静脉丛广泛交通。椎静脉丛内压力低,又无静脉瓣,容易发生倒流。当癌细胞侵入肋间静脉时,即可直接转移至脊柱、骨盆、股骨上段、颅骨、肩胛骨、肱骨上段、脑等部位。

2.乳腺的淋巴回流

(1)乳房皮肤的淋巴管:乳房皮肤内不存在毛细淋巴管,乳头、乳晕和乳晕周围皮肤的浅层的毛细淋巴管网注入深层的毛细淋巴管网。浅层淋巴管网广泛交通,当乳腺癌侵犯浅层淋巴管网或被癌细胞栓塞时,可引起淋巴阻塞,出现"橘皮征"。当乳腺癌侵犯乳腺实质并阻塞淋巴管交通时,癌细胞可随乳腺皮肤淋巴管内的逆流淋巴液,经四通八达的周围皮肤的淋巴管转移到对侧乳腺、对侧腋窝淋巴结或胸腹部皮肤。乳腺癌术后局部皮肤复发,除种植性转移的可能性外,皮肤淋巴管网癌细胞的浸润为重要原因。

(2)乳腺实质的淋巴管:乳腺小叶内不存在毛细淋巴管。乳腺实质的淋巴管起自小叶周围结缔组织内的毛细淋巴管网,并发出淋巴管在输乳管和腺小叶周围吻合成淋巴管丛,向乳头汇集,汇入乳晕下淋巴管丛。

(3)乳腺的区域淋巴结

①腋淋巴结:腋淋巴结是上肢数目最多的一群淋巴结,总数约30～60个,平均35个。按解剖学原则可以分为5群,即外侧群、后群、前群、中央群、尖群。外侧群位于腋窝外侧壁,在肩胛下血管远侧沿腋静脉排列,接受上肢的淋巴回流。后群(肩胛下群)位于腋窝后壁,沿肩胛下动静脉排列,接受腹后壁和胸后壁浅层的部分集合淋巴管,输出淋巴管注入中央群及尖群淋巴结。前群位于腋窝内侧壁,沿胸外侧动静脉排列,第2～4肋浅面,接受脐以上腹前、侧壁及乳腺中央部、外侧部的集合淋巴管,输出至中央群和尖群淋巴结。中央群位于腋窝中央,腋动静脉后下部的脂肪组织内,接受前群、外侧群、后群的输出淋巴管,也可直接收纳乳腺的部分集合淋巴管,输出至尖群淋巴结。尖群(锁骨下群)位于腋窝尖部,在胸小肌内侧,沿腋静脉近端的前面和下面分布,接受前群、外侧群、后群、中央群及胸肌间淋巴结的引流淋巴液。如果尖群受累,提示锁骨上淋巴结转移的可能性大,也预示可能已有血行转移,临床多主张乳腺癌根治术时应将其清除,并且单独送检。

但在实际临床操作中,以上分组略为繁琐,而按淋巴结群的部位与胸小肌的关系分为胸小肌外侧群(腋下组)、胸小肌深面群(腋中组)、胸小肌内侧群(腋上组),有助于选择治疗方法和估计预后。仅腋下组淋巴结转移时,5年生存率为62%;有腋中组淋巴结转移时,5年生存率为 47%;而有腋上组淋巴结转移时,5 年生存率仅为 31%。转移淋巴结位置越高,预后越差。

②胸肌间淋巴结:又称 Rotter's 淋巴结,位于胸大、小肌之间,沿胸肩峰动脉胸肌支排列,接受胸大、小肌及乳腺后部的淋巴回流,输出淋巴结注入尖群。胸肌间淋巴结是乳腺癌转移的重要部位之一,保留胸大、小肌的乳腺癌改良根治术应包括该组淋巴结的清除。

③胸骨旁淋巴结:又称内乳淋巴结,位于胸骨两旁,肋软骨后,距胸骨外缘约 0.8～1.25cm,沿内乳动、静脉分布,主要接受乳腺内侧、乳头乳晕区、胸前壁、上腹壁的淋巴引流。不仅乳腺内侧及中央区乳腺癌可转移到胸骨旁淋巴结,乳腺各部位的乳腺癌均可转移到胸骨旁淋巴结。胸骨旁淋巴结收纳上腹及肝镰状韧带的淋巴引流,当发生淋巴逆流时,可转移至腹腔及肝脏,因此胸骨旁淋巴结转移是预后不良的标志。

3.与乳腺外科相关的神经

(1)肋间臂神经:由第二肋间神经的皮肤侧支、第三肋间神经的外侧皮支和臂内侧皮神经在腋窝汇聚而成,横过腋窝分布至上臂内侧及背侧皮肤,伴行淋巴结较多。乳腺癌根治术时常需将其切除,可出现上臂内侧皮肤麻木感。

(2)胸背神经:发自锁骨以下臂丛后束,由第 7—8 颈神经纤维构成。循肩胛骨腋缘到背阔肌,常与肩胛下动、静脉伴行,周围有肩胛下群和中央群的部分淋巴结。该神经损伤将影响前臂内旋及外展动作。

(3)胸长神经:起自臂丛锁骨上部,颈 5～7 神经根,由腋静脉内 1/3 处静脉下缘穿出,沿胸侧臂下行分布至前锯肌。此神经一般无淋巴结伴行,手术损伤该神经,可致前锯肌瘫痪,表现为"翼状肩胛"。

(4)胸前神经:是胸大肌和胸小肌的主要支配神经,在乳腺癌标准根治术中需和肌肉一并切除。在乳腺癌改良根治术和乳房重建术注意保存,否则导致胸大、小肌萎缩,完全失去了保留胸肌的意义。

第五节　乳腺病的检查方法

乳腺病早期正确的诊断是及时治疗的基础,而准确的诊断则完全取决于正确的检查方法。乳房检查的重点是早期发现乳腺癌,乳腺癌若能早期被诊断,其治愈的可能性极大。因此,乳房检查的主要问题是乳腺肿块的有无及肿块性质的鉴别。规范的乳房检查方法是每一个医师必须熟练掌握的。

乳房检查应选择乳腺相对静止状态时进行。检查时室内应光线充足,冬季应注意保温,便于充分暴露,以免因暴露不充分而遗漏微小病变。因此,检查前医生应向患者做充分说明,在检查中有可能出现哪些不适,消除她们的心理障碍,配合医生查体。

乳房检查的最佳时间是月经正常的妇女在月经来潮后第 9～11d,因为此时雌激素对乳腺的影响最小,乳腺处于相对静止状态,容易发现病变。检查时的体位一般取坐位,两臂自然下垂或置于膝上。对于肥胖或乳房较大的患者在坐位检查后还应取卧位检查,并在肩下垫一枕头使胸部隆起,这样乳房较为平坦,不易漏掉较小的肿块。

乳房的检查方法主要包括视诊、触诊及腋窝淋巴结的检查 3 个方面。

一、乳房视诊

检查时应选择光线充足的场所,充分暴露双乳,以便对比及发现细微变化。注意观察双乳大小,形态是否对称;皮肤有无炎症、水肿、橘皮征或其他改变;乳腺区的静脉是否怒张。乳头的位置两侧是否等高,有无乳头回缩、皲裂、溃烂,有无乳头溢液等。乳晕色泽的深浅及是否均匀,外形是否圆整。在进行完上述项目的观察后即可进行乳房触诊。

1.外形轮廓

在充分暴露双乳后首先观察乳房的发育情况,两侧乳房是否对称,大小是否相似,如大小明显异常应排除是否是先天性原因所致。因疾病所致的乳房大小不一,多数是疾患一侧乳房较大。每人各时期的正常乳房外形虽然形态多样,但其外形轮廓都应始终浑圆,在任何角度观察外缘曲线应光滑平整。所以这种外形轮廓和几何曲线一样任何一处的隆起或凹陷都说明该处乳房内有病变的可能。

2.乳房皮肤

乳房皮肤的红、肿、热、痛多见于急性炎症。双侧浅静脉扩张可见于妊娠后期和哺乳期,局部深静脉扩张多见于炎症、外伤、肉瘤或癌症。如乳房表面浅静脉广泛扩张而不成放射状排列且延及胸壁,多数应为上、下腔静脉或门脉阻塞后侧支循环形成所致。如皮肤出现橘皮征而无表面炎症现象则为乳腺癌的特征之一。乳房局部皮肤出现小酒窝征,说明该处皮下结缔组织纤维束缩短,可见于乳腺癌、结核或术后瘢痕挛缩及外伤性局部脂肪萎缩。

3.乳晕

正常乳晕虽大小不一,但两侧均应为相等的正圆形。如呈现椭圆或肾形即为乳晕外形异常,说明缺损处或其附近或该方向范围内的乳房有病变,造成该处乳晕外形改变。乳晕的改变常伴有乳头的改变。妊娠妇女乳晕乳头颜色可变深,全身性疾病的色素沉着,如 Addison 病、腺垂体功能亢进症、多发性神经纤维瘤、黑棘皮病等。红外线或放射线局部照射及局部用药等因素亦可致局部色素沉着。

4.乳头

正常乳头应位于乳房圆顶中央的最高点。正面观乳头尖端与乳晕四周的距离皆相等;侧面观其中轴线的延长线应穿过乳房半球的中心。一侧乳头抬高是该侧乳腺癌的一个特征,病理性的乳头抬高多伴有乳头偏斜或回缩,乳房外形改变等。

乳头抬高的观测方法:用一条无伸缩性的软尺,一头固定于胸骨上切迹中点,另一头分别测其至两乳尖的距离。也可用两侧乳房下半圆的最低点连线为标准来衡量两侧乳头是否等高。

一侧乳头偏斜亦是乳腺癌之特征。乳头显著偏斜时,乳头根部与乳晕交界处可显一凹沟,其位置与乳头偏斜方向一致。

乳头回缩可见于乳腺癌、结核等,但皆不是早期特征,当病理变化已引起乳房明显变形时才见乳头回缩。

多乳头或多乳房是先天性遗传性畸形。多余的乳头或乳房可在乳腺全程任何一处出现,其多余的乳头和乳房易癌变,检查时切忌遗漏。

二、乳房触诊

触诊可取坐位或卧位进行。检查时五指并拢用手指掌面及手掌前半部分平放于乳房上触摸。查左侧时用右手,查右侧时用左手,不可抓捏乳房,以免将正常乳腺组织误以为乳腺肿块。触摸顺序是逆时针由内上始,依次为内下象限、外下象限、外上象限、乳晕区,最后触摸腺尾,以免遗漏。为了分清皮下组织内不正常结构的边界,手掌需要用一定的压力。

触摸时应注意乳房的活动度,有无压痛,有无肿块。如发现肿块应注意其部位、大小、形状、质地、表面状态、活动度及和周围组织有无粘连,边界是否清楚,有无波动感或囊性感等情况,并进行进一步检查。

1.临床乳腺区域划分

临床检查时,为记录方便,常将乳房分成6个部分,即4个象限:内上、内下、外上、外下;乳晕(包括乳头)及腋尾部。

乳房触诊是为了明确肿块的有无及发现肿块后了解肿块的情况,其次还有乳房的移动度及有无溢液及溢液的性质等问题。

2.乳房一般触诊法

目的主要是判断有无肿块,如发现肿块则了解其数目、大小、位置等一般情况。患者仰卧,肩部垫一软枕使胸部挺起,这样乳房平摊于胸壁上,可以消除坐位时乳房下垂的影响,易于发现小的肿块。

检查者五指并拢用指腹及掌的前部按压于乳房上,按顺序检查乳房的4个象限及尾部。检查内侧象限时患者双手应上举过头顶,使胸大肌紧张再行触诊。在检查中不可用手抓捏乳房,以免将正常乳腺组织误认为肿块。

3.乳房小肿块的触诊法

一般触诊对较大肿块易于发现,但对于小于1cm的肿块则易于遗漏。因其肿块较小如卡在指缝中则不易触摸,因此对小肿块一经发现则应以一手示指加以固定,再用另一手的示指末节指腹触诊,或用两手示指轮换固定和触诊。但乳头和乳晕下的小肿块因有乳头阻碍有时亦难发现,故在触诊时应仔细加以辨别。

对小肿块的活动度检查可用左手示指按在肿块的一侧,右手示指压在其对侧,然后稍用力向左示指方向挤压。如受压后肿块滑到左示指指腹下说明其活动度大,如有粘连则无移动。此时亦可如法反向挤压,也可用单手示、中二指如上法检查。

4.乳房肿块与皮肤有无粘连检查法

一手固定乳房,另一手拇、示二指捏起肿块部位皮肤,如能捏起皮肤,肿块仍在深部证明无粘连,如不能捏起证明与皮肤有粘连。也可单手或双手将整个乳房推挤向肿块部位,如肿块处出现凹陷说明已与皮肤粘连,无凹陷证明无粘连。乳头、乳晕下的肿块有乳腺管穿过故与皮肤无法分开。

5.肿块大小的测量及波动感检查法

触到肿块后用一手固定,固定时尽量避开周围软组织,然后用一硬尺水平测量肿块最大径,再垂直水平线测量最大径,即为肿块大小范围。因受周围皮肤和软组织影响,此法测得肿块大小比实际肿块略大些。

波动感的检查是用一手固定在乳房肿块两侧,另一手示指在肿块中央反复按压数次,如有波动冲击感,则说明肿块有波动为囊性或脓肿。应注意按压时手指不能离开皮肤,否则成为叩诊而产生假性波动感。对较大肿块可用两指按压。

6.乳头区肿块检查法

乳头区肿块检查应设法避开乳头。方法是患者坐位前倾或膝胸卧位使乳房下垂,检查者一手托住乳房下或对侧,另一手在对侧相对挤压,如有肿块双手皆有感觉,且不受乳头影响。

7.乳房移动度检查法

有坐位单手和卧位双手两种方法。其目的是检查乳房深部和胸壁间的活动度是否因粘连而减弱或消失。

(1)坐位法:患者坐位,两手叉腰或两臂夹紧侧胸壁。检查者用一手握住其整个乳房向上下左右方向推动。正常乳房活动度两臂夹紧侧胸壁比两手叉腰小。当乳腺癌侵及胸大肌时活动度明显减小。

(2)卧位法:患者仰卧,双肩下垫一软枕使胸部挺起,双臂自然平放身旁。检查者先用一手推乳房的一侧向上下左右,观察其移动度;再用双手捧起整个乳房如上法测试。测试完毕再嘱其患者双手上举过头顶,依上法测试,并比较两种体位的差别。卧位法可消除坐位时乳房下坠的影响,因此比坐位更清楚。

8.乳头溢液检查法

主要是确定非哺乳期乳头有无自发溢液或挤压出"乳汁"及其溢液的性质。首先应检查患者胸前内衣上有无"乳汁"沾染的痕迹,如有说明为自溢。再用单手五指并拢由乳晕一侧向乳头方向挤压,如有肿块则从非肿块侧挤压,或用拇、示二指放在乳晕的两侧撑开皮肤同时向下压,并观察有无"乳汁"自乳腺导管口溢出。切忌一手抓住乳房的前半部挤压,因此法挤压了乳腺导管,有溢液亦不能挤出,同时若有癌肿还有造成扩散的危险。

如发现溢液应注意观察其颜色、性质、挤出还是自溢,是单个分导管还是多个导管,是单侧还是双侧等,必要时还应做实验室检查。浆液性、浆液血性或血性溢液多见于乳腺良性病变,但亦可见于乳腺癌,因后者以乳头溢液为唯一表现者极少,绝大多数伴有乳房肿块。

9.腋淋巴结及锁骨上淋巴结检查法

腋淋巴结数目较多,根据其位置可分为5组:前侧组、内侧组、外侧组、后侧组、中央组。

(1)检查前侧组和内侧组时,检查者坐于患者对面,左手检查右侧,右手检查左侧。检查者手指尽量伸入患者腋顶部,被检侧上肢自然置放于检查者前臂上。检查者即可自上而下沿侧胸壁滑动检查内侧组,沿胸大肌外下缘检查前组。

(2)检查外侧组时,检查者可一手托起被检侧上肢,另一手由同侧腋顶部沿上臂向下滑动检查。在进行上述三组检查时均可同时在腋顶部触摸中央组。

(3)检查后侧组时,检查者应位于被检者背后,被检查者前臂平举稍外展或坐位置前臂于桌上即可,检查者手指沿肩胛下肌表面滑动触诊。

锁骨上淋巴结检查法时,检查者立于被检者身后,拇指放在患者肩上,用示指、中指和环指深入锁骨上窝进行触摸。亦可立于被检者对面,四指放在患者肩上用拇指伸入锁骨上窝进行触摸。

淋巴结检查主要是注意有无肿大之淋巴结,如有应注意数目、位置、大小、质地、表面状况及活动度等。

三、乳腺的病理学检查

病理学作为肿瘤的诊断方法,是目前肿瘤诊断学中最广泛应用和准确可靠的方法。常用的方法有细胞检查、活体组织检查等,有时为最终明确诊断及治疗效果,或为研究目的也应用尸体解剖检查。病理检查最后都要在显微镜下做出诊断。

一般地说,病理检查是准确可靠的。因此临床及科研工作常常以此作为最后诊断依据。但必须强调,病理检查也有一定局限性,有时组织像和临床症状、体征一样,不是所有的形态都有截然的界限。有时肿瘤良恶性,癌或肉瘤难以区分并非罕事。病理诊断必须结合临床。

乳腺标本的病理检查,有两个目的:①确定患者疾病的性质;②如果证明是恶性的,就必须收集全部有关资料,以便临床做出最适当的治疗安排,如确定所用手术方式是否最合适,术后是否需要及需要何种辅助治疗等。另外,对预后做出适当评估也需要病理学资料。一个有经验的病理学家是临床治疗队伍中不可缺少的组成成员。

1.乳腺病理检查方法

(1)活体组织检查(活检)

①切除活检:为乳腺肿物确定病变性质最常用的方法。将整个可疑肿块全部剔除,并带有一定量的周围组织。将标本切开,观察可疑肿瘤部分。进行描述记录后,切除2~3mm厚的组织块。首先制作冷冻切片,同时印片。其余部分及其周围组织取数块制成石蜡切片。如送检标本很小(小于1cm)可整个包埋。同时留小块(1g以上)新鲜标本,放入-70℃冰箱或液氮

罐内保存,用以检查激素受体。

此活检方法最为常用或为常规方法。如病理报道为良性病变,肿物切除后达到治疗目的。如属恶性,临床再行根治术。如乳腺肿物切除后,不能立即进行病理检查或需送其他单位检查,需将标本尽快投入 10％的甲醛溶液中固定(95％乙醇亦可)。标本需注明患者姓名、年龄及病历号。送检标本要完全,申请单需填写认真仔细。

②冷冻切片检查:优点是速度快,通常半小时之内可以得出结论。因而应用于手术中急需的病理诊断,当时可确定肿瘤性质及范围。但是切片厚、质量差、诊断准确性不如石蜡切片。特别对于导管内乳头状瘤或乳头状癌,导管内癌与非典型增生等的良恶性鉴别较为困难的病例,常常令人失望。部分患者必须等待石蜡切片结果,才能决定手术范围。冰冻切片诊断存在一定的误诊情况,据报道误诊率为 1％～2％。

方法:切取活体组织后,乙醇、甲醛溶液固定液煮沸固定 1min,冷冻(过去用二氧化碳,目前多用半导体冷冻切片机)切片,HE 染色,显微镜检查,结果电话通知手术室。历时 10～30min。

目前多用新型冰室冷冻切片机,切片在冷冻室内操作,冰室内温度可达－35～－25℃。标本不需固定,切片薄而平展。切片可切薄到 3～5mm,并可连续切片。诊断准确性大大提高。特别适用于组化及免疫组化冷冻切片。

③切取活检:对于肿物较大,不便完全摘除的肿物,可从其周边部分,切取一小块楔形组织,制成切片进行病理学检查。如患者急等病理结果,新鲜标本可做印片或冰冻切片,留部分做石蜡切片。一部分放入液氮内备做激素受体检查用。此法不如切除活检常用。由于部分切除,造成较大肿瘤损伤面,增加了肿瘤扩散机会,文献报道影响生存率。因此,除非必需,通常不采用该法取活体。如属晚期肿瘤患者,需明确诊断以进行放疗、化疗,目前多采用针吸细胞学检查,可达到同样目的。

④针吸活检:粗针(针头外直径 2～3mm)穿刺。取出小圆柱状组织块,制细胞涂片及组织切片,进行病理学检查。缺点:由于吸取组织小,不能代表全面病理变化,阳性率不十分满意。另外,由于采用粗针,也有引起病变种植扩散的报道。此法目前已较少应用,多为细针细胞学所取代。

⑤探查活检:当 X 线检查发现异常表现,而临床不能触及肯定的相应肿块或病变不明显,可行探查活检。手术切除范围宜稍大些。在进行病理检查前,先将整个标本行 X 线摄影,并与以前的 X 线摄片比较,一直找到与原 X 线摄片表现相似处为止。在标记上标志好病变部位,然后切取标本。取好组织块后,还可再行 X 线摄影,以核实切除病变的准确性。然后制成石蜡切片,进行病理组织学检查。如需证实钙化灶,还可将包埋的蜡块再行 X 线摄影。经如此反复的 X 线检查与病理学相结合,常可发现微小的或早期的病变。

2.细胞学检查

是一种简便、经济、安全、准确的较为理想的方法。目前在肿瘤诊断领域内发展很快,准确性90％以上。

(1)针吸细胞学检查：又称细针吸取细胞学。方法简便，准确性较好，在乳腺癌诊断中，应用较为广泛。该诊断方法的诊断符合率达80％～90％。门诊、普查、住院患者手术前均可应用。细胞学诊断恶性较为可靠(假阳性约1％)。但由于本法假阴性率达10％～20％，故当细胞学报道为阴性时，如临床仍怀疑为恶性，不要放过进一步检查，或重复针吸或取活检，以求得正确诊断。针吸用细针(针头外径为0.7～0.9mm)，属无损伤穿刺，无引起扩散之虞。

(2)乳头溢液脱落细胞学检查：将乳头溢液制成涂片，检查其脱屑细胞。优点为方法极其简便，毫无痛苦。缺点：①阳性率低，文献报道为50％～70％；②不能每例都采用该法。而乳腺癌具有乳头溢液者并不多见，不超过5％(多为乳头状癌)。其细胞学形态与针吸细胞学相似，只是因为脱落细胞，变性变化常常较为明显。

(3)细胞学刮片或抹片：患者有乳头糜烂、溃疡或有结痂时，可将痂皮撕下，就其糜烂面刮取或蘸取，或用棉球擦抹再涂于玻璃片上，固定染色，进行细胞学检查。对佩吉特病及乳头的乳头状腺瘤，可收到良好效果。

(4)细胞学印片：手术切除标本，在进行冷冻切片以前，将新鲜组织印片，快速染色，显微镜检查。细胞学形态与针吸细胞学相同。作为一种冷冻前的辅助诊断方法，具有快速(5～10min)清晰等优点。常常冰冻切片尚未制成，病理结果已握于手中，对冷冻诊断颇有帮助。印片可代替部分冷冻切片。

四、乳腺病的影像学检查

1.X线检查

(1)钼靶阳极软X线摄影：钼靶X线的穿透性较弱，便于区别乳房内各种密度的组织，可发现较小的肿块并能清晰地观察其形态和结构。对于诊断乳腺良恶性肿瘤正确率达85％以上。摄片见到的良性肿瘤，块影密度均匀，周围有一透亮度较高的脂肪圈；如有钙化影，常较粗大而分散；周围组织有受推移现象。恶性肿瘤的块影多不规则或呈分叶状，中心区密度较高，有些肿块的边缘呈毛刺状，如有钙化影，多细小而密集，并可见于肿瘤范围以外的组织中；有时可见增粗的血管影；肿块周围组织可因肿瘤浸润而扭曲变形；邻近皮肤则可增厚凹陷。

(2)干板X线摄影：这种摄影检查具有一种特殊效应，称之为"边缘效应"，它可使密度相近的各种乳腺结构清晰显示，能使肿块的边缘比钼靶摄影更为清晰。还有设备简单、费用低廉、不需洗片等优点。

(3)乳腺导管X线造影：适用于乳头溢液的患者。检查时，向有溢液排出的导管的开口缓慢注入造影剂(如泛影葡胺)，然后摄片。通过造影摄片，可以了解乳腺导管及腺小叶间病变的位置、大小、形态，对乳房内新生物有早期诊断意义。

2.CT检查

用CT检查乳腺，影像比较清楚，可发现致密性乳腺中直径为0.2cm大小的癌灶。CT也可利用注射造影剂后做动态扫描,观察到癌瘤组织对碘有较大的吸收能力。CT 检查还可以发现腋窝和乳内区有无肿大的淋巴结及胸壁肌肉是否受侵犯。尚未绝经的患者,应在上次月经开始后 7～14d 做 CT 检查,因正常乳腺组织也可有较高的碘浓度,易导致假阳性诊断。

近年来螺旋 CT 技术不断发展,提高了小病灶的检出率,为乳腺疾病的检查提供了一个全新的检查模式。螺旋 CT 扫描是连胸部一起扫描,能够提供完整、全面、精确的解剖结构,除乳腺外尚可清楚显示腋窝及胸壁有无病变,还能显示肺部、纵隔、内乳淋巴结的情况,能检出较小的及紧贴胸壁的病灶。对于经过钼靶 X 线摄影、超声等筛选仍需排除乳腺癌或明确累及范围的病例,螺旋 CT 检查是十分有效而必要的检查手段。但是,由于曝光量为钼靶的十几倍,患者腺体及皮肤接受辐射较高,不提倡作为常规检查方法。

3.MRI 的价值

MRI 平扫能清晰显示病变的轮廓、边界、形态、内部结构及与周围组织之间的关系。MRI 增强可展现病灶的血流灌注、扩散及血管渗透情况。MRI 检查具有无放射线损伤,双乳同时显影,并可断层及任意三维成像等优点,可将形态学特征与增强特征结合,对乳腺癌的诊断具有很高的敏感性,对位于乳腺高位或深位的病变具有优势,对多中心、多灶性乳腺癌的检出及对胸壁侵犯及胸骨后、纵隔、腋下淋巴结转移灶可清楚显示,尤其是能发现乳腺 X 线摄影及临床隐匿的浸润性乳腺癌。MRI 在乳腺假体植入后检查、隐性乳腺癌原发灶的诊断、乳头病变的诊断、高危人群筛查、保乳术后随访、保乳手术前评估、新辅助化疗疗效的评估等方面具有明显优势。

第六节　乳腺病中医治疗的辨析

一、辨证论治

辨证论治是中医学的两大基本特点一,关于乳腺病的辨证论治不应当仅仅是辨别证候,还应当包括辨年龄、情感、社会遗传因素等等,是应当在辨证基础上对疾病的整体性把握,这样的辨证论治才是体现中医整体观的辨治思维。乳腺疾病在辨证的同时必须考虑到女子的个性情感、社会地位,尤其是不同年龄女子的生理心理变化。《黄帝内经·》云:"女子七岁,肾气盛,齿更发长。二七,天癸至,任脉通,太冲脉盛,月事以时下,故有子……五七,阳明脉衰,面始焦,发始堕。六七,三阳脉衰于上,面皆焦,发始白;七七,任脉虚,太冲脉衰少,天癸竭。"天癸的盛衰直接关系着乳房的生理病理变化。随着社会生活水平的提高,工作压力和生活无度,导致卵巢早衰,提前进入更年期,因此在辨证论治中特别需要注意年龄、社会地位、工作等情况。

二、辨病论治

辨病论治古已有之,但是目前的研究认为此"病"当指西医所谓之病,因此辨病论治是现代中医发展过程中辨证论治的重要补充,在临床上坚持西医辨病,中医辨证的治疗方法,起到互补作用。西医辨病注重机体内一定部位器官的形态学或器质性变化,中医辨证注重疾病变化和演变过程中某一阶段机体整体的变化。乳腺病是指发生于人体乳房部位的疾病,其发生发展是以乳房为基础,继而影响全身。因此乳腺病的辨治特别需要辨病和辨证的结合,在整体与局部相结合的基础上,全面掌握乳腺病发生、发展的规律。目前中西医结合大行其道,采用西医辨病更加容易和患者交流沟通,同时用中医药积极治疗,可以取得事半功倍的效果。

三、辨体论治

体质是人体本原的个体性质,以人的体质为认知对象,将体质因素作为乳腺疾病治疗用药的重要考虑。《黄帝内经·灵枢·五变》曰:"肉不坚,腠理疏,则善病风""粗理而肉不坚者,善病痹"。"五脏皆柔弱者,善病消瘅""肉不坚,腠理疏""粗理而肉不坚""五脏皆柔弱"等指的是患者素体不足,外邪容易侵犯,导致疾病的容易发作。因此一定程度上体质决定着患者对某些疾病的易感性,乳腺病的诊疗过程中也是如此。辨体论治是人群普遍性规律和个体化治疗的衍生和发展。只有调整机体的体质,才能使患者免遭再次疾病的厄运。通过辨别患者的体质,详察其阴阳虚实,同时兼顾旧疾,通过辨证施治,以期阴平阳秘,从而达到防病祛病之目的。

四、辨位论治

辨位论治是指根据疾病所处的具体位置进行不同的治疗。这里的"位"是指所治特定病变的产生部位,乳腺病的"辨位",大体分为乳头和乳房,乳腺病的辨位论治主要是从病变部位位于乳头还是乳房入手来辨识与把握所治疾病。《黄帝内经·》认为,乳房阳明所司,乳头厥阴所司,前人更从经络循行轨迹和阴阳理论出发,认为男子乳头属肝,乳房属肾,女子乳头属肝,乳房属胃。在临床实际中,对于男性乳房异常发育症,多责之肝郁肾亏,对于乳腺癌,多从女子乳房属胃出发,辨证治疗,即使在乳腺常见疾病,如乳腺增生症、乳腺炎等的处方当中,也应根据"胃为后天之本"的原则,顾护胃气,获效良多。病变位于乳头,则以疏肝理气为主,取效甚速。

第七节 乳腺病音乐疗法

音乐,是以丰富社会文化生活和心身健康为目的的一种活动,它以节奏、速度、音量、音色、旋律、节拍等要素的有机结合,让人产生美妙的感受和愉悦的心灵,产生微妙的、和谐的心身同步共振,通过熏陶感染,潜移默化,实现高尚的情操和健康的心灵。它能传播信息,激励人心,医学研究证明,音乐可以调节大脑的皮质活动,活化神经系统,有益各种脏腑功能,维持正常的血压、心律;比如莫扎特的曲子可以使人更聪明,做事更专心;巴哈的曲调可以提升人们分析能力;爵士乐则会使人更有创造力;童谣曲可以治疗阿尔茨海默病……这些都是音乐的魅力。研究证明,音乐的节奏可以影响人体的激素,尤其柔和的音乐可以减少人体肾上腺素的分泌,会给人带来舒服的感觉。特别在患者痛苦时,适当的音乐可以降低疼痛感,转移注意力,振作精神。正如,贝多芬说:"音乐是比一切智慧及哲学还崇高的一种启示。"古人云:"移风易俗,莫善于乐。"就是说改善社会风气、影响人们情操,以及心身健康等,任何东西都比不上音乐。音乐就是辅助疾病康复的最好处方。正如中国乐器中的古琴,音色中正和平,清微淡远。平和清雅的曲调通过入耳收听,作用于人体的神经系统和经络,协助身心协调,使机体愉悦、健康、有序地在生命轨道上运行;唐末五代时的刘籍在他的《琴仪篇》中说:"美而不艳,哀而不伤,质而能文,辨而不诈,温润调畅,清回幽奇,恬韵曲折,立声孤秀。"作为中国琴德的标准。中国古琴音韵与中医学中的"守中"原理一致,同样能达到"阴平阳秘"的作用。老子说:"质虚,恒也;守中,笃也。"就是指心境和平衡,也符合中医"持守中而医百病"的阴阳平衡健康观,所以中国的古琴有天人合一,阴平阳秘,长久以来为人们修身养性、怡情疗疾所钟爱;德音雅乐,化人于无形而达到心身健康。

随着现代生活节奏的加快与工作压力的增大,女性担负着家庭和社会的双重重担,乳腺病发病率逐年增高,给患者心理上带来强烈的冲击。精神上带来极大的痛苦。根据中医心理学的理论,情志疏导对乳腺病治疗起着很大的作用,音乐治疗对情志疏导越来越多地引起人们的关注。将音乐、医学、心理融为一体,在欣赏艺术的同时,通过音乐的节奏、音调、旋律的不同,有效地影响着患者的心理活动,改善中枢神-内分泌-机体免疫调控的功能,激活人体的潜能,达到心身健康、抗御疾病的目的。

早在医学巨著《黄帝内经·》中就记载运用阴阳五行学说把五种不通的音阶(官、商、角、徵、羽)巧妙地纳入情感疏导治疗疾病中。《黄帝内经·灵枢·五音五位》篇中就详细地记载着运用官、商、角、徵、羽五种不同音阶调治脏腑疾病的内容,把五音归属五行,内联五志,对五志过极所致的脏腑虚实,"顺其脏腑,施乐法",达到平秘阴阳,调理气血,保持机体内气机的动态平衡,达到抗御疾病的目的。

用宫、商、角、徵、羽不同音调、音量、节奏、旋律对脏腑的作用不同而产生的情志反应来治疗疾病。"宫"调乐曲风格悠扬沉静,清宁幽雅,犹如"土"淳厚庄重,结实,入脾,助脾健运,除湿涤痰。"商"调乐曲风格高亢有力,铿锵雄伟,具有"金"之特性,可入肺,除燥息怒,宁静人心。"角"调乐曲亲切爽朗,朝气蓬勃,兴发舒展,有"木"之特性,可入肝,条达情志,消忧解郁。"徵"调乐曲活泼轻松,明快愉悦,活力四射,具有"火"之特性,可入心,通调血脉,振奋精神。"羽"调乐曲风格清纯、凄切哀怨,如天垂晶幕,行云流水,具有"水"之特性,可入肾,启迪心灵。根据五音之特点,对于五志过极所致的诸脏腑之疾病,有"顺其脏腑施乐法",调理养生作用。怒伤肝所致肝阴虚,可用角类音乐补之。喜伤心所致心气虚,可用徵类音乐补之。思伤脾所致脾气虚,可用宫类音乐补之。忧伤肺所致肺气虚,可用商类音乐补之。恐伤肾所致肾气虚,可用羽类音乐补之。过多的负面情绪易伤神,久则伤心亦伤身,这时就可以有选择地用音乐来舒缓心情,从而达到身心健康的目的。

治疗中根据乳腺病患者体质及辨证有针对性地采用对应的调式曲目,比如针对于乳腺增生的患者,经前多以肝郁为主,采用"角"调式的曲目,可以起到疏肝解郁的作用;经后多以冲任失调为主,采用"羽"调式的曲目,可以起到补肾调冲任的作用,使患者精神愉悦,紧张焦虑情绪缓解,配合临床药物治疗可以取得事半功倍的良好疗效。还可以使用音乐体感床、体感椅,患者躺在体感床或半躺在体感椅上在听音乐的同时,可以感受到与音乐同步的有节律的全身的震动,这样产生的共振可以更好地达到音乐的治疗作用,目前在临床中的应用已取得较好的疗效。

音乐可以提高大脑皮质神经细胞的兴奋性,活跃和改善情绪,消除外界因素造成的紧张状态,通过神经和神经体液的调节,促进人体分泌多种有益健康的激素、酶等生理需要物质,从而有助于调节血液流量,促进血液循环,增强心、脑、肝、肾等功能,增加胃肠蠕动和消化腺体分泌,加强新陈代谢,加强药物的治疗效果等,促使疾病向康复方面转化,除了五音治疗音乐,也推荐患者回家后倾听美妙的旋律,如催眠助睡音乐、松静降压音乐、宽心解郁音乐、益智活脑音乐、提神去闷音乐、开胃佐餐音乐等,利用世界名曲使患者听出健康,宽心解郁,提高疗效。

第八节　中医体质学说与乳腺病

中医体质学说是在中医理论指导下,研究人类各种体质特征的生理、病理特点,以及对疾病的反应状态,病变的性质和发展趋向,从而指导对疾病的预防、治疗、康复的一门学科。

体质是人类生命活动过程中的一种重要表现形式,是先天遗传和后天获得所形成的形态结构、功能活动相对稳定的个体特征。随着对乳腺病变生物学特征认识的不断深入,中医体质学说与乳腺病变相关性研究将为乳腺病的早期诊断及个体化的治疗提供新的思路,探讨体质与相关遗传易感基因,以使早期诊断及针对体质早期治疗,特别是遏制乳腺癌的进展提供新的思路。

一、中医体质学说概述

中医体质学说是以中医理论为指导,研究人类各种体质与体质类型的生理病理特点,并以此分析疾病的状况、病变性质及其发展趋向,从而指导疾病的预防和治疗的一门学科。体质是人类个体在生命过程中,由遗传性和获得性因素决定的表现在形态结构、生理功能和心理活动方面综合的相对稳定的特性。禀受于先天,受后天影响,在其生长、发育和衰老过程中所形成的与自然、社会环境相适应的相对稳定的人体个性特征。它通过人体形态、功能和心理活动的差异性表现出来。在生理上表现为功能、代谢及对外界刺激反应等方面的个体差异,在病理上表现为对某些病因和疾病的易感性或易罹性,以及产生病变的类型与疾病传变转归中的某种倾向性。每个人都有自己的体质特点,人的体质特点或隐或显地体现于健康或疾病过程中。因此,体质实际上就是人群在生理共性的基础上,不同个体所具有的生理特殊性。自20世纪70年代中医体质学说确立以来,研究重点已由整理古文献有关认识,过渡到社会调研及体质分型理论模型的建立,并结合现代生理、病理、生化、免疫、遗传等学科方法和手段,使体质研究出现了宏观与微观相结合,传统方法与现代方法相结合的前景。

二、体质的现象与特性

人体的正常生命活动是形与神的协调统一,是生命存在和健康的基本特征。健康,就是人体在形态结构、生理功能和精神心理方面的完好状态,正如张介宾《类经·藏象类》说:"形神具备,乃为全体"。神由形而生,依附于形而存在,形是神活动的物质基础和所舍之处;反过来,神是形的功能表现和主宰,神作用于形,对人体生命具有主导作用,能协调人体脏腑的生理功能。因此,形壮则神旺,形衰则神衰。中医学这种形神合一的人体观、生命观和医学观决定了体质概念之"体",是具体生命活力的形体,是形神之体的简称。故体质概念包括了形、神两方面的内容,形态结构必然产生出相应的生理功能和心理特征,而良好的生理功能和心理特征是正常形态结构的反映,二者相互依存,相互影响,在体质的固有特征中综合地体现出来。可见,体质由形态结构、生理功能和心理状态三个方面的差异性构成。

体质现象是人类生命活动过程中的一种重要表现形式,它与健康、疾病有着密切的关系。体质是先天遗传和后天获得所形成的形态结构、功能活动方面相对稳定的个体特性。体质的形成是诸多因素共同作用的结果,其性状受遗传因素和环境因素的双重作用,是一定的躯体素质与一定心理素质的综合体,其中遗传是相对主要因素。体质具有相对稳定性和动态可变性,使体质的调节成为可能。

三、体质与中医证候

人体的生理功能是其内部形态结构完整性、协调性的反映,是脏腑经络及精气血津液功能的体现。形态结构是产生生理功能的基础,个体不同的形态结构特点决定着机体生理功能及对刺激反应的差异,而机体生理功能的个性特征,又会影响其形态结构,引起一系列相应的改变。同时,反映了脏腑功能的盛衰偏颇,涉及人体消化、呼吸、血液循环、水液代谢、生长发育、生殖、感觉运动、精神意识思维等各方面功能的强弱差异,以及机体的防病抗病能力,新陈代谢情况,自我调节能力等。

体质的偏颇是疾病发生的内因,是决定疾病发展过程及证候类型演变的重要因素。体质决定着证候种类的倾向性,又是决定病性、病位、病程阶段和病变趋势的重要因素。中医证候类型是对人体疾病状态下脏腑气血阴阳盛衰情况及病因、病位等方面的概括,是机体发病时的阶段性表现,具有快速转变的特点。证候的转化除与疾病固有规律作用有关外,还与机体内外环境包括体质因素对病变的影响及治疗措施及时、合理与否有关。

体质的生理学基础是脏腑经络及精气血津液的盛衰偏颇,实际上是脏腑精气阴阳及其功能的差异和经络气血之偏倾。在正常生理条件下,个体之间存在着一定的脏腑精气阴阳和经络气血的盛衰偏颇,导致了个体之间在生命活动表现形式上的某种倾向性和属性上偏阴偏阳的差异性,正如章楠《医门棒喝·人体阴阳体用论》所说:"治病之要,首当察人体质之阴阳强弱,而后方能调之使安。察之道,审其形色气脉而已……因其病虽同,而人之体质阴阳强弱各异故也。"所以,临床常以患者体质特征作为治疗的重要依据。

四、体质分型研究

体质的分型方法是认识和掌握体质差异性的重要手段。中医学体质的分类,是以整体观念为指导思想,以阴阳五行学说为思维方法,以藏象及精气血津液理论为理论基础而进行的。古今医家从不同角度对体质做了不同的分类。《黄帝内经·》曾提出阴阳含量划分法、五行归属划分法、形态与功能特征分类法、心理特征分类法(包括刚柔分类法、勇怯分类法、形态苦乐分类法)等,张介宾等采用藏象阴阳分类法,叶桂等以阴阳属性分类,章虚谷则以阴阳虚实分类。现代医家多从临床角度根据发病群体中的体质变化、表现特征进行分类,但由于观察角度、分类方法不同,对体质划分的类型、命名方法也有所不同,有四分法、五分法、六分法、七分法、九分法、十二分法等,每一分型下又有不同划分方法,但其分类的基础,是脏腑经络及精气血津液的结构与功能的差异。

人体具有不同体质类型的观念已形成共识,体质分型标准化、规范化方法的建立是现代体质研究中一个重要的问题。体质分型的研究,主要以人体生命活动的物质基础——阴阳、气血、津液的盛衰、虚实变化为主。中医古籍文献为体质分类选择提供了丰富资源,现代中医体质研究则从临床角度,根据疾病群体中的体质变化、表现特征及与疾病的关系等方面对体质做出分型。为寻找更具客观性的分型指标,目前多以对古文献及现代体质研究中有关体质分型及特征出现频率进行统计学分析。病理体质是介于健康与疾病之间的过渡状态,即亚健康状态,此类体质具有潜在病变倾向。目前统一、规范的体质分型系统亟待确立。

五、体质与乳腺病恶变

乳腺病的发病是涉及多种因素、多个步骤的病理过程,其恶性变是多种因素相互作用导致正常细胞恶变的结果,分为特异性的激发阶段(即正常细胞转变为潜伏性癌细胞)和非特异的促进阶段(即潜伏癌细胞转变为癌细胞的过程)。其中,癌前病变阶段是必经的过程。与乳腺癌发病相关的因素也是决定乳腺癌癌前病变机转因素,依其来源性质及作用方式的差异分为内源性与外源性两大类,其中内源性因素包括机体的免疫状态、遗传素质、激素水平及 DNA 损伤修复能力、家族史乳腺癌相关基因、生殖因素、性激素、营养饮食等,相同的致病因素作用于不同个体会产生不同的病变趋向,个体体质成为病变机转的关键。中医药治疗乳腺增生性疾病有一定疗效,宋氏等研究发现,乳腺癌癌前病变非典型增生多辨证为痰瘀互结型,少数为冲任失调型。尽管其研究方向为证候的分类,证候随着病变阶段不同及治疗手段的应用变化较大,并且,即使不型增生得到控制,根据流行病学研究结果,其预后还存在诸多变数,需要找寻治疗的时间点。但从一个侧面提示,郁瘀的体质倾向在乳腺癌癌前病变中的作用。循着这一思路,根据既往乳腺癌及乳腺癌癌前病变中医证候特点并进行相关流行病学研究,摸索体质特点及对癌变机转的影响,将有助于乳腺病恶变的早期发现和早期治疗。

六、体质与中医药治疗

体质的稳定性是相对的,具有可变性,这为中医改善体质提供了理论依据。中医治疗疾病,并不强调去直接对抗致病因子,而是将重点放在发挥机体的抗病能力、调整机体的功能状态。现代研究表明,几乎所有药物都是直接或间接地通过修饰、改变人类基因的表达及表达产物的功能而生效。中医几乎没有改变核苷酸与氨基酸结构的可能,但中医对恶性肿瘤确有可靠的治疗作用。因此,中医对体质的治疗作用在影响基因的调控、表达,特别是表达产物的标识方面可能更为重要。中医药对体质的调整作用有可能是在调控、修饰疾病的相关(易感)基因表达及表达产物上发挥着重要作用。在治疗乳腺病时,根据体质的差异,针对体质用药,恰当地选择药物的种类和确定药物剂量,将有可能延缓并可阻断或逆转乳腺癌癌前病变向乳腺癌的进展,并将有助于减少药物不良反应和增强治疗效果。

21世纪是生命科学的世纪,生物科学技术,特别是人类基因的研究,为中医体质学说提供了更先进的研究方法,对疾病的治疗,从改善体质入手,不但提高了辨证的清晰度,而且拓宽了治疗的思路。

第九节　中医治未病思想与乳腺病

"未病"不仅是指机体尚未发生疾病时的状态,而且包括疾病在发展过程中可能出现的趋向和未来可能表现出来的动态变化防患于未然,"治未病"是中医防病治病观念的高度概括,是中医防治疾病的最基本原则,早在《黄帝内经·素问·四气调神大论》载有:"圣人不治已病治未病,不治已乱治未乱,此之谓也。夫病已成而后药之,乱已成而后治之。譬犹渴而穿井,斗而铸锥,不亦晚乎!"这是古人提出了对疾病治疗认识的最高境界,也是我们现在的21世纪医学发展的新的方向——预防医学。后世医家不断补充丰富了中医治未病的内涵,可概括为"未病先防""防微杜渐""既病防变""病愈防复"。

一、未病先防

乳腺疾病的发生多数与情志有很大的关系,古人认为妇人之病多起于郁,现代社会快节奏的生活、激烈的竞争、高度紧张的工作、社会和家庭生活的压力等都会造成职业女性的这种肝郁气滞的郁证,时间一长就会患乳腺病及其他一些疾病。用中医疗法进行情志调理及其他一些预防性的措施,都会起到疏肝解郁,防止乳腺疾病发生和转变的作用。

1.保持良好的情绪

这要求女性要有一定的素质与修养,学会释放压力,对于外界的各种不良信息刺激随时保持平和的心态,虽然这与个人先天性格有很大关系,但是可以后天培养的。

2.合理的膳食

女性膳食应以清淡为佳,多食粗粮、蔬菜、水果,保持大便通畅,既美容又防病。

3.舒适的胸罩与内衣

棉质松软舒适的内衣可以防止摩擦刺激导致的乳腺增生。

4.适当的体育锻炼

有效的胸部运动会使局部的血液循环和淋巴循环的流动模式提高和改变。胸部运动会使局部的血液循环模式得到改善,会使乳腺的所有细胞获得更多的氧、水分、营养等,乳腺细胞所代谢的产物也会被更多的血液带走。胸部运动会使局部的淋巴循环模式得到改善,从而降低淋巴导管阻滞状态,防止乳腺增生的发生。

5.定期自查与体检

及时发现问题,及早治疗。

二、既病防变

"既病防变",乳腺病中的另一大类表现是他觉症状——肿块。肿块出现说明乳房发生了疾病。什么病?在现代疾病中,人们对恶性肿瘤的担忧是第一位。当肿块的出现,尤其无痛性肿块,一般会被认为问题不大,甚至有人发现了它却不去注意它,任其发展;即表现重疼痛、轻肿块,正是这个误区,使得乳腺恶性肿瘤在发病上经常可以看到巨大肿块的局部晚期表现。而随年龄的增加,恶性率在升高。故在有肿块的患者中,"防变"的意识尤其要加强。对肿块的鉴别诊断已不是用大小判断其良恶性,早期发现早期治疗已是肿瘤防治的新理念。

现代研究表明:患有乳腺增生的妇女以后得乳腺癌的概率远高于正常人群,有乳腺癌家族史的则更加明显,可以说乳腺增生与乳腺癌之间存在着一定的联系。关于乳腺的非典型性增生,明清时期好多医家就已经提出病久肝脾气血亏损,阴虚生火。"灼阴极,阴极阳衰,血无阳不散,虚阳与血相积,血渗于心经渐成乳岩",并且说明了乳岩逆转的可能性。可见病后防变可以降低乳腺病的进一步发展,将其消灭于萌芽状态中,使机体向康复状态转归。乳腺增生患者除了平时要保持心情舒畅外,还要注意饮食的调理。平时多吃富含纤维素的蔬菜,加快胃肠道的排空及小肠的吸收速度,促使脂肪吸收减少,合成受到抑制,从而使激素水平下降,有利于乳腺增生的恢复。咖啡、可可、巧克力等食物中含有大量的黄嘌呤,会促使乳腺增生,饮酒也是导致乳腺病的重要因素,因此这些患有乳腺增生病的女性尽量少吃。

"防变"还有一个重要的环节是心理因素的影响。在乳腺病的致病因素中七情是首要因素,尤其是女性患者,周期性的生理变化可以造成情绪的波动,来自生活、工作的压力是造成心理压力的因素,有的对肿块不在意、有对肿块抱侥幸心理;也有的对疼痛十分在意、无法摆脱。在情绪表现上有的"恐癌",有的"轻视",这两个极端对"防变"都有极大的影响。运用现代科学的手法,将古老文化知识继承再发扬,是中医不断延伸发展的路径之一。

三、病愈防复

乳腺增生康复后还要注意以后复发,因为乳腺增生很大一部分是由于情志和饮食生活习惯等相互作用的结果,如果康复后不注意调节情绪和饮食,不养成良好的生活习惯,还会有复发的可能,因此女性乳腺增生康复后一定要注意防止复发。

第二章 乳腺良性肿瘤

第一节 概述

乳腺良性肿瘤包括乳腺纤维腺瘤和乳腺导管内乳头状瘤。

一、乳腺纤维瘤

乳腺纤维瘤是发生于乳腺小叶内纤维组织腺上皮的混合性瘤，是乳腺疾病领域最常见的良性肿瘤，为女性人群的常见疾病。大多数为单发肿瘤，少数为多发。好发于18～35岁妇女，尤以20～25岁女性发病最为常见。主要临床表现为乳房中出现肿块，初期肿块大小如黄豆状，生长速度缓慢，且一般情况下不伴有疼痛感，不容易引起患者注意。乳腺纤维瘤的生长位置没有局限性，在乳腺系统的各个象限都有可能发生，多位于乳房外上象限，以直径1～3cm的肿块居多，通常为单发，少数多发，除肿块外常无明显症状，肿块一般生长缓慢，有弹性表面光滑，活动度良好，边界清楚，无淋巴结肿大，与月经周无关，但在妊娠期、哺乳期迅速增大，而且恶变概率很小。本病的发生与局部乳腺组织对雌激素作用的反应性过高有关。

本病相当于中医的"乳核"。可归属于"乳癖""乳痞""乳中结核"范畴。隋·巢元方在《诸病源候论》中提到："癖者，癖侧在两胁之间，有时而痛是也。"明·吴谦在《医宗金鉴》中言："癖者，僻也，内结于隐僻，外不可见也。"

二、乳腺导管内乳头状瘤

导管内乳头状瘤又称大导管乳头状瘤、囊内乳头状瘤等，是发生于乳头及乳晕区大导管的良性乳头状瘤。肿瘤由多个细小分支的乳头状新生物构成，常为孤立、单发，少数亦可累及几个大导管。

本病多见于经产妇女，以40～45岁居多。其确切发病率很难统计，但发病率较低，从临床上看，导管内乳头状瘤较乳腺纤维腺瘤，甚至较乳腺癌亦明显少见。本病病程长，少数可以发生癌变。

乳腺导管内乳头状瘤与乳腺纤维腺瘤、乳腺囊性增生的发病原因相同，多数学者认为主要与雌激素水平增高或相对增高有关。

第二节　病因病机

1.中医认识

腺纤维瘤在中医文献中最早的记载见于《中藏经》，以后历代医家对乳癖都有描述和认识，将此病归属于中医"乳癖"范畴，《疡医大全》谓"乳癖似乳中结核，其核随喜怒消长。"《外科正宗》言："乳癖多由思虑伤脾，恼怒伤肝，郁结而成。"中医学认为其发病原因多与脏腑功能失调，气血失和相关。病变脏腑责之肝脾。尤其素体脾土虚弱之人；或过食辛辣肥甘厚味，损伤脾土，而致脾土运化功能失常，聚湿为痰；或天生性格内向，情绪压抑，好生闷气；或性情急躁，动则易怒；或因七情所伤，忧思过度，而致肝失疏泄，郁而成痰等，均可导致痰湿结聚，气血凝滞而形成肿块。

乳房属胃、属肾，乳头属肝；女子以肝为先天；清代余听鸿在《外科医案汇编》附论乳症中说："乳中结核，虽云肝病，其本在肾。"七情内伤、肝郁脾虚、情志不遂致肝郁致气机紊乱，经脉为之壅阻，不通则痛，脾主运化，思虑伤脾，脾失运化，聚湿生痰，痰瘀积聚，肿块得生，形成乳癖。故情志内伤、肝郁、血瘀痰凝、冲任失调为乳癖的主要病机。因此，治疗本病当以软坚散结，祛瘀通络治其标，消痰祛湿，疏肝解郁治其本为大法，标本兼治。

2.西医认识

乳腺纤维瘤的发病原因和发病机制至今尚不十分清楚，现代医学认为其发病因素与内分泌失调有关，主要表现在两个方面：一是乳腺小叶内纤维细胞对雌激素敏感性异常增高；二是雌激素的过度刺激。

乳腺小叶内纤维组织不同于一般的结缔组织，在青春期乳腺小叶发育成熟时，作为支架的纤维组织也迅速增长，如果有雌激素过度刺激，则对雌激素敏感的纤维细胞特别容易在此时过度增生而形成肿瘤，故临床上20～25岁年龄段纤维瘤发病率最高。在妊娠早期，乳腺小叶内腺泡、间质再次处于快速生长阶段，所以这一时期原来微小的纤维腺瘤可能加快生长，或者有新的纤维腺瘤形成。典型的纤维腺瘤与周围乳腺组织分界清楚，呈膨胀型生长，肿瘤压迫周围组织使之发生纤维变性，可在肿瘤周围形成一层纤维包膜。又是包膜在某一部位与邻近组织无分界，有报道发现约10%的纤维腺瘤来自小叶增生，认为部分纤维腺瘤可能是小叶在激素刺激下先发生腺体增生，继而间质增生而形成的。纤维腺瘤的腺上皮可以发生不典型增生，甚至癌变；其纤维成分也可有肉瘤变。

乳腺导管内乳头状瘤乳头溢血伴有乳房肿块约有20%～30%为乳腺癌，而60%源于导管内乳头状瘤团。其有单发和多发两种。单发性多发生在大导管内，恶变者少见，乳头溢液多；

多发性多发生在中、小乳管内,恶变率 6%～8%,乳头溢液少;临床以单发性最多见。临床表现以无意中挤压乳头,发现乳头溢血,或内衣上有血迹来就诊,患者个个紧张恐惧不已。其乳房不痛不痒,可在乳晕处扪及肿块,瘤体一般为 0.5～1cm。本病多发于 35～50 岁之间的中年女性,很少恶变。

第三节　临床表现

一、乳腺纤维瘤

乳腺纤维腺瘤可发生于任何年龄的妇女,多见于 20 岁左右。多为无意中发现,往往是在洗澡时自己触及乳房内有无痛性肿块,亦可为多发性肿块,或在双侧乳腺内同时或先后生长,但以单发者多见。肿瘤一般生长缓慢,怀孕期及哺乳期生长较快。

查体:本病好发于乳腺外上象限,一般乳腺上方较下方多见,外侧较内侧多见。肿瘤多为单侧乳房单发性肿物,但单乳或双乳多发肿物并不少见,有时,乳腺内布满大小不等的肿瘤,临床上称之为乳腺纤维腺瘤病。肿瘤直径一般在 1～3cm,亦可超过 10cm,甚或占据全乳,临床上称之为巨纤维腺瘤,青春期女性多见。肿瘤外形多为圆形或椭圆形、质地韧实、边界清楚、表面光滑、活动,触诊有滑动感,无触压痛,肿瘤表面皮肤无改变,腋窝淋巴结不大。对该肿瘤的详细触诊,是对该病诊断的重要手段,仔细触诊,虽肿瘤光滑,但部分肿瘤有角状突起或分叶状。

有学者将本病临床上分为三型:

1.普通型

最常见,肿瘤直径在 3cm 以内,生长缓慢。

2.青春型

少见,月经初潮前发生,肿瘤生长速度较快,瘤体较大,可致皮肤紧张变薄,皮肤静脉怒张。

3.巨纤维腺瘤

亦称分叶型纤维腺瘤。多发生于 15～18 岁青春期及 40 岁以上绝经前妇女,瘤体常超过 5cm,甚至可达 20cm。扪查肿瘤呈分叶状改变。

以上临床分型对本病的治疗及预后无指导意义。

二、乳腺导管内乳头状瘤

1.症状

导管内乳头状瘤多以乳头溢液就诊,多数是在内衣上发现血迹或黄褐色污迹。无疼痛及其他不适,挤压乳腺时乳头溢液。少数以乳房肿块就诊,而以肿块就诊者,病变多在中小乳管。发生于大导管的乳头状瘤溢液发生率 70%～85%,Stout 报道的乳头状瘤,溢液发生率仅为10%～25%。乳头溢液的性质一半左右为血性,其次为浆液性溢液,约占 30%。作者统计 300例血性乳头溢液患者,45 岁以上癌变率约为 23%。

2.查体

本病的特点是挤压肿瘤所在区域,乳头出现血性或其他性质的溢液。大导管内乳头状瘤能在乳晕区触及肿块者占 1/3 左右,肿块呈圆形、质韧、表面光滑、边界清楚。如继发感染,则肿瘤有压痛,也可与皮肤粘连。

发生于中小乳管的乳头状瘤,肿瘤多在周边区,瘤体较大,可能由于乳管被阻塞、液体潴留所致。肿瘤亦可与皮肤粘连。

第四节 诊断与鉴别诊断

一、乳腺纤维瘤

(一)诊断

1.诊断依据

(1)症状:多发于 20～25 岁女性,其次是 15～20 岁和 25～30 岁者。一般无乳房疼痛,少数可有轻微胀痛,但与月经无关。多发生于一侧乳房,肿块单发、少数多发,肿块通常生长缓慢,妊娠期可迅速增大。

(2)体征:病变以乳房外上象限为主,呈圆形或椭圆形,表面光滑,边界清楚,活动度较大。

(3)辅助检查

①B超检查:纤维腺瘤,以往报道较多,声像图特点是呈圆形或椭圆形低回声区,边界清楚,有侧方声影。腺瘤只是回声稍低,一般不易与纤维腺瘤鉴别。脂肪瘤和腺脂肪瘤声像图表现为边界清楚的低回声区或稍高回声区,与纤维腺瘤的区别在于前者回声稍强。浆细胞性乳腺炎声像图可类似于乳腺癌,表现为边界不规整的低回声区,有时可有声衰减或表面皮肤的改变,常易误诊为恶性,但往往患者有炎症发作的病史。乳管内乳头状瘤较小时超声可以不显示,或表现为比较规则的低回声区,常常伴有乳腺导管的扩张,且肿块多发于乳晕区。

诊断中应注意的问题:小乳癌与纤维腺瘤声像图有交叉,都可表现为边界比较规整的局限性实质性肿块,肿瘤后方的衰减不明显,但值得注意的是小乳癌往往在肿物周边有不规则的"强回声晕",而纤维腺瘤常有周边回声减低,即"侧方声影",依此有助于二者的鉴别;有些导管浸润癌无明显肿块,呈局限性回声增强,易与弥漫性良性病变混淆,应注意周围腺体组织的回声特点,如弥漫性良性病变常伴有整个腺体组织增厚,回声增强,而导管浸润癌常无此特征;少数弥漫性良性病变可出现衰减(纤维组织增生明显者)。这一特征往往是恶性肿瘤的特征,因此,可造成假阳性诊断。

②X线钼靶摄片:可见边缘整齐的圆形或椭圆形均匀致密的阴影,边缘清楚,其周围可见环形透亮带,偶见规整粗大的钙化点,一般较为粗糙,形态多样,呈现斑点状、环状、块状、花边状等。25岁以下女青年或致密型乳腺患者,纤维瘤往往不能显示。

③彩色超声检查:肿瘤的边界清楚,包膜完整光滑,轮廓规则,肿块与皮肤周围组织无粘连,探头加压后肿块活动性好,部分包膜较强时有侧壁声影,内部为均质的较低回声或等回声,肿瘤较大时呈分叶状,瘤体囊性变内部可出现液性暗区,少数肿瘤钙化,呈强回声光斑,后方有声影。彩色多普勒显示小的肿瘤无血流信号或偶见点状血流信号,多普勒为低速血流频谱。较大肿瘤彩色多普勒可显示肿瘤内部或边缘有血流信号,流速较低,巨大纤维瘤血管密度大,血流速度快,与恶性肿瘤表现相似。纤维腺瘤内的血管一般阻力较低,舒张期可有持续正向血流,以 RI≥0.70 作为纤维腺瘤的诊断标准。

④病理学检查:肿块细针吸取细胞学检查可见到密集的导管上皮细胞,并见到散在的、为数众多的裸核细胞。细胞形态规则完整,细胞间聚合性好,染色质均匀,必要时可做肿块切除活检。

2.证候诊断标准

(1)中医证候

肝气郁结证:肿块较小,发展缓慢,不红不热,不觉疼痛,推之可移。伴胸闷叹息。舌质正常,苔薄白,脉弦。

血瘀痰凝证:肿块较大,坚实木硬,重坠不适。伴胸胁牵痛,烦闷急躁,或月经不调,痛经等。舌质暗红,苔薄腻,脉弦滑或弦细。

(2)西医证候

①病理分型:本病的发生与卵巢功能旺盛、雌激素作用活跃关系密切。根据其病变在病理上的特点,可分为三种类型。

管内型:也称管型纤维瘤,为乳管和腺泡的上皮下纤维组织增生变厚所发生的肿瘤,可累及一个或多个乳管系统,呈弥漫性增生,增生组织巨剑向乳管突入充填挤压乳管,将管腔压扁,腺上皮密贴的两排,上皮下平滑肌组织也参与生长,无弹性纤维成分。

管周型:也称乳管及腺泡周围性纤维腺瘤。病变主要为乳管和腺泡周围的弹性纤维层外的纤维组织增生,其中弹性纤维亦增生,但无平滑肌,也不呈黏液性变,乳腺小叶结构部分或全部消失。

腺瘤型:其特点是腺管增生明显,腺体形态仍保持管泡状结构,而腺体间纤维层外的纤维组织增生。此型是青春期患者多见的乳房纤维瘤的类型。

②临床分型:临床上亦可分为 3 型。

普通型纤维腺瘤:此型最多见瘤体小,生长缓慢,一般在 3cm 以下。

青春型纤维腺瘤:大多发生在月经初潮期,临床较少见,特点为生长较快,瘤体较大,病程在 1 年左右可占满全乳房,肿块最大径为 1~13cm。

巨纤维腺瘤:中年妇女多见,可见于妊娠、哺乳、闭经前后妇女,特点是生长较大,可达10cm 以上或更大,偶可有肉瘤变。

(二)鉴别诊断

1.乳腺癌

乳腺癌多源于乳腺上皮细胞,肿块大小差异大,形态不规则,触诊质地坚硬,表面欠光滑,无包膜,与正常组织界限不清,常与周围组织及皮肤粘连,局部皮肤呈"橘皮样变"。肿块生长迅速,可出现乳房红肿甚至溃烂,同侧腋下可触及肿大的淋巴结。超声检查无侧方声影,后方回声衰减。CDFI 查有丰富的血流。X 线检查:可见肿块密度高于周围腺体,且边缘不清,可有毛刺状表现,亦可见细如针尖的钙化点。如有必要病理学检查也可鉴别。

2.乳腺增生病

本病好发于年龄为 30~45 岁,肿块多为扁平片块状或颗粒状,常见多个肿块或双侧乳房发病。大多数患者伴乳房疼痛,且肿块和疼痛与月经周期及情绪变化相关。有时在乳腺增生基础上可伴纤维腺瘤的形成,以 X 线、B 超等手段加以区分。

3.乳腺囊肿

积乳囊肿或乳腺增生病形成的囊肿,肿块与纤维瘤很难区分,可借助超声检查,囊肿大多可显示液性暗区,有时其内容物呈乳酪样,此时超声也无法区别,肿块穿刺可出现乳酪样物质,以此鉴别。

4.乳腺纤维瘤病样梭形细胞癌

显示有典型的癌组织区域,同时,梭形细胞表达上皮标记和 Vi-mentin。虽然其形态和浸润性生长方式类似纤维瘤病,但在癌中可找到一些比较典型的、由数个细胞组成的"上皮样细胞团",为其特征;瘤细胞形态温和或有轻到中度异型,可见核分裂,免疫组化上皮标记阳性。而乳腺纤维瘤病无上皮或上皮簇出现,梭形的成纤维细胞上皮标记阴性。

5.结节性筋膜炎

是由肌成纤维细胞增生的病变,但一般发生在年轻人,发病时间短,生长迅速,肿物结节较小,一般不超过 5cm。细胞核分裂较多,间质可黏液变,并见较多炎细胞浸润。病变发病时间短,生长迅速,通常表浅局限。肿瘤间质疏松有黏液样变及微囊形成,并可见红细胞外渗;其细胞呈短束状,与淡染疏松的间质融合而呈现羽毛状外观,虽核分裂象较多,但细胞缺乏异型性,炎细胞分散浸润在整个病变中。而乳腺纤维瘤病没有结节性筋膜炎的疏松质地和羽毛状外观,核分裂象缺如或罕见,病变中有淋巴细胞浸润,主要局限于病变边缘区域乳腺反应性梭形细胞结节;通常有手术、穿刺或外伤史,是一种良性局灶性增生性结节,其间可显示脂肪坏死、钙化和异物肉芽肿区,而纤维瘤病通常没有这些特征。

6.乳腺肌成纤维细胞瘤

是一种发生于乳腺的少见的良性梭形细胞肿瘤,尽管其边缘有时也出现浸润性生长,但其肿瘤中无乳腺小叶及导管成分。生长缓慢,主要发生在男性,女性大部分发生于绝经期后。肿瘤边界清楚,瘤细胞呈梭形、短束状,排列不规则,由宽的玻璃样胶原带将其分割;核分裂象少,每10个高倍视野<2个;肿瘤内无乳腺导管,亦无炎细胞浸润,激素受体 ER、PR 和 AR 表达阳性。而乳腺纤维瘤病病变边界不清,瘤细胞呈片状、束状和席纹状排列,沿纤维间隔呈浸润性生长,肿瘤实质内可见乳腺导管和小叶及淋巴细胞浸润。瘤细胞 ER、PR 和 AR 表达阴性。

7.反应性梭形细胞结节

一般位于创伤和手术的部位,可见脂肪坏死、钙化和异物肉芽肿样改变。

8.肌上皮瘤

部分肌上皮瘤完全由梭形细胞构成,形成束状交叉和车轮样排列。胞质常为嗜酸性,不透明,可以出现浸润性生长,S-100 蛋白阳性,部分瘤细胞 CK 强阳性,p63 和 Cal-ponin 弥漫阳性。

9.乳腺分叶状肿瘤

部分分叶状肿瘤的边界欠清,呈浸润性生长,但大部分可见分叶结构,而且一般无胶原化及玻璃样变,缺乏束状、条带状交错排列。

10.源自胸壁筋膜的纤维瘤病累及乳腺

在组织学和免疫表型上与乳腺的纤维瘤病均相同,两者鉴别的要点在于肿物发生的部位,根据肿瘤的主体所在部位诊断,故需要影像学及手术所见协助鉴别诊断。

11.乳腺反应性梭形细胞结节和瘢痕

通常有手术、穿刺或外伤史,是一种良性、局灶性增生结节,其间可见脂肪坏死、钙化或异物肉芽肿,这些特征在纤维瘤病不常见。

12.纤维肉瘤

瘤细胞梭形,呈编织状或旋涡状排列,核异型明显,核分裂象多见,肿瘤切除后极易复发。纤维瘤病的瘤细胞无异型,罕见核分裂象,切除后复发率低。

13.肌上皮癌

也是一种浸润性生长的梭形细胞肿瘤,免疫组化可鉴别,肌上皮瘤表达 actin、S-100,高分子角蛋白弥漫表达。

二、乳腺导管内乳头状瘤

(一)诊断

对于有乳头溢液,特别是血性溢液的患者,如能在乳晕附近扪及 1cm 以下的圆形肿物,则 95％的患者可诊断为乳腺导管内乳头状瘤。对于只有溢液而不能触及肿块的患者,则应采取一些辅助检查,以明确诊断。

1.选择性乳导管造影

对乳头溢液而言,选择溢液乳导管进行造影,是一项既能明确诊断又安全可靠的方法。

(1)方法:常规患侧乳头及周围皮肤消毒,找准溢液乳导管开口,用钝头细针轻轻插入病变乳导管,避免用力插入,以免刺破乳导管,一般进针 1～2cm 后,注入碘油或 76％复方泛影葡胺,然后拍钼靶片。注意注药时不要推入空气。

(2)正常乳导管造影表现:乳导管自乳头向内逐渐分支、变细,呈树枝状。自乳管开口处可分为:

①一级乳管:宽 0.5～2.3mm,长 1～3cm。

②二级乳管:宽 0.5～2.0mm。

③三级乳管:宽 0.2～1.0mm。

正常乳腺导管壁光滑、均匀、分支走向自然。如注射压力过高,造影剂进入腺泡内,形成斑点状阴影。哺乳期乳管略粗。

(3)乳腺导管内乳头状瘤的表现:肿瘤多位于主导管及二级分支导管,表现为单发或多发的圆形或椭圆形充盈缺损。可有远端乳导管扩张,或出现导管梗阻,梗阻处呈弧形杯口状,管壁光滑、完整,无浸润现象,中小乳管内乳头状瘤主要表现为乳管梗阻现象。较大的乳腺导管内乳头状瘤可见病变导管扩张,呈囊状,管壁光滑完整,其间可见分叶状充盈缺损。

2.脱落细胞学或针吸细胞学检查

将乳头溢液涂片进行细胞学检查,如能找到瘤细胞,则可明确诊断,但阳性率较低。对于可触及肿物的病例,采用针吸细胞学检查,可与乳腺癌进行鉴别诊断。

3.乳导管镜检查

乳管镜是近几年发展起来的一种特殊检查,通过此方法可以明确诊断。找到溢液乳导管,先注入表面麻醉剂,用扩张器扩张乳导管,放入乳导管镜对一、二、三级导管进行检查。导管内乳头状瘤呈粉红色或鲜红色突出于导管壁或堵塞乳导管。

4.乳腺钼靶片对鉴别诊断有一定参考价值。

(二)鉴别诊断

因乳管内乳头状瘤的主要症状为乳头溢液,故凡可引起乳头溢液的乳腺疾病均应进行鉴别诊断。

1.乳腺癌

乳腺导管内乳头状癌、导管癌等可引起乳头溢液。

(1)乳管造影表现:

①乳管本身受到癌浸润、梗阻、破坏引起的征象包括:患病乳导管不规则浸润、僵硬、狭窄及中断,截断面呈"鼠尾状"。

②因癌侵犯、收缩、压迫等引起的征象有:树枝状结构受压或受牵引移位,导管分支减少或结构紊乱,有时因肿瘤浸润而致多个相邻分支突然中断。

(2)乳管镜检查发现乳导管僵硬、结节状改变。

(3)脱落细胞学或针吸细胞学可发现异型细胞,可疑癌细胞甚或癌细胞。

(4)钼靶拍片有时可见砂粒状钙化。

2.乳腺囊性增生

本病溢液多为浆液性或黄绿色,且多为双乳头多乳导管溢液,临床上本病呈周期性疼痛,月经前疼痛明显,乳腺可扪及结节状肿物,质韧且压痛。

乳导管造影无充盈缺损之表现。硬化型腺病表现为乳管及其分支变细,呈细线状;囊肿型表现为与导管相连的较大囊性扩张;小导管及腺泡囊性增生型表现为终末导管、腺泡呈较均匀的小囊状或串珠状扩张。

3.乳导管扩张

临床上有乳头溢液,但多为淡黄色液体,偶有溢血。乳管造影示:乳晕下大导管显著扩张、迂曲,严重者呈囊性,无充盈缺损。

4.乳管炎

溢液为混浊、脓性,乳管镜发现乳导管充血、水肿、有分泌物。

第五节　西医治疗

一、乳腺纤维瘤

本病一般发展缓慢,虽属良性,但也有发生恶变的可能,一旦发现,应积极治疗。目前尚无很理想的药物治疗能将肿块消除,根治本病的方法是行手术切除。切下肿块后进行常规病理检查,若有恶变,应立即按恶性病变给予相关治疗。经临床观察发现,手术治疗时的年龄越小,术后复发率越高。故认为,25岁之前的多发性乳房纤维瘤患者,可考虑暂作观察,并嘱患者避免乳房外伤及保持良好的生活习惯,密切观察肿块大小质地,如无变化可暂不做处理,待25岁后考虑手术治疗。一般 25 岁以上的已婚妇女,或 30 岁以上妇女,无论婚否,无论肿块大小,都应手术切除。由于乳房纤维瘤可在妊娠期或哺乳期迅速增大,故在怀孕以前应手术切除为宜。

1.手术疗法

手术疗法仍是目前治疗乳腺纤维腺瘤的经典方法之一,但手术方式临床各不相同。

(1)有学者采用经乳晕切口乳腺纤维腺瘤切除术治疗 78 例乳腺纤维腺瘤,首先设计乳晕缘弧形切口,切开皮肤、皮下组织,沿乳腺包膜潜行剥离,剥离范围超出瘤体 1.5~2.0cm;拉开皮肤,显露瘤体位置,用 1 号丝线缝合瘤体两侧乳腺组织牵引;于瘤体位置放射状切开乳腺组织至瘤体包膜,用 1 号丝线贯穿缝合瘤体牵引,用组织剪沿瘤体包膜分离切除瘤体。传统手术是放射状切口,切口位于乳房皮肤且较长,术后瘢痕明显,采用乳晕缘弧形切口,乳晕色深,切口位于乳晕与乳房皮肤交界处,切口整齐,呈弧形,无张力,对合好,用 5~0 丝线缝合,术后切口无明显瘢痕。术后随访 3 个月~1 年,切口愈合良好,无明显瘢痕,双乳对称,外形功能无影响。

(2)有学者亦采用前法对乳腺纤维腺瘤进行治疗。并认为由于乳晕处皮肤颜色深,皱褶多,手术瘢痕几乎看不出,所以患者可接受。乳晕切口虽然很小,但由于此处皮肤延伸性好,切口可以牵开很大,故临床切实可行。

(3)有学者采用改良乳腺纤维瘤摘除术治疗乳腺纤维腺瘤 54 例。手术方法:首先根据瘤体位置选择切口,瘤体中心距乳晕边缘<4cm 者,选乳晕边缘切口。瘤体中心距乳晕边缘≥4cm,位于乳房外上或外下象限者选腋窝切口;位于乳房内下或外下象限且乳腺下方形成皱褶者选乳下皱褶处切口。结果所有患者均治愈,切口一期愈合,切口瘢痕均细小且隐蔽,乳房外形美观。瘤体中心距乳晕边缘<4cm 者选乳晕边缘切口手术多能顺利完成;瘤体中心距乳晕边缘≥4cm 者选乳晕边缘切口有困难,应选腋窝或乳下皱褶处切口。位于内上或内下象限且为半球形乳房时,如乳晕较大能保证 3cm 的乳晕边缘切口(乳晕切口以不超过乳晕圆周的 1/3 为宜),4~5cm 的瘤体也多能摘除,但 5cm 以上则甚为困难,不应做乳晕边缘切口。

(4)有学者根据肿瘤发生的部位、活动范围,用人为手法张力性推移肿瘤至几个方向,将其远点连线范围内视为手术切口选择区域,再设计最佳手术切口,达到切口合理、美观的目的。结果所行 200 例手术,分别最大限度争取乳晕、腋窝、乳房下缘等理想切口,达到满意效果。手法张力有益于手术剥离,还能使乳腺纤维腺瘤手术切口选择更合理、美观、操作更方便。

(5)有学者对 48 例青春型乳房纤维腺瘤患者进行回顾性分析。患者平均年龄 14.5 岁,有 16 例患者行单纯肿瘤切除术,24 例行瘤体及周围适量腺体切除;8 例行乳房区段切除加乳房成形术。结果术后无切口出血、皮下积液、乳头坏死及切口感染发生;有 6 例在 6 个月后复发,复发率为 12.5%。

(6)有学者采用乳晕沿切口和胸壁皱褶形切口治疗乳腺纤维腺瘤共 80 例,肿瘤直径<5cm,且肿瘤距乳晕缘<5cm,年龄<23 岁的未哺乳者或乳房皮肤较紧无明显下垂者,行乳晕缘切口手术。肿瘤直径≥5cm,肿瘤位于乳房下半距乳晕缘≥5cm,相对年龄较大、哺乳后乳房

较松明显下垂者,做胸褶处的弧形切口。采用此法治疗后手术瘢痕隐蔽,术后乳房形态正常。

2.微创旋切技术

有学者采用超声引导下微创旋切技术治疗乳腺纤维腺瘤。用长针头将局部麻醉药注射到病灶底部及穿刺针道。在预穿刺点用尖头刀切开皮肤约 0.2cm,取约 30°穿刺角度,将 Mammotome 微创旋切刀刺入乳腺病灶,通过控制面板或脚踏开关打开旋切窗,使其头端凹槽完全对准病灶,对乳腺纤维瘤及较小的乳腺内可疑病灶分别进行多次旋切,直至将病灶完全切除。最后再次用超声探查,操作完成后局部压迫 10min,随后局部用胸带加压包扎 24h。作者认为超声引导下 Mammotome 对乳腺良性病变,可行微创切除术;应用彩超高频探头引导下行 Mammotome 微创旋切术,切口仅 0.2~0.3cm,而且位置隐蔽,远期伤口瘢痕微小、外观效果满意。

3.小针刀治疗

有学者运用小针刀治疗乳房纤维腺瘤 100 例,47 例(47%)2 次治疗后肿块及症状消失,30 例(30%)3 次治疗后肿块及症状消失,23 例(23%)4 次治疗后肿块及症状消失,观察 6~12 个月无复发。作者认为小针刀通过穴位刺激治疗可以疏通经络,纠正卵巢功能失调,刺激局部组织病灶,促进修复,从而达到从根本上治疗乳房纤维腺瘤的目的。该治疗具备简便、廉价的特点,患者的心理负担及经济负担都小,恢复也快。

4.高强度聚焦超声治疗

有学者应用高强度聚焦超声治疗 13 例乳腺纤维腺瘤患者。治疗后 13 例患者全部随访,其中 5 例肿块全部消失,8 例 6 个月后肿块缩小 50%,1 年内肿块消失,因此应用高强度聚焦超声治疗乳腺纤维腺瘤是一种有效、安全、无创的非侵入性治疗方法。

二、乳腺导管内乳头状瘤

乳腺导管内乳头状瘤能明确诊断者均应手术治疗。40 岁以下者以区段切除为主,年龄超过 40 岁或多个乳管溢液者,可行保留乳头的乳腺单纯切除术(皮下乳房切除术)。术后标本均应送病理检查,如有癌变,可追加放疗或化疗。

手术注意事项:术前两天不要挤压乳房,以免积液排净,术中找不到溢液乳管;术中用钝针插入溢液导管作为引导或注入亚甲蓝,将整个蓝染的乳腺小叶及相关乳导管一并切除。如疑有恶变,术中应行冰冻病理检查。

对于乳头溢液的治疗,当除外生理性、内科疾病及药物等因素所致者外,原则上亦应手术治疗,特别是年龄在 40 岁以上者,更应行手术治疗。

第六节　中医中药治疗

一、乳腺纤维瘤

(一)中医分型治疗

1.肝气郁结证

疏肝解郁,化痰散结。选用逍遥散加减。郁久化火者,加夏枯草、栀子、橘叶等。

2.血瘀痰凝证

理气活血,软坚散结。选用开郁散加减。月经不调者,加苁蓉、淫羊藿;痛经者,加益母草、泽兰;肿块较硬者,加莪术、桃仁、石见穿;多发肿块者,加黄芪、党参。

(二)单验方

(1)香附末 3g,麝 0.9g,同研末,蒲公英 90g。酒煎服,渣敷患处。

(2)瓜蒌 1 个,酒煎服。

(3)全蝎 160g,瓜蒌 25 个,瓜蒌切开口,将全蝎分装其中,放瓦上焙,研为细末,每次服 3g,每日 3 次,1 个月为 1 个疗程。

(4)当归 75g,大瓜蒌 8 个,香附、甘草、乳香、没药各 30g,共研细末,每取 60g,加水浓煎,去渣取液,兑黄酒 50mL,饭后 1 次服下,每日 1 次。

(5)生牡蛎、瓦楞子、瓜蒌各 30g,当归 15g,柴胡、赤芍、乌梢蛇、娑罗子各 10g,生甘草 6g,蜈蚣 2 条,水煎服,每日 1 剂,1 个月为 1 个疗程。

(6)面粉发酵做成生馒头一只,上加皮硝少许,贴于患部,每天换一次。

(7)桃红散结方《袖珍中医外科处方手册》

功效:理气活血,破瘀散结

组方:桃仁 15g,红花 9g,当归 12g,川芎 9g,白芍 9g,柴胡 9g,制香附 9g,莪术 30g,三棱 15g,水煎服,日 1 剂,分 2 次服。

(三)中成药治疗

1.桂枝茯苓胶囊

口服,理气血、调阴阳,既可纠正患者的内分泌失调,又可使局部肿块消散。桂枝茯苓胶囊属纯中药制剂,由汉代张仲景《金匮要略》中的桂枝茯苓丸经现代技术精制而成。

2.软坚散结颗粒

组成:海藻、昆布、制鳖甲、浙贝母、三棱、夏枯草、神曲、焦山楂、茯苓、莪术各 10g,水蛭、生甘草各 3g,生牡蛎 25g,柴胡、厚朴、黄柏各 6g 制成免煎中药颗粒剂。

用法：200mL80℃开水冲服，2 次/d。

禁忌：服药期间禁喝茶叶水、绿豆汤；忌食辛辣、肥甘及烟酒。

方义：方中海藻、昆布、浙贝母、制鳖甲、生牡蛎软坚散结，消痰祛湿利水；三棱、莪术、水蛭破血祛瘀通络；黄柏、夏枯草清热散结；神曲、焦山楂、茯苓运脾消食，下气化痰；柴胡、厚朴疏肝解郁，理气止痛；甘草补脾益气，缓急止痛，调和诸药，且与海藻相反为用，取其相反相成，不仅能更好地发挥了海藻消痰利水，消肿止痛的功效。而且可使该方药力大增，收效更速，作用更持久。

3.乳舒胶囊

组成：柴胡、白术、鸡内金、乳香、玄参、天冬各 9g，夏枯草、山慈菇、土贝母各 12g，黄芪、丹参、莪术各 15g，水蛭、守宫各 6g。

制法：将乳香、水蛭、守宫碎为细粉，其余上述药煎煮浓缩成膏与细粉混匀，烘干打粉制粒装胶囊，每粒 0.35g。

用法：每次 4～6 粒，1d 3 次，30d 为 1 个疗程。

方义：柴胡、乳香、莪术疏肝解郁行气，黄芪、白术、鸡内金、天冬、夏枯草益气健脾、利湿化痰，玄参、土贝母、山慈菇、丹参、水蛭、守宫活血化瘀，散结消块，共奏气顺郁开、痰化湿祛、瘀化血活、结散块通，通过临床观察本方有明显地调节人体内分泌，提高人体免疫，阻止和逆转增生与瘤化细胞，从而消除乳腺增生、乳腺纤维瘤，恢复人体乳腺正常组织。

4.内消瘰疬丸 4.5g，每日 2 次。

5.小金片 4 片，每日 2 次；或小金丹 0.6g，每日 2 次。

（四）外治法

1.贴敷法

（1）硬膏剂

①乳房散结膏

配方：穿山甲、延胡索、夏枯草、生牡蛎、田三七、制南星、山慈菇、赤芍、白芷、生地黄、蜈蚣。

制法：将中药打碎放入铁锅中，加麻油 1500g，以文火炼制 8～12h，过滤去渣，滴水成珠，加入东丹 1500g 成膏。每张净重 6g。

功效：消肿止痛，活血散瘀，清热解毒，软坚散结。

用法：贴患处穴，24h 更换 1 次，10 天为 1 个疗程。

②乳瘤消膏

配方：乳瘤消膏由《景岳全书》的阿魏膏，《外科全生集》的阳和解凝膏和《药蔹启秘》的桂麝散三方化裁加减而成。方 1：牛蒡子 150g，川芎 120g，附子、草乌、肉桂、赤芍、白芷、僵蚕、红花、木鳖、穿山甲各 60g，生半夏、生南星各 30g，麻油 5000g。方 2：血竭、乳香、没药、冰片各 60g，阿魏 100g，苏合油 120g，麝香 15g。将方 2 共为细面密封备用。方 1 共为粗末，在麻油内以文火熬至焦黑（约 2h），过滤弃渣，重在火上加热，熬至滴水成珠，加入新型材料收膏，以软硬适中为度。此时将方 2 细面加入离火，搅匀后摊在无纺布上即成。摊药面积约 6cm×6cm，厚度 3mm,装入塑料袋密封备用。

功效:温经通络,涤痰化瘀,软坚散结。

禁忌:个别患者贴膏药后局部发痒、轻度皮疹,膏药取下后即可逐渐消失。

用法:患者乳房肿块处皮肤以乙醇消毒,将软膏烘软,趁热贴于患处,每张膏药贴 7 天。4 天后按照前法重复使用。每月使用 3 贴,2 个月为 1 个疗程。

(2)软膏剂散结膏

组成:木鳖子 18g,山慈菇、黄药子、三棱、莪术、姜黄各 15g,生乳香、生没药、生川草乌、全蝎、细辛、僵蚕、生南星各 9g,生甘草 21g,冰片粉 3g。上药前 15 味共研细末,用羊毛脂 1 份、凡士林 2 份加热熔化,继入药粉 20%～30%搅拌至冷凝前,再加冰片粉搅匀后成膏。制药时适当加二甲基亚砜或氮酮以增强皮肤渗透作用。

功效:活血化瘀,通经止痛,化痰散结,软坚消肿。

禁忌:患部皮肤破损、妊娠、哺乳期禁用。用药后皮肤过敏者停用,过敏体质者慎用。

用法:取药膏适量摊在纱布上贴患处,每 1～2 天换药 1 次。

2.针刺治疗

(1)毫针刺法

①常规针刺

a.肝气郁滞.痰凝结络

治则:疏肝解郁,祛痰散结。

处方:以足厥阴肝经、足阳明胃经穴及局部阿是穴为主。

主穴:行间、膺窗、乳根、丰隆、膻中、肿块局部围刺。

操作:行间直刺或稍向上斜刺,进针 0.5 寸左右,施捻转泻法。膺窗、乳根均向乳中方向斜刺,进针 0.5～1 寸,施提插泻法。丰隆直刺,进针 1～1.5 寸,施提插泻法。膻中穴仿迎而夺之,针尖向下平刺,进针 0.5～1 寸,施捻转泻法。视肿块大小,用针围刺,施捻转泻法。

分析:行间为足厥阴肝经荥穴,功能疏肝理气,解郁散结;膺窗、乳根为足阳明经穴,又为局部选穴法,可疏通胃经局部络脉,起到散结消癥作用。膻中,为任脉要穴,又为气会,功疏郁结,对乳房疾患又为卓效。丰隆为足阳明胃经络穴,化痰散结,为其所长。局部围刺,可疏通气血,散去瘀滞。

b.冲任失调,血瘀乳络

治则:调养冲任,理气化瘀。

处方:以冲任及足厥阴肝经、足阳明胃经穴为主。

主穴:气海、关元、膻中、乳根、太冲、局部肿块围刺。

操作:膻中、乳根同前;气海、关元均直刺,进针 1～1.5 寸,施捻转平补平泻法。太冲直刺,进针 0.5～0.8 寸,施提插泻法。

分析:取任脉与冲脉交会穴关元、气海以调养冲任,为治病求本之法。膻中为任脉要穴,又属气会,乳根为足阳明胃经穴,二穴均在乳络之旁,属局部取穴法,可疏通局部气血,散结化瘀。太冲为足厥阴肝经原穴,可理气疏肝,化瘀活血。兼之肿块局部围刺,以加强通络消结之效。

②局部特定针法:根据病情选用特定针法,针刺瘤体局部;根据辨证选穴或远端穴位,或两者配合。

方法:扬刺:即先于病变部位正中刺 1 针,然后上下左右各刺 1 针。目的在于使大而浅的病变随多刺之针扬而散之。放射状针刺法:针结聚和硬结处,使针呈放射状,刺向瘤体基底部,行泻法。

选穴:无固定发病部位的:按辨证循经取穴法针刺有关远端穴位。

发病部位比较固定的:以内关、太冲、足三里、膻中为主。

瘤体局部采用强刺激法,反复提插,以患者感到针下灼热为度。用此法能使淋巴管充分扩张,借助热力作用促使瘤体“炭化”,加之连续局部刺激,干扰肿瘤的生成和发展。浅刺能借助皮肤化学感受器的敏感刺激,调节大脑皮质功能,在大脑皮质形成良性兴奋灶,而激活巨噬细胞,提高其吞噬能力,有利于清除瘤体衰老和增长的细胞,抑制病理兴奋灶,进而解除病理性恶性循环,促使瘤体逐渐缩小或消散。

③毫针围刺

治法:用 28 号 1~1.5 寸毫针在肿瘤边缘按顺时针次序每隔 5~10mm 向逆时针方向斜刺 1 针,深 0.8~1.2 寸,行泻法;适当循经远取 1~3 穴,行补法;留针 1h,行针 6 次,出针时顺便在围刺处放血适量。每日 1 次,10 次为 1 个疗程,休息 3 天后再针。体表肿瘤多由经络气血阻滞所生,局部脉络不通是发病之关键。笔者谨遵前人“实者泻之”“血实者决之”的原则用围刺法治之,能令局部脉络通畅、气血调和,恢复原有的功能状态,从而使肿瘤自行消退。

(2)耳针

①耳针治疗

取穴:内分泌、乳腺、肝、肾。

操作:针刺或药籽压法,隔日 1 次。

②经验取穴治疗

针具:图钉形皮内针。

主穴:子宫、内分泌、卵巢、肝。配穴:肾、脾、阿是穴(压痛点或敏感点),每次选主穴 4 个,配穴 1~2 个。

操作:患者取俯坐位,用探棒选好穴位,再用 2% 的碘酒及 75% 的酒精棉签在一侧耳郭常规消毒,然后用镊子夹住图钉形皮内针针圈,将针尖对准穴位刺入,使环状针 X 柄平整地留在皮肤上,再用 6mm×6mm 大小的方形护皮膏分别固定。双耳交替埋针,耳针留置期间一般夏季为 1~2d,冬季为 7~10d,视季节而定。留置期间患者间断性用手按压埋针处 1~2min,以加强刺激,增强疗效。

方义:耳穴内分泌及卵巢有调节内分泌、卵巢功能作用;子宫有调理气血、行气止痛作用;

肾能补肾气、调冲任;肝能疏肝解郁、理气。故针刺耳穴能刺激神经系统、调整脏腑经络。从而达到行气止痛、破痕散结,使肿块及症状消失的目的。耳穴埋针治疗优点:a.损伤痛苦小,无瘢痕。b.标本兼治,疗效显著。c.安全易行,操作方便。d.经济实惠。

(3)头皮针疗法

取线:额旁 2 线双、额顶带上焦(单侧乳核针对侧双侧乳核针双侧)、额顶旁线中焦。

手法:平刺法、抽气法。辅助手法:行针、留针期间,要排除杂念,心情开朗,并轻柔地按摩乳房中的结核部位;与月经有关者,要在行经前开始治疗,直至经尽症缓为度。

分析:乳中结核与肝胃两经有关,故针额旁 2 线、额顶带中焦,直取中焦。同时,配额顶线中焦对治疗乳核能起到疏泄条达,行气化瘀之效。

(4)刺络疗法

取穴:膻中、膺窗、乳根。

操作:常规消毒后,用三棱针点刺 3～5 点,用大号玻璃罐拔之,出血量 10～20mL 为度。

二、乳腺导管内乳头状瘤

1.肝郁火旺型

主症:病程约 3～6 个月。乳头溢血量多,色鲜红或暗红,质地较稠厚,乳晕下可扪及肿块,压痛,伴见心烦易怒,口苦咽干,失眠多梦,月经量多,色鲜红。舌边尖红,苔薄黄,脉弦数。治以疏肝解郁,凉血止血。选丹栀逍遥散加减:柴胡 9g,山栀子 9g,夏枯草 30g,丹皮 9g,仙鹤草 20g,当归 9g,赤芍 9g,茜草 9g,侧柏炭 12g,生甘草 6g。若伴见乳房胀痛,胁肋不适,加元胡 15g,川楝子 12g,郁金 12g,以疏肝理气止痛;溢血量多色鲜红者,加地榆炭 12g,藕节炭 10g,以收敛止血。

2.痰瘀互结型

主症:病程约 6～12 个月,乳头反复溢血,时断时续,色紫红,乳房内可扪及肿块,压痛。伴见胁肋部胀痛或刺痛,乳房皮肤表面可见静脉迁曲,月经量少或淋漓不尽,夹有血块。舌质紫暗,舌下静脉曲张,舌苔白,脉细涩。治以疏肝活血养血,祛瘀散结。方选血府逐瘀汤加减:柴胡 9g,郁金 12g,当归 10g,三棱 10g,莪术 12g,丹参 12g,浙贝 15g,获菩 15g,山慈菇 12g,生牡蛎 30(先煎)。若肿块坚硬者,加海藻 12g,昆布 12g,炮山甲 10g 以软坚散结;若伴见胸闷咳痰者,加瓜蒌 12g,橘叶 12g 以化痰理气。

3.脾肾亏虚型

主症:病程约 12～18 个月,多体质较差。乳头溢血色淡红或黄色稀水,乳晕部结节,轻压痛。伴见面黄倦怠,食少乏力,腹胀便溏,舌质淡,苔白,脉细弱。治以健脾养血,益气摄血。方选归脾汤加减:党参 30g,炙黄芪 15g,白术 10g,获菩 10g,当归 10g,白芍 10g,龙眼肉 10g,仙鹤草 30g,茜草 10g,广木香 9g(后下)、炙甘草 6g。若伴见心烦不寐者,加酸枣仁 12g,柏子仁 12g,以养心安神;见食少或不思饮食者,加神曲 15g,麦芽 15g 以健脾开胃消滞。

第七节　辨证施护

1.肝郁火旺型

(1)用膳宜忌:宜食菊花叶、野菊花、大黄等食物及药食兼用之品。忌食辛辣刺激性、易燥动火之物。

(2)胸痛甚时

适当给予止痛剂。

2.痰瘀互结型

(1)加强心理护理:主动与患者沟通,多巡视、多交谈,得到患者的信任。

(2)宜进具有疏肝理气的食物:如芹菜、茼蒿、西红柿、萝卜、橙子、佛手等。

(3)介绍治疗的必要性和重要性:宣教放化疗的不良反应和预防措施。

3.脾肾亏虚证

(1)注意休息:勿劳累。

(2)选择富于营养的高维生素、高蛋白营养等补益食物。

第三章　乳腺癌

第一节　概述

　　乳腺癌是指乳腺导管上皮细胞在各种内外致癌因素的作用下,细胞失去正常特性而异常增生,以致超过自我修复的限度而发生癌变的疾病,以乳腺肿块为主要临床表现。乳腺癌属于中医学"乳痞""乳岩"等范畴,另外"石痈""乳核""乳痛坚""妒乳""苟抄乳""乳毒""乳疽""乳蛃""石奶""番花奶""石榴翻花发"等也与乳腺癌类似。其特点是乳房肿块,质地坚硬,凹凸不平,边界不清,推之不移,按之不痛,或乳窍溢血,晚期溃烂则凸如泛莲或菜花。

　　乳腺癌是女性最常见的恶性肿瘤之一,仅次于子宫颈癌,全世界每年有 120 万妇女发生乳腺癌,约 50 万妇女死于乳腺癌,且有越来越多趋势,成为世界许多卫生部门共同关心的问题。乳腺癌发病率以西方国家(如美国、加拿大、澳大利亚、新西兰、南非及西欧等)最高,东欧及南欧国家次之,亚洲、非洲和拉丁美洲等国家最低。美国属乳腺癌高发国家,其妇女乳腺癌发病率从 1980 的 84.8/10 万猛增到 1987 年的 112.4/10 万,上升了 32.5%,之后一直持续在每年110/10 万的高发水平,平均每 9 个人中将有 1 人最终患乳腺癌。从 20 世纪 70 年代起,原为乳腺癌低发区的亚洲国家发病率逐年升高。我国虽属乳腺癌低发区,但近年来其发病率亦呈明显的逐年上升趋势,特别是北京、上海等发达地区乳腺癌已成为危害妇女健康的主要恶性肿瘤。近年全国范围发病率的统计资料目前尚缺乏,初步结果显示沿海地区高于内地,经济发达地区高于经济落后地区,城市高于农村,机关、事业和知识妇女群高于一般群众,存在一定区域的高发性和一定人群的聚集性特点。此外,从上海市近年的发病情况来看,乳腺癌的发病又表现出三大特点:发病率明显上升;发病高峰年龄提前,即患者年龄明显年轻化倾向;发病高峰持续时间延长,发病高峰年龄从 45～60 岁发展到 35～70 岁。由上可见,我国女性乳腺癌的发病问题日趋严重,已对妇女的身体健康构成了严重威胁。

第二节　病因病机

一、西医发病机制认识

　　迄今为止,确切的乳腺癌病因尚不完全清楚,但大量研究证明有不少因素与乳腺癌的发生有密切关系。这些研究结果对认识乳腺癌的发生机制、提出合理的预防措施有一定帮助。

（一）年龄

所有年龄阶段的女性都有可能发生乳腺癌，但总的来说，在＜25岁的乳腺癌极少见，＜20岁的乳腺癌占整个乳腺癌的比例＜1％，＜25岁的乳腺癌＜2％。乳腺癌发病的总的趋势是，随年龄的增加而升高。但不同的国家有不同的情况，美国的白种女性，其发病率随年龄的上升而一直呈上升趋势，在80～85岁年龄段的年发病率为30～35岁年龄段的15倍；而中国、日本女性发生乳腺癌的高峰年龄大多在40～55岁之间，同美国的黑人的发病情况基本一致。

（二）月经生育情况

1.月经史

很多的资料显示，初潮年龄早、自然停经年龄晚、行经时间长都是重要的危险因素。美国的报道提示初潮早、绝经晚的女性，比初潮晚、绝经早的女性一生中总的乳腺癌发病率提高30％～50％；而且初潮年龄每推迟一岁，乳腺癌的危险度降低20％，停经年龄每推迟一年，乳腺癌的发生概率增加3％。而且自然绝经前行双侧卵巢切除术的女性（特别是40岁以前），其发生乳腺癌的相对危险度可降低2/3。有研究也表明，单因素分析时，行经时间≥35年者，患乳腺癌的危险度比值为2.78[95％ CI (1.30,5.95)]，多因素分析时为2.33[95％ CI(1.03, 5.62)]。以上情况可能和月经次数增加有关。在月经的黄体期，雌激素和孕激素水平都较高，所以月经次数越多，则意味着一生中以上两种激素水平高的时间越长，从而乳腺癌的发生概率也就越高。同理，月经周期短的女性，其黄体期相对较长，所以患乳腺癌的概率也升高。有资料表明，月经周期＜25天者，其患乳腺癌的相对危险度是对照组的2倍，日本女性的乳腺癌发病率比美国低，其平均月经周期也比美国妇女长。

2.生育史

从1970年MacMahon报道生育因素是乳腺癌发生的重要病因以来，有关两者之间关系的研究日益深入。未生育和初产年龄大均是乳腺癌的危险因素。Cunner于1992年统计了1972年后29个流行病学调查结果，发现生育和初产年龄晚是独立危险因素。未经产妇女和生育妇女比较，前者的相对危险度为1.4，但是这种危险性随着初产年龄的变化而变化，而且这种危险性导致的乳腺癌主要在40岁以后发生。然而，由于妊娠过程中乳腺细胞不断地增生，从而可能使已发生突变的细胞增殖加速，进而导致妊娠后10年内患乳腺癌的危险性反而上升。

有研究证明生育年龄早是保护因素，这大概是因为初次受孕能使乳腺细胞出现终极分化，怀孕后细胞周期的G_1时间延长，从而使DNA的修复时间增加。生育年龄晚则会在分娩后的短时期内出现的危险度升高，之后随时间的推移升高的危险度会逐渐降低。初产年龄在30岁以后的妇女较未经产妇女的危险性更大，且其危险性是18～19岁前足月妊娠者的2～5倍。

关于多次产次的影响，各家报道的结果不一致。Hsieh等的结果显示生育第二胎的年龄无论早晚均无多大影响。有学者报道多产次的妇女体内雌激素水平较高,因此在足月妊娠后会出现一过性乳腺癌危险性增加,尤其是在最后一胎生育后的 15 年内,OR＝1.76,之后降低。如果头胎生育年龄在 30 岁以后,多产次妇女风险性反而将高于单产次妇女,前者 OR＝2.34,后者为 1.48,如果在 35 岁之后,这两个值将分别增至 4.58 和 1.57。而有的学者认为多产次是重要的保护因素:Ewartz 的研究表明,生育 5 个以上为生育 1～2 个小孩的 69％;Lund 等的资料显示,生育 9 个以上小孩的妇女患乳腺癌的风险率者只有未生育者的 20％。有研究发现高产次妇女伴随体内低催乳素水平,动物模型证实怀孕期间激素将诱导乳腺上皮的分化,并使其发生癌的敏感性降低,高产次具有的保护性机制可能与此有关。上海市的资料也显示乳腺癌的发病率随产次的增加而减少。还有其他的调查提示,两次足月妊娠的间隔时间越短,终生患乳腺癌的概率越低。然而,无论自然流产还是人工流产均没有保护作用,甚至会增加乳腺癌的危险性。

3.哺乳史

哺乳与乳腺癌关系的研究结论很不一致。多数学者认为两者之间没有必然联系。但是国内外一些研究报道,长期授乳者患乳腺癌的风险性下降。因排卵的月经周期总数与乳腺癌风险性有关,产后长期哺乳可推迟排卵月经期的建立,从而降低乳腺癌危险性。学者的病例对照研究结果中,哺乳表现为保护因素,无论在单因素或多因素分析中,危险度比值比及其 95％可信区间上限均小于 1.0,达到统计学显著水平。

(三)乳腺良性疾病史

乳腺良性疾病与乳腺癌有密切的关系,20 世纪 60～80 年代已有研究证实乳腺良性疾病患者的乳腺癌危险性升高 2～7 倍。

(1)乳腺增生性疾病是一种生理增生与复旧不全造成的乳腺结构紊乱,与内分泌功能失调有关。据报道,乳腺增生中有 2％～4％可能会发生癌变。

关于乳腺增生症与乳腺癌的关系,已有不少研究,然而结论不尽相同:有学者建议按肿瘤发生的基本病理过程(正常-增生-非典型增生-原位癌-浸润癌),将乳腺增生症分为单纯性增生(一般性增生)及非典型增生两大类。前者包括导管扩张、囊肿病、各种类型的腺病、大汗腺化生、肌上皮增生症及纤维腺瘤变等。美国的资料显示,这类患者术后 25 年内乳腺癌的发病率＜5％。但硬化性腺病例外,有报道显示硬化性腺病会增加乳腺癌的相对危险度约 70％;而非典型增生与癌变有较密切的关系,被视之为癌前病变,包括各种程度的增生症及导管内乳头状瘤等。非典型增生表现为 4 种组织形式,即实性、筛状、乳头状和腺样。Page 的研究结果表明,乳腺增生症中一般性增生与乳腺癌无明显关系,非典型增生随严重程度的增加,癌变的相对危险度亦增高。该报道同时显示,在一般的增生病变中,非典型增生比例并不高,如在此组良性病例中,非典型增生只占 3.6％。尽管非典型增生仅占临床病检的 4％,但其患乳腺癌的相对危险度却增加到 5.0,如果同时具有一级亲属的家族史,其相对危险度还会上升。Dupont等的报道显示乳腺增生与乳腺癌家族史有协同作用,有乳腺非典型增生同时有阳性家族史的妇女比常人发生乳腺癌的危险性增高 10～20 倍,约有 40% 的患者会在 25 年内发生乳腺癌。而 London 等的研究表明绝经前患有非典型增生的女性,乳腺癌的发病率为患非增生性疾病妇女的 5.5 倍(RR),而绝经后的这个比值只有为 2.3 倍(RR)。进一步的资料表明:小叶的非典型增生,如果发生在绝经前,其患乳腺癌的相对危险度 RR＝9.6,绝经后发生的为 3.7;如果为导管的非典型增生,其 RR＝2.4,并且绝经前经后差别不大。非典型增生患乳腺癌的相对危险度在包块切除后头 10 年内最高,之后则减半。

(2)乳腺纤维瘤多数研究认为乳腺纤维腺瘤不会增加乳腺癌的危险性。然而近年一些研究说明其有恶变的趋势。有学者报道在收治的 316 例乳腺纤维瘤中病理组织观察有 4 例纤维瘤恶变为导管内癌,恶变率 1.27%。陆瑞芳等的乳腺癌病例对照研究认为曾患纤维腺瘤是乳腺癌的危险因素。相对危险度[RR:6.75,95%(2.36,19.29)]。

还有报道急慢性乳腺炎、乳腺外伤的妇女危险性增加。可能是乳腺炎或外伤后的组织修复、瘢痕形成导致乳腺组织结构改变、局部血液循环障碍及免疫反应降低,从而诱发或促进乳腺上皮癌变。

(四)家族聚集性

1866 年 Broca 首次报道乳腺癌有家族聚集性,家族史可能是迄今研究最广泛的危险因素之一。最近的一项 meta 分析综合了 52 个研究的结果显示,12% 的乳腺癌患者有至少 1 个亲属患过乳腺癌。因此,乳腺癌家族史阳性将增加乳腺癌发生的危险度。

一级亲属中如果有分别有 1 名、2 名、3 名乳腺癌患者的妇女,发生乳腺癌的危险度分别是正常人群的 1.8、2.9 和 3.9 倍;如果一级亲属中有 2 名乳腺癌患者或 1 名双侧乳腺癌患者,或该亲属发病年龄在 40～45 岁,那么危险度还将大大提高。另外一级亲属的发病年龄越早,对年轻妇女的影响也越大。

但乳腺癌的家族聚集性是由遗传还是环境和遗传共同造成,尚存在很大争议。最近 10 多年支持遗传因素的证据越来越多。在美国每 200 名妇女中就有一人被认为有乳腺癌遗传易感性。如今已经得到公认的与乳腺癌有关的基因包括 BRCA1、BRCA2、P53、ATM、PTEN。BRCA1、BRCA2 占所有家族遗传性乳腺癌的 80%～90%。这两个基因都是抑癌基因,主要参与 DNA 损伤的修复。BRCA1 位于人染色体 17q21 带上,该基因在不同种族的家族性乳腺癌中的突变频率不一样,如俄罗斯最高为 79%,而以色列为 47%,意大利为 29%。最近的研究还表明在肿瘤的病理方面,携带 BRCA1 突变的患者比其他患者组织分化差,其 ER 和 PR 阴性率也高。另一项研究显示携带有 BRCA1 基因突变的女性,50 岁前患乳腺癌的概率为 50%,60 岁时,该概率上升到 80%。但该基因和预后的相关性还没有统一的结果。BRCA2 基因位于 13q12-13 带上,有资料显示该基因与男性乳腺癌有关,约 76% 同时有男性和女性乳腺癌的家族含有该基因的突变。

P53 基因是最早发现与乳腺癌有关的基因,在 40 岁以前诊断为乳腺癌的妇女中,有 1% 是因该突变所致。由遗传获得该异常基因的妇女在 50 岁以前发生乳腺癌的概率为 59%,在 80

岁以前该概率上升为 85％。P53 基因的各种突变方式在家族遗传性乳腺癌多发的家系中均被发现,而在散发的病例中没有发现。LI-Fraumeni 综合征是一种具有家族聚集性易患肿瘤的常染色体显性遗传性疾病。约有 50％～70％患有该病的家族携带有 P53 基因的突变,其中 45 岁之前的患者发生乳腺癌的危险度是一般人群的 18 倍,而发病的高峰在 20 岁以前,以后则随年龄的增加,发病的风险逐渐降低。

然而,Gumo 等指出大部分乳腺癌患者并无家族史,如多数双胞胎并不同时患病,这说明基因并非发病的唯一主因。美国的资料也显示在所有的乳腺癌中,只有 5％的病例是由于基因的原因造成,但在 30 岁以前的病例中,这个比例提高到了 25％。移民研究也提示,同一人种在不同地区发病率的差异主要是环境因素(如膳食习惯等)、文化背景等非遗传因素造成。因此乳腺癌家族聚集性的原因有待进一步研究。

其他肿瘤家族史,如卵巢癌、结肠癌、肺癌、前列腺癌等也会使乳腺癌的危险增加。国内文献曾有报道,有其他肿瘤家族史者患乳腺癌的危险性是无家族史的 1.65 倍,可见有肿瘤家族史的妇女是乳腺癌的高危人群。

(五)激素

1.内源性激素

(1)雌激素:早在 19 世纪人们就注意到乳腺癌与内分泌关系密切。卵巢分泌的激素是使乳腺发生癌变的重要因素,主要是雌激素。1896 年便开始用卵巢切除治疗晚期乳腺癌,并取得成功,进一步证实了这一点。而初潮早、绝经晚的女性和绝经后肥胖的女性容易患乳腺癌也和雌激素水平较高有关。

雌激素具有刺激乳腺上皮细胞生长、发育的功能。乳腺恶变过程会增加或改变细胞对雌激素的敏感性。人体内的雌激素包括雌酮(E_1)、雌二醇(E_2)及雌三醇(E_3)。雌二醇是卵巢自然分泌的雌激素中活性最强的成分,而雌酮活性较弱。在动物实验中,雌酮、雌二醇对小鼠均有致癌作用。雌三醇是雌酮与雌二醇的代谢产物,保留有部分雌激素的活性,不但无致癌作用,还有对抗雌酮、雌二醇的致癌作用。

血中雌激素浓度增高与乳腺癌发生有着密切的关系。由于异常增高的雌激素慢性刺激敏感的乳腺组织,所以有可能会导致乳腺细胞的增殖和癌变。袁剑敏将上海及洛杉矶 45 岁以下乳腺癌妇女血中的雌激素、孕激素进行对比,并与正常妇女作对照。结果显示,绝经前乳腺癌患者血液中 E_2 或游离 E_2 浓度明显高于健康对照组。而且 45 岁以下美国白人妇女血液 E_2 或游离 E_2 浓度显著高于上海妇女。经过体重调整,洛杉矶妇女的 E_2 水平仍然高于上海妇女,而美国白人绝经前妇女乳腺癌的发生率比上海人高 2.5 倍。国爱英等将天津乳腺癌患者与正常妇女血中雌激素水平进行比较,也得到了相同的结果。

(2)孕激素:性成熟后由卵巢分泌黄体酮,与雌激素联合作用可促使乳腺小叶发育。血中孕激素(黄体酮)水平随排卵月经周期变动。如果孕激素减少,或与雌激素比例失调时,雌激素可引起乳房纤维组织及导管上皮过度增生。已有报道不育是乳腺癌危险因素之一,而且绝经期前乳腺癌患者的血、尿中孕激素水平低于正常女性,也有作者发现孕酮缺乏者患乳腺癌危险性增高。但也有结论相反的流行病学调查结果。如行经早、排卵月经周期多是公认的乳腺癌危险因素之一;而且最近的两个小样本前瞻性研究均没发现孕激素与乳腺癌发病间有联系。

(3)甲状腺素:早在1957年Tannenbaum等就报道甲低与乳腺癌并存于碘缺乏地区,我国的一些流行病学结果也与之一致。由于垂体分泌的促甲状腺激素增多,可促使催乳素增高,在雌激素作用下可增加乳腺癌的危险性。最近的研究也显示,T_3能够抑制乳腺上皮细胞的增殖,所以具有保护作用,甚至有关于甲状腺激素受体在乳腺癌组织中表达增加的报道。但甲状腺激素和乳腺癌的具体关系还有待进一步研究。

(4)催乳素:啮齿类动物乳腺癌细胞研究发现,催乳素能缩短肿瘤生长潜伏期。最近有报道显示绝经前有较高催乳素水平(9.7～37.4ng/mL)的女性其乳腺癌发病的危险度为一般女性的2倍。另有学者报道催乳素能促进乳腺的癌细胞的增殖并能增加乳腺组织对致癌因素的敏感性。因此有学者认为体内催乳素和乳腺癌发生有密切关系,但有的研究结果又显示其和乳腺癌的发生没有相关性。所以目前尚无可靠的证据证明两者之间的必然联系。

2.外源性激素

(1)避孕药:对避孕药是否为乳腺癌危险因素的研究存在不同的结论。有些学者报道长时期口服避孕药的妇女患乳腺癌的相对危险度增加,约为1.7～4.1,世界卫生组织多国家调查研究表明其危险度为1.3～1.5,与服避孕药有关的乳腺癌多发生于40～45岁之间。但是在有关口服避孕药和乳腺癌发生关系的27个研究中,只有2个发现受研人群危险度增加,另有一些报道部分人群的危险度增加。而且口服避孕药的类型、剂量、用法和持续使用时间的不同也和乳腺癌的发病没有确切的关系。但1996年的一项统计了54个研究结果的meta分析显示,口服避孕药会增加乳腺癌的发生概率,而这种影响主要是在服用后10年以内(危险度增加约24%)。对于20岁以前的女性,这种影响更大。如果服用者有乳腺癌一级亲属的家族史,则危险度会提高3倍。

(2)激素替代治疗:在乳腺癌的发生学说中雌激素有双重作用,既能引起非基因毒性细胞的增殖,也能引起基因毒性效应。激素替代治疗的作用主要通过非基因毒性促进癌细胞增殖,而不是通过基因毒性作用。

口服或皮下使用雌激素都能提高绝经后妇女体内雌醇水平,并使之增至几近绝经前妇女卵泡早期雌醇水平,而血浆雌激素水平和乳腺癌发生呈正相关。

有学者报道曾经使用外源性雌激素的妇女群体,乳腺癌危险度为1.3,连续使用15年者为2.0。1997年,哈佛大学收集了51个乳腺癌流行病学调查原始资料进行重新分析,其结果为绝经后妇女每使用外源性激素一年,乳腺癌发生风险性增加2.3%。对使用已超过5年并且目前还在使用者,危险度为1.35,且推测从50岁后开始使用激素替代治疗10年,每1000名妇女中,将有6人发生乳腺癌,如使用15年,将有12人发生乳腺癌。但这种影响不随停药时间的长短而变化。还有学者报道绝经后妇女行中等剂量雌激素替代疗法10～20年,将伴随危险度增加,约为 1.5～2.0,3 年连续使用替代治疗,每日剂量为 1.25mg 并保留双侧卵巢者,RR＝2.5。双侧卵巢切除术后使用激素替代治疗 10 年或以上者,R＝1.7。在美国,35 岁年龄组的乳腺癌发病率为 66.1/10 万,而 60 岁年龄组则为 334.6/10 万,后者发病率如此之高和雌激素替代治疗密切相关。据估计因外源性雌激素的应用,乳腺癌发生危险度提高了 40％～50％。其中,单独使用 5 年雌激素作为替代疗法,可使患乳腺癌的相对危险度提高 10％,而如果同时加用孕激素,其相对危险度增加 30％。而如果雌孕激素合用达到 10 年,相对危险度会增加 80％。

（六）生活方式

1.吸烟

越来越多的证据表明吸烟与雌激素相关的疾病有关联。文献报道吸烟妇女自然停经年龄较早,患骨质疏松的风险性更大,患子宫内膜癌的可能性却降低,并认为吸烟妇女体内雌激素水平较未吸烟者低。部分学者认为吸烟可以降低乳腺癌危险度,Baron 等对吸烟的可能性保护机制作了总结:①吸烟有抗雌激素效应,还可诱导类固醇激素的代谢酶系,从而减少雌激素的刺激;②吸烟可通过对卵巢的直接毒性作用加强类固醇激素代谢和影响中枢神经系统激素释放使绝经年龄提前;③吸烟可影响卵巢外雌激素产生,从而达到对乳腺的保护作用。

另有部分学者认为吸烟可提高乳腺癌危险性,尤其是处于青春期的妇女,因为这时乳腺组织对致癌物质的影响非常敏感。Calle 等的研究显示,吸烟妇女患乳腺癌的危险是不吸烟者的 1.26 倍,并与吸烟数量及吸烟总年限间存在正相关趋势。但国外的许多对照研究和回顾性研究均没发现吸烟和乳腺癌之间有相关性。

近年来,不少流行病学研究均发现被动吸烟是乳腺癌危险因素。我国是烟草大国,虽然妇女吸烟者不多,但不少人生活在吸烟者之中,因此,被动吸烟应该引起人们的极大关注。

有研究表明,香烟在燃烧中产生两层烟雾,即主流烟雾及侧流烟雾。两者中所含化学成分不同。侧流烟雾比主流烟雾含有较多的一氧化碳、亚硝胺、苯并芘等致癌促瘤成分,这可能是被动吸烟者患乳腺癌危险性增高的原因。陆瑞芳等报道被动吸烟者患乳腺癌的相对危险度 RR＝1.50,有学者报道被动吸烟者乳腺癌的危险度比值比 OR＝2.54,是独立的危险因素。而日本的一项队列研究也证实了这一点。

2.饮酒习惯

自 1977 年 Williams 首次提出饮酒可能和乳腺癌有关以来,国外已做了大量研究证实了上述观点。有研究表明每日饮酒在 15g 以上者,发生乳腺癌的危险性是非饮酒者的 1.5 倍。近来的研究显示,每天的饮酒量每增加 10g,其乳腺癌的发病危险度增加 9％。而且,烈酒、葡萄酒和啤酒的摄入量均和乳腺癌的发生呈正相关。在有良性乳腺疾病史,阳性家族史,初潮晚的妇女中危险性更高。酒精促进乳腺癌发生有以下几种假说:①乙醇的第一个代谢产物是乙醛,而该物质是一种强烈的致癌物质;②乙醇能明显提高绝经前和绝经后女性的雌激素水平;③乙醇可能直接影响细胞膜对致癌物的通透性;④乙醇可能刺激腺垂体释放催乳素,增强乳腺细胞的有丝分裂;⑤乙醇可抑制亚硝胺在肝脏中的代谢,导致其在体内蓄积,而亚硝胺有致癌作用。令人欣慰的是,有资料提示提高叶酸的摄入,可降低乙醇对乳腺的这种损害。

(七)电离辐射

有研究发现,在原子弹爆炸中幸存的妇女及多次进行胸部透视或接受甲状腺照射的妇女发生乳腺癌的危险性升高,且和受辐射的年龄有密切的关系。一般认为10~30岁为乳腺上皮细胞有丝分裂的活跃阶段,对电离辐射的致癌效应最敏感,因此青春期妇女危险性最高。40岁以后才接受辐射者危险性较小。目前高剂量电离辐射可致癌的学说已被广泛接受,但是低剂量多次暴露有无累积效应尚不能肯定。Hoffman等认为,低剂量多次暴露可升高乳腺癌危险性,且随着暴露次数和剂量的增加而增加。国内报道X线工作者乳腺癌发生率显著高于对照组,且其危险增高主要见于从事放射工作25年以及30岁以前开始从事放射工作的女性,并认为辐射累积剂量和乳腺癌发生显著相关。其他许多研究也证实,放射的剂量和乳腺癌的发病呈正相关。但Doody等在1995年对105000位女性X线工作者进行研究后指出,受研群体并未因长期接触射线而使乳腺癌风险性增加。有研究者提出这可能是因为早期的X线女性工作者其终生不生育的比例较高造成。

(八)饮食习惯

世界各国乳腺癌发病率差异很大,以及从低发地区迁移到高发地区的移民后代发病率提高,都不能完全用遗传或卵巢功能来解释,膳食习惯和经济生活水平有着不可忽视的作用。目前一些亚非国家发病率不断升高,可能与生活水平提高、饮食西化有关。有学者认为高脂肪、高动物蛋白、高热量摄入将增加乳腺癌危险性。动物实验显示脂肪消耗量加大将提高乳腺癌发生率,缩短潜伏期。美国的一项模拟人饮食脂肪成分的动物实验发现,当饮食中混合脂肪占总热量的40%时,有促进肿瘤生长的效应,降低饲料中混合脂肪到总热量的10%时,可阻止肿瘤的发展。

然而关于膳食脂肪与乳腺癌关系的流行病学研究却存在矛盾结果。国外大多数前瞻性研究和部分回顾性研究都不支持高脂肪摄取是乳腺癌危险因素的假说。而很多病例对照研究后却得出相反的结果。Lubin等报道高脂肪、低纤维素饮食的妇女患乳腺癌的危险是低脂肪、高纤维素饮食者的2倍。Howe等对12个有关饮食因素与乳腺癌的病例对照研究汇总分析后指出,高脂肪膳食是乳腺癌危险因素,饱和脂肪酸对绝经妇女发生乳腺癌的相对危险度是1.46。

膳食和生长发育、月经关系密切。营养过度可表现为体重增加甚至肥胖,绝经后妇女肥胖常常伴随着卵巢外雌激素水平升高,而使乳腺癌的危险性增高。另外发育期的营养过剩可使初潮年龄提前,而肥胖常是绝经期延后的原因之一。初潮早、绝经晚都是公认的乳腺癌危险因素。

实验证实维生素A和类胡萝卜素具有抗癌活性。维生素A是有效的细胞分化调节剂,来源于动物食品,类胡萝卜素是强有力的抗氧化剂,主要来源于水果和蔬菜。蔬菜和水果是保护因素,Negre 等报道多食富含微量元素的食物将有利预防乳腺癌发生,尤其是含有维生素 E、胡萝卜素和钙的食物。但不少前瞻性研究却发现维生素 C、维生素 E 以及胡萝卜素对降低乳腺癌危险性并没有特殊的效能。有学者通过病例对照研究发现常食用黄豆类是有显著意义的保护因素。豆类食物如豆腐中所含的植物雌激素,被认为是亚洲妇女乳腺癌发病率低的一个重要原因。而最近的研究显示大豆的成分中含有和雌激素相似的结构,推测其能封闭乳腺组织的雌激素受体,从而减少雌激素与受体的结合,达到对乳腺的保护作用。

(九)肥胖和体育锻炼

最近,美国和欧洲的大量的研究显示,绝经后发生肥胖会增加乳腺癌的发病风险。特别是在绝经后没有使用内分泌替代治疗而发生肥胖的患者,这种风险性更高。其原因考虑是由于绝经后女性的雌激素主要由脂肪细胞产生,所以肥胖的患者有较高的雌激素水平。有研究指出,体重每增加 5kg,乳腺癌的发病风险增加 8%。但如果绝经前的女性发生肥胖,反而会降低乳腺癌的发病风险,其原因还不清楚。

有病例对照研究表明,在青春期(16～24 岁)的体育锻炼会降低乳腺癌的发病风险约20%。而每周增加一个小时的体育锻炼,会降低乳腺癌的发病风险约 3%。但其具体的原因尚不清楚。

(十)精神因素

精神因素与乳腺癌发病有关已得到国内外学者的普遍公认。已有研究证实经受过精神严重创伤和严重生活事件而引起精神压抑的妇女患乳腺癌的危险性增加,相对危险度为 3.2,术后复发率也较高。Ginsberg 等发现,调查问卷中 10 年生活事件变化得分最高组的乳腺癌危险性是最低组的 4.67 倍。

二、中医发病机制认识

中医学在整体观念和辨证思想指导下,对乳腺癌的病因病机有其独特的认识,认为乳腺癌的发生是在正气虚衰,脏腑功能衰退基础上,外邪与内生痰湿、瘀血等病理产物相搏,以致气滞、血瘀、痰凝、热毒聚结于乳络而成,属本虚标实,脏腑亏损、气血不足为本,气郁、痰浊、瘀血、热毒凝结为标。外邪是致病条件,内因是决定因素,二者合而为病。

1.外邪侵犯

乳腺肿瘤多因肝经不舒,外邪乘虚入内,结聚于乳络,阻塞经络,气血运行不畅,瘀血内停,痰浊内生,乳癌乃成。《诸病源候论·石痈候》曰:"有下乳者,其经虚,为风寒气客之,则血涩结,……无大热,但结核如石。"说明六淫邪毒是"乳岩"的致病因素,如炎性乳癌为火毒之邪所致,乳头湿疹样癌为湿邪所致。外邪致病学说正与现代医学的病毒学说相吻合。

2.禀性不足

肾为先天之本,肾气化生天癸,激发冲脉和任脉的通盛,乳房发育过程中,先天肾气起着重要的作用,先天不足,肾精不充,气血亏虚,脏腑功能失调,内虚外伤,气虚运行不畅,或肝肾不足,冲任失调,脏腑及乳房的气血失和,或肝肾阴虚,阴虚则火旺,火旺则灼津炼痰,痰毒瘀血互结乳房成岩,是乳腺肿瘤发生的重要病理机制。这与现代医学关于机体自身免疫功能下降导致肿瘤发生的理论相近,也与受之于父母,家族遗传现象相似。

3.情志损伤

情志变化与肝脾关系最为密切,长期处于不良的精神刺激,超出人体的生理范围,则郁怒伤肝,忧思伤脾。肝主疏泄,调畅气机,脾主运化水谷精微而生气血。若肝失于疏泄,气滞血瘀,脾失健运,痰湿内生。气滞痰浊瘀血交阻于乳络可导致乳腺肿瘤。若肝失于疏泄,气结郁滞可致乳腺增生病;肝郁化火,灼伤脉络可致乳管内乳头状瘤而乳头溢血;脾失健运,水湿结聚而成痰浊,则可引起乳腺纤维瘤;若痰浊与邪毒互结则可导致乳腺癌。属于精神因素范围。正如《外科正宗》曰:"忧郁伤肝,思虑伤脾,积想在心,所愿不得志者,致经络痞涩,聚结成核。"

4.饮食内伤

饮食不节,恣食膏粱厚味,脾失健运,清阳不升,浊阴不降,生湿聚痰,损伤脾胃,运化失司,酿痰生热以致经络不通,气血不行,气滞痰浊瘀血交互阻于乳络可致乳癌。这与西医学饮食结构与肿瘤发生有相关性的观点也相同。

5.冲任失调

冲任失调是乳房疾病的最主要的致病因素。中医认为冲任是人体气血之海,上行为乳,下行为经,维持正常生理功能。感受外邪、生活所伤、情志创伤、体质因素、脏腑功能失调、气血失和等,均可直接或间接损伤冲任,引起脏腑及乳房功能紊乱,气血运行不畅,气滞血瘀,阻滞乳络而成肿瘤。该理论与现代医学内分泌失调学说有一定关系。

病性属本虚标实。脏腑亏损、气血不足为发病之本;气郁、痰浊、瘀血、热毒等为发病之标。在正气虚衰,即气、血、阴阳俱虚,同时气郁、痰浊、瘀血、热毒等邪气盛实的基础上,产生因虚致实,因实而虚,虚实夹杂的复杂病理过程,以致气滞、痰凝、血瘀、邪毒内蕴,结滞于乳络而成乳岩,故脏腑亏损、气血不足是乳腺癌的重要病因病机。

第三节 临床表现

乳腺癌的早期多无症状,随着病情的发展,可能表现出局部及全身症状。而且不同的病理类型、症状及体征亦不尽相同。现将乳腺癌的局部及转移症状分述如下:

一、肿块

肿块是乳腺癌最常见的首发症状,大多数患者是在无意中发现。Spratt 等报道的 774 例乳腺癌患者中,首发症状为肿块者占 77%。学者报道乳腺癌 6263 例,其中 96.2% 的患者以乳腺肿块为主要临床表现。学者统计某医院 925 例乳腺癌患者中,首发症状为肿块者 875 例占 95.4%。

1.部位

国外报道多数乳腺癌肿块位于外上象限(47%～50%),其次是内上及乳头乳晕区(分别为 12%～15%、15%～22%),下方相对较少。国内报道 1980 例乳腺癌肿块部位,外上象限 36.1%,内上 16.9%,中上 12.4%,外下 6.1%,外中 5.5%,内下 4.1%,内中 2.8%,下方 2.7%,全乳 2.9%,不详 2.4%。作者的 925 例乳腺癌病例中外上象限占 46.7%,内上 13.2%,中上 8.7%,乳头乳晕区 7.9%,外下 7.1%,外中 4.3%,内下 4.4%,内中 2.5%,中下 2.3%,全乳 1.5%,腋下 1.4%。

2.数目、大小及进展速度

绝大多数乳腺癌为单个,临床上偶尔可见多个肿块(2～4 个不等)。但不少病理学家通过对乳腺癌患者的手术标本进行连续切片检查,常发现乳腺癌呈多中心性。国内学者报道全乳腺次连续大切片方法连续检查 236 例女性乳腺癌根治术标本,多原发灶检出率为 19.9%,76% 多原发灶≤1cm。

患者就诊时的肿块大小不一。肿块直径 1cm 时即容易扪及,偶可扪及 0.5cm 直径者,但多数患者就诊时,肿块直径已在 2cm 以上。从细胞动力学研究看,乳腺癌的肿块长到 1cm 时,肿瘤细胞已倍增 30 代。由于各肿瘤的倍增时间不同,肿瘤生长速度亦不同,乳腺癌肿块发展为 1cm 可能历时 2～17 年不等,此时部分肿瘤可能已发生了血行转移。

3.形状及边界

多数肿块形状呈不太规则的圆形或卵圆形,也有呈扁平状或条索状,亦可为极不规则的形状或小结节。如乳房肥大,癌肿体积小、位置较深时,或周围伴囊性增生时,可能仅扪及局限的、中心略硬之增厚块。

多数肿块不光滑,边界不清楚。但少数癌肿可扪及较清楚的边界,特别是某些特殊类型癌,如黏液腺癌,乳头状癌等。

4.硬度

由于肿瘤的病理类型不同而乳腺癌硬度有一定差异,绝大多数为硬、实性,有的坚硬如石,有的则相对较软,如小叶癌、髓样癌,在乳房脂肪丰富而肿块位置较深且体积较小时,触摸感觉可能较柔软。

5.活动度

乳腺癌肿块的活动度一般较差。当肿块局限在乳腺组织内时,可以随乳腺组织一同被推动。如肿瘤已侵及乳腺外组织,如皮肤、胸肌筋膜等,活动度就会减小,如累及胸壁,肿块即不能被推动。

二、疼痛

多数乳腺癌患者缺乏疼痛症状。Donegun 等报道 1205 例乳腺癌患者中,有疼痛者仅 58 例(5%)。Ackerman 等连续观察 100 例乳腺癌患者,12 例有局部疼痛(12%)。由于疼痛发生较少,乳腺癌不易被早期发现。疼痛常表现为乳腺刺痛,胀痛或隐痛,如癌周伴有乳腺囊性增生也可出现周期性疼痛。作者统计乳腺癌患者有疼痛症状者所占比例稍高,占 40.3%,其中胀痛 33.0%,刺痛 23.8%,隐痛 13.0%,余为钝痛、牵扯痛、跳痛等。不同作者报道疼痛发生率的差异可能与临床分期有关,早期患者疼痛症状少见。

三、乳房皮肤改变

乳腺组织被位于皮下的浅筋膜所包绕,深浅筋膜之间由 Cooper 韧带相连。由于浅筋膜与皮肤相连,当乳腺癌侵及乳腺间的 Cooper 韧带使之缩短时,会牵拉皮肤,使局部皮肤凹陷,如同酒窝,称之为"酒窝征"。另外肿瘤直接与皮肤粘连也可能造成此种情况。酒窝征在乳腺癌较早时即可出现,在患侧手臂上下活动时更为明显,这个征象,是鉴别肿瘤良恶的重要体征之一。

发红及肿胀:生长较快,体积较大的肿瘤,可出现皮肤表浅静脉怒张。由于癌组织生长代谢较旺盛,血液供应丰富,肿瘤局部皮温升高。如肿瘤接近皮肤表面时皮肤可发红如癌细胞阻塞了皮下淋巴管,即可出现皮肤水肿,但水肿部位皮肤毛囊不能随之肿胀而深陷,使水肿的皮肤酷似橘子皮样,故称"橘皮样变"。

乳腺癌皮肤红肿以炎性乳腺癌最为典型,此种乳腺癌是各型乳腺癌中恶性程度最高的一种,发展迅速。其特点是皮下淋巴管网内充满癌栓,导致癌性淋巴管炎,使皮肤颜色变为浅红或深红,由局限的一块很快扩展到大部分乳腺,乃至全乳。触诊时,整个乳腺增厚变硬,有坚实感,皮温增高,且肿胀、粗糙,有明显的橘皮样变。

皮肤破溃:肿瘤发展到晚期,肿块长大,可使皮肤隆起,如血供不足,随着皮肤发红,变薄,可发生破溃。瘤体较小的癌如硬癌、单纯癌等溃疡一般较小。较大的癌肿破溃后,随着大量坏死组织及血性液体的排出,可在肿瘤上形成一个溃疡型的深洞。有的破溃后皮肤外翻,肿瘤组织呈菜花状。如继发感染,即发出腐败臭味。患者常伴疼痛,有时剧痛难忍。由于创面有大量的坏死组织及血性分泌物渗出,患者常因此出现消瘦、贫血征象。此症属晚期表现,但并非手术的绝对禁忌证。

皮肤结节：由乳腺癌局部扩散引起。结节分布在病变周围的皮肤时，称卫星结节，它是癌细胞沿淋巴管、乳腺导管或浅筋膜梁索直接浸润于皮肤所致。不同于晚期乳腺癌广泛转移时，通过血运转移到皮肤上的结节。卫星结节可单个或数个，后者多呈分散分布。

铠甲癌：数个皮肤结节融合成片，可使皮肤变得硬而厚，表面粗糙，呈暗红色，一般不破溃，亦不太疼痛。成片的硬块可覆盖整个患侧胸壁，并可延及腋窝至背部，甚至可超过胸骨中线，延到对侧胸壁。厚硬成板块的皮肤好似古代士兵所穿的铠甲，故称为铠甲癌。它紧压胸壁，如面积较大，可使呼吸受限。此属乳腺癌的晚期表现，比较少见，如出现此种情况，治疗很难奏效。

四、乳头乳晕改变

1.乳头回缩及朝向改变

生长在乳头下或导管旁的乳腺癌，侵及导管或周围的纤维组织，使之挛缩，可致乳头回缩、凹陷或乳头朝向改变。朝向改变与肿瘤的位置有关，如癌肿在乳头的正下方，乳头就可能回缩，如肿瘤在乳腺导管旁，当导管及纤维组织挛缩时，乳头便向瘤侧偏移。乳腺癌所致的乳头下陷与先天性乳头内陷不同。后者经常可用手牵拉提出，而乳腺癌所致的乳头回缩不可能被拉出，而且凹陷的乳头下或周围可扪及肿块。除乳腺癌外，其他一些疾病如乳腺导管扩张症及慢性炎症等也可产生乳头回缩，应仔细鉴别。

2.乳头的湿疹样改变

此种改变是乳腺湿疹样癌（Paget 病）的典型表现。最初为乳头瘙痒，乳头上皮增厚、脱屑、渗液，逐渐出现糜烂，糜烂面反复结痂、剥脱，乳晕皮肤剥脱后出现红色肉芽，乳头可慢慢变平，最后消失。部分患者可在乳头或乳晕下扪及质硬的肿块，这是瘤体之所在。

五、乳头溢液

非哺乳期的乳头溢液多数为病理性的。Leis 等报道 8703 例经手术治疗的乳腺疾病中，乳头溢液者占 7.4%。乳头溢液的患者中，乳腺癌的发生率各家报道不一，约为 2%～45%。平均 15% 左右。乳头溢液伴肿块者，乳腺癌所占的比例较大。Leis 报道，在乳腺癌患者中，伴乳头溢液者 80% 可摸及肿块，无肿块者为 12%～20%。尽管如此，对未伴肿块的乳头溢液仍不能忽视。李云英等曾报道 276 例 T 期的乳腺癌患者中，以乳头溢液为主诉者 140 例，约占 50%。作者统计 925 例乳腺癌，乳头溢液者占 8.1%。

乳头溢液可能是一些早癌，特别是导管内癌的首发症状。50 岁以上，有单乳单导管溢液者，乳腺癌的可能性很大，据报道，其发生率可高达 51%。因此，对年龄较大，伴乳头单孔溢液者最好早作手术治疗。

乳腺癌伴乳头溢液的性质多种多样,但以浆液、血性为多。溢液多是自发性、间歇性的,多为单侧、单孔。

六、区域淋巴结肿大

乳腺癌的生长过程中,随着癌肿向乳腺周围组织浸润,很快即可出现区域淋巴结转移。由于腋淋巴结是乳腺的主要引流区域,腋淋巴结即为乳腺癌的主要转移途径。部分乳腺癌可向内乳淋巴结转移,此两组淋巴结均为淋巴转移的第一站,锁骨上淋巴结为淋巴转移的第二站,属乳腺癌的远处转移。

腋淋巴结转移与乳腺肿瘤所在部位有关。不少研究发现肿瘤位于外侧较位于内侧者腋淋巴结转移的发生率高。Haagensen 曾报道 917 例乳腺癌根治术患者的淋巴转移的情况:肿瘤位于外上象限者腋淋巴结转移率为 47%,位于外下者转移率为 38%;肿瘤位于内上及内下者,腋淋巴结转移率分别为 30% 及 23%。Fisher 等发现肿瘤位于外侧半者腋淋巴结转移为 52%,位于内侧半者腋淋巴结转移为 39%。据四川大学华西医院乳腺外科资料,在 850 例乳腺癌患者中,肿瘤原发灶位于乳腺外侧、内侧、乳晕区的分别为 563、213、74 例,其腋窝淋巴结转移在相应部位发生率分别为 43.5%,31.0%,52.7%。其次是同侧内乳淋巴结(胸骨旁淋巴结)转移,发生率较腋淋巴结低。Sampson 报道 1000 例乳腺癌患者淋巴结活检的结果,腋淋巴结转移(54%)较内乳淋巴结转移(22%)发生率高,腋淋巴结阳性者内乳淋巴结转移(35%)较腋下淋巴结阴性者(8%)为高。原发癌位于内侧或中心区者内乳淋巴结转移较肿瘤位于外侧者转移高。但是,即使位于乳腺内侧或中心区域的肿瘤,腋下淋巴结转移(42%)仍然高于内乳淋巴结转移(28%)。吴凯南报道,112 例内侧及中央区的乳腺癌,腋淋巴结转移为 56%,内乳淋巴结转移为 26.8%,由于内乳淋巴结的位置在胸骨旁肋软骨下,有无转移,临床上很难发现。

转移的腋淋巴结随病情的发展逐渐长大,由单个变为多个,由散在可推动到融合固定。肿大的淋巴结可压迫腋静脉使上肢静脉及淋巴回流受阻,而致上肢肿胀。晚期固定的腋淋巴结还可穿破皮肤形成溃疡。肿大的内乳淋巴结在晚期,可将胸骨旁的肋软骨顶起,而出现胸骨旁隆起、质硬、边界不清的肿物。并可出现锁骨上,对乳淋巴结肿大,偶尔可出现腹股沟淋巴结转移,这些都属于远处转移情况。

在乳腺癌中,有以淋巴结转移为首发症状就诊者,即临床上尚未发现乳内肿块,腋窝却发现了肿大的转移淋巴结,即所谓隐性乳腺癌。此种类型的乳腺癌由 Halsted 在 1907 年首先提出,以后相继有多个报道。隐性乳腺癌的原发肿瘤相当微小,以至于很难找到。国内外报道,原发癌的检出率为 45%~80%。用连续大切片检查乳腺,可提高原发癌的检出率。

隐性乳腺癌的主要表现为腋部肿块(肿大的淋巴结)。常为患者自己或体检时偶然发现。腋淋巴结小至刚可触及,大者可超过 5cm 直径,可为单个,多数为多个,质硬。少数患者可出现同侧锁骨上淋巴结肿大,或其他远转移的表现。学者曾报道 20 例隐性乳腺癌,3 例有锁骨上转移,一例伴腹壁软组织肿块。亦有报道伴胸膜及肺转移者。

值得提出的是,乳腺癌患者腋窝淋巴结肿大并不意味着一定有淋巴转移,相反,未扪及腋窝淋巴结肿大并不意味着无淋巴结转移,在乳腺癌根治术时应常规清理送检腋窝淋巴结,这对估计乳腺癌分期及预后均有重要意义。

七、乳腺癌的血行转移

乳腺癌可经血行转移至身体的任何一个器官,但以肺、胸膜、骨、肝、脑及软组织较多见,偶尔也可出现在心包、肾、肾上腺、胰、腹膜、卵巢、子宫等器官,血行转移是乳腺癌治疗失败的主要原因。

1.肺及胸膜转移

肺是乳腺癌常见的转移部位,常表现为结节性多发转移,多为双侧。开始可无任何症状,当转移灶较大或累及的范围较广时,可出现咳嗽及呼吸困难、咯血、胸痛等;少数可表现为癌性淋巴结炎,即肿瘤细胞沿血管和支气管周围及胸膜和淋巴管道扩散到肺。此种类型的肺转移主要症状为呼吸困难,常伴有严重的低血氧和换气困难,此种类型发展较迅速,预后较差。

肺及胸膜转移两者在临床上难以区分,胸膜转移可继发于肺转移。晚期乳腺癌患者发生恶性胸腔积液者约50%,多数为单侧,可发生于原发乳腺癌的同侧,也可发生于对侧,主要表现为咳嗽、疲乏、虚弱、呼吸困难,部分患者有胸痛。

2.骨转移

骨是乳腺癌常见的转移部位,最易受累的部位依次为脊柱、肋骨、骨盆及长骨,亦可出现在肩胛骨、颅骨等。主要表现为疼痛。患者常因腰背痛,下肢疼痛或肩痛而误认为风湿痛、肩周炎或骨质增生等病,直到出现严重功能障碍或病理性骨折时才到医院检查,因而延误了诊断及治疗。因此,凡乳腺癌患者出现某部位骨性恒定疼痛时,应考虑骨转移的可能性。

3.肝转移

肝转移灶较小时,并无特殊症状,当肿块较大,或较广泛时可出现肝大、肝区疼痛、食欲下降、腹胀等。晚期可出现黄疸腹水等症。

4.脑转移

脑转移主要表现为脑膜及脑实质转移,头痛及精神状态改变是常有的症状,并可出现脑功能不全,视力障碍等。如脊膜受到侵及可出现背痛、感觉障碍、膀胱功能障碍、排尿困难等。

第四节 诊断与鉴别诊断

一、中医四诊

中医学对乳腺癌的诊断是运用中医学的辨证论治方法,通过诊察乳房的局部症状和全身症状,以"四诊"来收集本病的有关材料,并结合现代的各种临床常用检查,然后依据八纲辨证进行推理分析,加以综合归纳,了解疾病发生发展、转归预后,为正确的治疗提供依据。

(一)望诊

1.望神色形态

主要是望患者的精神状态和形体态度,以判断疾病预后。晚期乳腺癌患者精神萎靡不振,表情淡漠,气虚者面色苍白,阴虚者面色浮红颧赤,癌痛者面色青黑。

2.望乳房局部

主要是望乳房的形态、皮肤变化、乳头乳晕变化等。乳腺癌患者乳房形态往往发生改变,局部局限性隆起,乳头凹陷,或异常抬高。乳房皮肤出现水肿、粘连,呈橘皮样改变和酒窝征。湿疹样乳癌乳头瘙痒,乳晕部皮肤糜烂渗液。导管内乳头状癌可出现乳头溢出血性液体。

3.望舌象

乳癌患者舌象常为舌体瘦,舌质黯,舌苔薄黄或薄白。

(二)闻诊

1.闻声音

乳腺癌晚期出现骨转移,疼痛剧烈,患者常呻吟呼叫。乳腺癌出现肺转移,患者可发生剧烈的刺激性干咳,或气粗喘息。

2.闻气味

乳腺癌肿溃破,渗流血水,可伴有腥秽臭味。

(三)问诊

通过询问患者或家属,了解疾病现状和历史,以取得临床资料。

1.问病情

主要包括乳房肿块的发病时间、发病初起症状和病情演变过程、发病后用药、手术、治理经过、现有症状特点、各项检查结果等。

2.问其他情况

主要包括年龄、月经史、带下、婚产史、哺乳史、个人史以及既往史、家族史等。

(四)切诊

1.乳房触诊

检查乳房肿块的部位、皮温、大小、形态、数目、质地、边界、粘连度、压痛、乳头有无溢液等,同时注意检查腋窝和锁骨上淋巴结情况。乳癌肿块绝大多数位于乳房外上象限,单侧乳房的单发肿块较常见,肿块大小不一,1～10cm不等,肿块多为不规则形,边界不清,实性质硬,肿块活动度较差,如侵犯胸肌,活动度更小,甚至消失,晚期累及胸壁时,则完全固定。常伴有腋窝淋巴结肿大,质韧或韧硬,晚期者可融合成团。

2.脉诊

乳腺癌患者脉象常以弦脉为主,沉、细、弱为病邪轻浅,病情平稳,病势较轻;弦、滑、数为病邪较盛,病情进展,预后不良。

二、影像学诊断

(一)乳腺癌的 X 线诊断

乳腺 X 线摄影是诊断乳腺肿瘤最重要、最有效也是临床应用最广泛的方法。

常规摄片为双乳斜位与轴位,必要时辅以切线位、局部加压象,改换角度投照,放大摄影等各种辅助投显方法,使乳腺的各个部位以及病变局部结构均能清晰显示。由于乳腺癌常常可为多中心,也可以是双侧性,加之早期乳腺癌可以不典型 X 线征象表现,如结构不对称等,因此必须拍摄双侧乳腺片以利对比。放大摄影可以较好地观察局部病变的细微结构,边缘是否光整,有无毛刺,对观察微小钙化尤为重要,可使病变性质更为明确。

1.乳腺 X 线摄片检查适应证

(1)乳腺筛查 X 线摄影。40 岁及以上无症状的妇女。

(2)诊断性乳腺 X 线摄影。①乳腺肿块、硬化,异常的乳头溢液,皮肤异常,局部疼痛或肿胀。②筛查发现的异常改变。③良性病变的短期随诊。④乳房修复重建术后的患者。⑤乳腺肿瘤治疗中的患者。⑥其他需要放射科医师检查或会诊的患者。

不建议对 35 岁以下、无明确乳腺癌高危因素或临床查体未发现异常的妇女进行乳腺 X 线检查。对于小于 25 岁未曾生育并有临床症状的女性,主要应行 B 超检查。

2.乳腺癌在 X 线片上表现的主要特征

肿块或结节病变,簇状钙化,乳导管造影中导管不规则及充盈缺损。

(1)X 线直接征象。肿块是诊断乳腺癌的主要依据。当临床触及肿块时,约 $80\% \sim 90\%$ 的患者 X 线片中可显示肿块,肿块可呈结节状、团块状或不规则性,大部分肿块的境界模糊,边缘不整;少数肿块境界清楚,边缘比较光整;也可以有部分光整、部分模糊者。肿块边缘常有放射状毛刺。肿块的密度多较周围腺体高,不均匀。临床触及的乳腺肿块往往较 X 线片上所显示者为大,X 线上肿物大小和病理标本相仿。皮肤水肿、癌周炎症和癌瘤向周围浸润是造成临床所触及的肿块往往大于肿瘤本身的主要原因。

微小钙化在乳腺癌的诊断中具有重要意义,甚至可以是唯一的阳性征象。约 1/3 的乳腺癌患者在 X 线片上可见钙化。微小钙化可以和肿物同时并存,也可以单独成簇存在。典型的恶性钙化成群成簇分布,在一簇微小钙化中(一般是指直径 1cm 的范围内),数目越多,恶性可能性越大。细砂粒状、针尖状、小柱状或分支状的微小钙化可以聚集在肿块之内,或在其周围,也可呈节段性甚至弥漫分布。有的病例肿块很小或轮廓不清,仅有少许典型的微小钙化而被诊断为癌。当 X 线片上仅有小簇微小钙化,而未见肿物不能定性时,可行立体定位作病灶切除活检,切除的病灶标本的 X 线检查,以确定病灶是否被切除。

(2)间接征象。其他的一些 X 线征象如乳腺结构扭曲,两侧乳腺密度不对称,新出现的异常密度,单个导管扩张、增粗及扭曲,癌周围出现不规则阴影,毛刺及"光晕征",乳头凹陷,皮肤增厚和血管增加等常是乳腺癌的间接征象。

乳腺导管造影主要用于有乳头溢液的患者,对一般乳腺癌患者不必进行乳腺导管造影即可做出诊断。导管造影可见导管分支排列紊乱,小导管粗细不均、扭曲、中断,管内可见充盈缺损及导管受压移位、边界不整,大导管可显示僵直,或呈鼠尾状,或远端完全梗阻。

3.乳腺 X 线片报告系统

美国放射学会提出乳腺影像报告和数据系统,对规范乳腺 X 线报告、减少影像描写的混淆以及普查的检测起着很大作用。报告内容包括 5 个方面:

(1)临床病史。

(2)乳腺类型。

(3)X 线影像所见。

(4)与既往片比较。

(5)总体评价分为 6 类。0 类为影像资料不足,无法进行评价;1 类为乳腺 X 线摄片无异常发现;2 类为良性病灶,无恶性征象;3 类为良性可能性大的病灶,建议短期随访;4 类为可疑恶性的病灶,但不具备典型的恶性征象;5 类为高度提示恶性的病灶,有典型乳腺癌的影像学特征,恶性可能性大于 95%,4 类和 5 类均应进行活检;6 类为已行活检证实为恶性。

(二)乳腺癌的彩超检查

乳腺超声检查具有无损伤性,可以反复应用等特点。根据乳腺组织的回声特性,鉴别乳腺疾病,对于鉴别乳腺腺体内囊性或实性肿物具有很高的价值。多普勒超声成像简便、经济、无辐射,适用于所有疑诊乳腺病变的人群,是评估 35 岁以下女性、青春期、妊娠期及哺乳期妇女乳腺病变的首选影像学检查方法。可同时进行腋窝超声扫描,观察是否有肿大淋巴结。

1.检查适应证

(1)35 岁以下的青年妇女或妊娠、哺乳期妇女的乳腺病变。

(2)肿物的鉴别诊断。

(3)X 线片定性困难的乳腺病变进行协诊。

(4)X 线片显示为致密型的乳腺进行协诊。

(5)评估植入假体的乳腺病变。

(6)评估乳腺炎性病变。

2.乳腺癌彩超图像特征

正常乳腺超声图像显示为均匀细密的回声点,中等强度。乳腺疾病时,超声检查表现为异常回声。乳腺囊肿为圆形或椭圆形的暗区,后方有回声增强;乳腺纤维瘤则为轮廓清楚、边缘整齐、回声分布均匀的较弱回声区;乳腺癌多为不均匀的弱回声区,形态不甚规则、周边不规整,回声区内常见较强不均匀的粗大斑点状回声,回声区周围多见回声晕带。乳腺癌的超声检查结果显示其典型声像图表现:①小于 10mm 的肿块,形态较规则,大于 20mm 的肿块,其形态多不规则,表面凹凸不平,呈蟹足状或分叶状改变,部分肿块纵横比大于 1,部分肿块无明确形态,仅呈片块状不均低回声区;②肿块多为低回声,分布不均匀,无包膜,边界欠清晰,少部分为不清晰;③部分肿块内可见沙砾样小钙化点;④部分肿块向周围组织侵犯;⑤彩色多普勒(CDFI)。部分肿块内血流信号稀少,仅可测得低速低阻血流频谱,部分肿块可见小动脉血供,部分肿块内血流增多,有点状棒状血流信号,并有新生血管及动静脉瘘现象,部分肿块能检出高速高阻型动脉频谱。⑥肿块同侧腋窝淋巴结肿大,由于肿瘤细胞浸润的淋巴结致原有结构、层次被破坏或完全消失,典型图像为失去正常扁椭圆形形态,体积增大,长径/横径比值减少,边界模糊,中心髓质回声区不清或消失,周围皮质回声区异常增多。通过对淋巴结变化、大小、形状、长宽比值及多普勒 RI 等数据可以为腋窝淋巴结检查提供一个经济、无创的影像信息。

超声显像检查乳腺病变极易受乳腺生理状态如病变伴随乳腺炎症,分泌期乳腺或乳腺腺体增生严重等情况影响,从而难以进行良恶性鉴别。对于早期体积较小、向周围浸润不明显、影像学特征不典型的乳腺癌,由于其与良性病变的影像交错现象,使超声诊断较为困难。

超声检查简洁、方便、无创,作为乳腺疾病的常规检查手段之一,对乳腺癌的诊断治疗方案的选择有较高的指导价值,尤其对于致密型乳腺的患者更是首选检查方法。但超声检查也有其局限性,不能显示仅有微小钙化而无肿块的病变及对于 1.0cm 以下病变的检出率不高。

但对了解病变部位、肿物为囊性或实性、判明肿物大小、肿物周边情况等有重要价值。结合临床检查,超声显像对乳腺癌诊断的符合率可达 $80\% \sim 85\%$;对于直径小于 1cm 的肿物,采用高分辨率探头,亦可进行诊断。目前临床上广泛采用的超声引导下乳腺肿物穿刺对于囊性肿物(囊肿、脓肿)可达到引流内容物的目的;对于实性肿物,采用细针穿刺吸取肿瘤细胞涂片,进行细胞学检查,常能明确诊断。

(三)乳腺癌的热图像检查

正常人体组织存在红外辐射。人体患乳腺癌的情况下,癌组织增殖迅速,代谢旺盛,血运丰富,因而比周围正常组织能产生更强的红外辐射。应用红外热成像技术把乳腺表面的温度差异变为肉眼可见的图像,在乳腺肿物所在部位显示热区,并与对侧乳腺相对应部位进行比较,从而提供诊断。常用的热图像检查有液晶热图像检查及远红外热图像检查两种方法。由于热图像对较小的肿物检出率低,以及易受乳腺炎症、乳腺增生的影响,假阳性及假阴性均较多,已不再作为主要检查手段进行临床应用。

(四)乳腺近红外线扫描

近红外线易于穿透软组织,且对于血红蛋白敏感度强,以近红外线照射乳腺的一侧时,可以在受照乳腺的对侧清晰观察到乳腺组织、乳腺肿物以及乳腺血管的情况。乳腺疾病时常有血管异常,病变处血管增多或增粗等症状;乳腺实质内可见灰色、深灰或黑色圆形光团或条状影。乳腺良性病变情况下如炎症、乳腺增生、乳腺纤维瘤、分泌期乳腺时病变处血管增多,病变为单发或多发的灰色光影;边缘整齐的黑色实性光团多为乳腺囊肿或脓肿及积乳;若增粗的血管与边缘不整齐毛刺状深灰色或黑色光团同时出现并伴有粗大的血管中断者多为乳腺癌。粗大的血管在病变处突然中断是乳腺癌热图像的典型征象。

(五)乳腺癌的磁共振检查

1982 年 Ross 等首先报道磁共振(MRI)应用于乳腺检查,越来越多的研究表明,MRI 是乳腺癌综合诊断的必要手段之一,能显著提高早期乳腺癌和多源性乳腺癌的检出率。MRI 具有良好的软组织分辨率,无放射损伤,对乳腺癌具有较高的敏感性,适用于乳腺癌高危人群普查,有文献报道其敏感性为 93%～100%,特异性为 88%～100%。国外文献报道,MRI 发现乳腺恶性疾病的敏感性高达 94%～100%。MRI 还具有以下优势:①三维成像使病灶更准确。②对乳腺高位、深位病灶显示较好。③对多中心、多灶性病变检出较为敏感。④双乳同时成像,无辐射。乳腺癌的 MRI 表现:边界不清、形状不规则、伴有毛刺的低信号强度肿物。肿块的边缘不光滑,外缘不规则,有毛刺或者周围浸润。此外邻近皮肤收缩,或乳头内陷移位,有的可表现为部分边缘光滑,增强后乳腺内病灶可分为结节状、弥漫点状、导管状、毛刺状。动态 MRI 可以反映肿瘤的微循环,对血管参数可进行定量、半定量分析,对肿瘤的解剖结构有良好的空间分辨率,对淋巴结转移的评价也优于传统的组织学方法。磁共振动态增强扫描可提供较平扫及单纯增强扫描更多的信息。有助于诊断符合率(准确度)的提高。MRI 的局限性:不易发现化疗后微小钙化灶的残留及变化情况;邻近皮肤或已行活检留有金属夹的肿块也不适宜行 MRI 检查;对钙化显示不佳,检查费用高,时间较长,成像质量受呼吸和心跳运动影像较大,不能作为独立的诊断方法。

乳腺 MRI 检查的适应证:①乳腺 X 线和超声检查对病变检出或确诊困难者。②腋窝淋巴结肿大评价是否存在隐性乳腺癌。③乳腺癌术前分期或预行保乳手术排除多中心、多灶者。④植入乳房假体而超声显示不满意者。⑤乳腺癌新辅助化疗后的疗效评价。⑥乳腺癌保乳手术及放疗后随诊。⑦乳腺癌遗传基因缺陷的高危人群筛查。

(六)乳腺 CT 扫描

CT 检查乳腺疾病,其原理与 X 线摄影相似,取决于病灶对 X 线的吸收量,但密度分辨率较高。CT 扫查还能够提供完整、全面、精确的解剖结构,除乳腺外尚可清楚显示腋窝淋巴结情况,胸壁有无病变,还能显示肺部、纵隔及内乳淋巴结的情况,能检出较小的及紧贴胸壁的病灶。而多层螺旋 CT 也几乎实现了真正的容积扫描。

CT 虽有上述优势,但也存在不足。由于受部分容积效应的影响 CT 不能发现细小的钙化灶,且 CT 增强检查大大增加患者接受的 X 线辐射量,加上其费用较高,同时还存在对比剂过敏的危险,所以临床不作为乳腺癌的基本检查方法。但由于其全面的显示功能,一定程度上能为化疗后患者临床制订治疗方案提供重要依据,故仍不失为一种重要的辅助检查方法。

（七）PET/CT 检查

恶性肿瘤细胞在活跃生长过程中需要大量的葡萄糖,正电子同位素[18]F 取代脱氧葡萄糖第二位上的 H 生成[18]F-FDG,并通过细胞膜上的葡萄糖转运体进入人体细胞。[18]F-FDG 在体内的分布情况可以被 PET 探测出并通过分布情况反映出组织中葡萄糖代谢的活跃程度。FDG 代谢显像是以分子水平的代谢变化为显像机制,通过观察组织中肿瘤局部显像剂 FDG 的浓聚,反映恶性肿瘤细胞摄取外源性葡萄糖的能力,从而判断细胞的良恶性。FDG 的摄取能力主要反映了恶性肿瘤细胞的数量,PET/CT 最常用的测定方法为标准化摄取值(SUV)法。二者的联合将 PET(正电子发射计算机断层扫描)反映出的肿瘤复杂的代谢图像与 CT 显示出的精细解剖结构图像同机融合,可以更准确地为肿瘤的诊断提供依据。研究认为[18]F-FDG、PET/CT 检查对乳腺癌诊断的灵敏度为 91.3%,特异性为 53.1%,准确性为 85.3%。[18]F-FDG、PET/CT 在对乳房原发肿瘤、淋巴结转移及术后诊断复发的发现和判断上显示出明显优势。

有研究认为 F-FDG、PET/CT 诊断乳腺癌敏感度并不优于钼靶 X 线、超声和 MRI 检查,在乳腺癌腋窝淋巴结转移诊断中的价值有限。钼靶 X 线结合超声检查敏感度高,是诊断乳腺癌的首选方法。

NCCN 专家组不建议 PET 或 PET/CT 扫描用于早期乳腺癌患者的分期,原因在于该方法在检测较小(<1cm)和/或低级别病灶时的假阴性率高,发现腋窝淋巴结转移的敏感性低,对于存在可检测转移病灶患者的先验概率低,以及假阳性率高。

三、实验室检查

乳腺癌的实验室检查主要是肿瘤标志物的检查。由于肿瘤标志物含量与肿瘤活动度有关,在肿瘤患者中监测肿瘤标志物的含量,对于了解肿瘤生长状态具有重要意义。目前用于乳腺癌临床诊断的生物学、生物化学、基因标志物检测尚不能作为临床诊断、肿瘤普查筛选的依据,而仅能表示肿瘤发展的趋势。临床上需要特异性强、敏感度高、检测方法简便的肿瘤标志物检测方法。主要应用于临床的有癌胚抗原(CEA)、CA15-3、CA125、血清谷胱甘肽-S 转移酶(GSTs)等。

（一）癌胚抗原（CEA）

CEA 是一种具有人类胚胎抗原特异决定簇的酸性糖蛋白,由 Gold 最先报道。恶性肿瘤患者的 CEA 是一个广谱性的肿瘤标志物,可在多种肿瘤中表达,可用于肿瘤发展的监测,疗效判断和预后估计。CEA 检测虽然对恶性肿瘤不是一项特异性的肿瘤标志,但是结合其他指标时对诊断具有一定的意义。作为肿瘤标志物早已广泛应用于临床,如胃肠癌、肺腺癌、乳腺癌、胰腺癌等的辅助诊断。主要用于消化道肿瘤的诊断和疗效评定。在乳腺癌、肺癌患者的血清中也有升高,如 90% 的乳腺癌患者可见 CEA 增高,肺癌患者也有 70% 左右升高。一般认为血清 CEA 的动态变化与肿瘤的临床分期呈正相关,早期乳腺癌仅有 20%~30%CEA 含量升高,而晚期乳腺癌 CEA 含量升高可达 70%。

(二)血清 CA15-3

CA15-3 是由两种单克隆抗体(115DB 和 DF3)识别的细胞膜糖蛋白,相对分子质量 400kD,它存在于多种腺癌内,如乳腺癌、肺腺癌及卵巢癌内,是检测乳腺癌的一种比较重要的抗原,它位于肿瘤细胞膜,当细胞癌变时,细胞膜上的蛋白酶和唾液酶活性增高,细胞骨架被破坏,从而导致细胞表面抗原凋落,使血清 CA15-3 含量升高。CA15-3 是目前乳腺癌较为特异的标志物,在乳腺癌中过度表达,对乳腺癌的早期诊断有十分重要的临床价值,用于乳腺癌诊断的单克隆抗体 CA15-3 对乳腺癌的诊断符合率可达 50%。

(三)CA125

CA125 是上皮性卵巢癌抗原被单克隆抗体 OC125 识别的一种糖蛋白,是一种很重要卵巢癌相关抗原,CA125 一直认为是卵巢癌和子宫内膜癌的良好标志物,但随着深入的研究发现它也是一种广谱的标志物,对乳腺癌等肿瘤患者也会升高,这提示 CA125 也可作为乳腺癌的一个标志物,用于乳腺癌联合检测中的项目之一。

CA153、CEA 和 CA125 三项肿瘤标志物联合检测,能使乳腺癌诊断的敏感性提高到 82.2%,明显高于单项检测,可以弥补单一指标的缺陷,从而提高乳腺癌的诊断率,对乳腺癌具有良好的辅助诊断价值。

(四)血清谷胱甘肽-S 转移酶(GSTs)

GSTs 是一组具有多种生理功能的同工酶,在人体多种肿瘤组织中均有表达,在肿瘤早期 GSTs 含量即可发生改变,乳腺癌患者血清中 GSTs 对乳腺癌的诊断灵敏度可达 51.8%,特异性为 82%,诊断符合率为 42.5%,在乳腺癌早期诊断中具有一定价值。

其他肿瘤标志物尚有单克隆抗体 SC13A 处于研究中。乳腺癌肿瘤基因标志物主要有 CerbB-2 以及抗癌基因 p53 等;家族性乳腺癌约 50%～85% 与 BRCA1 和 BRCA2 基因的突变有关。总之,乳腺癌肿瘤标志物的研究尚需更进一步的深入。相信肿瘤标志物检测在肿瘤诊断、监测肿瘤复发和转移、判断肿瘤治疗效果和预后以及患者随访观察中将具有较大的实用价值。

四、病 理 诊 断

乳腺是从大汗腺衍生而来的复管泡状腺,由导管和终末腺泡组成。成人乳腺有 15～20 个乳腺叶,每个乳腺叶又由结缔组织分隔成许多乳腺小叶,小叶为乳腺最基本的组成单位,每个小叶含有 10～15 个管状或泡状的腺末房(末梢导管)。小叶的结构受激素的影响而变化,静止期乳腺的腺组织未充分发育,因而乳腺小叶和乳腺叶都不明显。活动期乳腺的每个小叶为复管泡状腺,分支的末梢膨大称为腺泡,腺泡汇聚为腺泡管,继而与终末导管相通连。近小叶的一段终末导管与腺泡共同构成终末导管小叶单元(TDLU),大多数乳腺病变发生于该处。乳腺腺泡内衬单层立方或柱状上皮,外围一层纤维状梭形细胞,称为肌上皮细胞,它们分别具有分泌和收缩功能。导管和腺泡周围被小叶内疏松结缔组织围绕,来自小叶内末梢导管的小叶癌局限在小叶内的疏松结缔组织内。小叶间为比较致密的结缔组织。

乳腺的各类良性增生性病变、纤维腺瘤及各类型的瘤均来自终末导管小叶单元。

乳腺的导管系统包括终末导管、分导管和输乳管,并开口于乳头。输乳管在乳头下形成一局部扩张部分,称输乳窦。导管的内衬上皮从终末导管到输乳管,上皮逐渐由立方上皮向柱状上皮移行,输乳窦内衬复层扁平上皮,与乳头表面的扁平上皮连接。乳头发生的恶性肿瘤主要是佩吉特(Paget)瘤,乳头部腺瘤为发生在乳头部大导管的良性肿瘤,管内乳头状瘤及导管扩张病主要发生在乳头、乳晕深部的管腔较大的输乳管。

乳腺腺泡内除上皮外,可见一薄层基膜,由胶原纤维组成,应用镀银染色可清晰显示。基底膜是否完整是判断乳腺瘤有无间质浸润的可靠依据。

乳腺癌的起源方式有单中心起源和多中心起源两种,一般以单中心起源较常见。多中心起源在欧美地区较多见,占40%～60%。我国女性乳腺癌多中心起源占20%左右,远低于欧美地区。目前还有观点认为,乳腺癌多中心起源可能是由于导管癌沿同一导管系统播散.在病理切片上表现为以多个导管为中心的病变,这种情况可能占乳腺癌多中心起源的绝大多数。主要的原发灶为乳头状瘤病癌变、导管癌早期浸润、黏液腺癌、腺癌或ER(雌激素孕体)阳性乳腺癌者,较常表现为多发病灶;而髓样癌、硬癌及大汗腺癌则缺乏多原发灶倾向。上述结果为乳腺癌保留乳房手术方案的设计和选择提供了重要依据。

(一)细胞学诊断方法

乳腺肿瘤的细胞学检查,始于1914年Nathan做乳头溢液细胞学检查发现了乳腺癌。以后,又有了乳头或乳腺其他部位溃疡处涂片细胞学检查。1921年Gathric建立了针吸细胞学技术,于20世纪70年代初发展成为细针吸取细胞学检查,应用于乳腺。乳腺肿块细针吸取细胞学诊断创伤轻微、诊断准确率颇高,目前已成为世界各国术前病理诊断的重要手段。

1.细针穿刺细胞学活检

由于乳腺为体表器官,其肿物容易触及,故针吸操作不难。针吸可选用普通肌内注射用注射器,目前临床使用的一次性10mL注射器效果良好,并可避免交叉感染。

乳腺癌细针穿刺细胞学检查包括乳腺原发灶和腋下转移淋巴结的细针穿刺检查两种。

乳腺癌原发灶细针穿刺活检时进针感觉肿块质脆,入针和抽吸容易,吸出物常很多,呈浓稠的肉浆状,有时为血性。乳腺瘤细胞形态常包括以下特征。

(1)细胞丰富,常布满涂片。

(2)癌细胞单个散在、三五成群或集成大片,细胞黏附力差,排列紊乱,相互重叠。

(3)细胞核明显增大,大小不一致,多形性,着色深或深浅不一,核形不规则,核仁大或多个,常可见核分裂象。

(4)胞质常少,有核偏位现象,偶见细胞噬入,即一个新月形细胞环抱另一个圆形细胞。

(5)无双极裸核细胞。若有,亦很少。

乳腺针吸细胞学诊断的主要任务是确定病变为良性或恶性。因此,细胞学诊断为乳腺癌后,一般不做分型。但某些特殊类型的乳腺癌有相应的细胞形态特征。

乳腺癌区域淋巴结的细针穿刺活检在晚期乳腺癌的定性诊断中有重要价值,有助于对乳腺癌区域淋巴结转移的评估和指导术前的新辅助治疗。尤其是锁骨上淋巴结通过细针穿刺活检有助于在术前对乳腺癌的分期,并有利于指导不同的乳腺癌治疗方法的选择。区域淋巴结细针穿刺活检阳性的病例,结合其乳房肿块等临床检查将有助于乳腺癌的定性诊断,但穿刺活检阴性却不能作为排除乳腺癌的依据,应进一步进行原发灶穿刺活检等检查以便明确诊断。

2.乳头溢液细胞学检查

乳头溢液是乳腺疾病的重要临床表现,常为患病妇女的主诉症状。对乳腺疾病,其重要性仅次于乳腺肿块。乳头溢液多数为良性病变所引起,如导管扩张症,但其重要意义在于它可以发生在恶性肿瘤,并可早期出现,对乳腺癌的早期诊断具有一定意义。

乳头溢液中的癌细胞其形态与针吸涂片中的癌细胞形态相似,只是变性更明显,但有溢液癌细胞的许多特殊排列和形态特征有助于明确诊断。这些特征性形态包括:

(1)圆形细胞团。团内细胞多少不定,表层细胞呈环绕状,内部细胞紊乱。

(2)封入细胞。一个细胞环抱另一个细胞,被环抱者呈圆形,环抱者呈月牙状。

(3)花环状细胞团。数个细胞的核位于外周,胞质向内且有时见腔隙,似腺泡,有时中央空隙很大而似假腺管。

(4)环绕细胞团。数个细胞环绕在一起,形似扁平上皮的角化珠。

(5)不规则细胞团。细胞明显异型,有时分支呈乳头状,癌细胞也可呈单行排列。

乳头溢液中的细胞属脱落细胞性质,自然比针吸涂片细胞变性明显。变性细胞的胞质常变宽、淡染或空泡状,有时固缩而深染,或胞质崩解而呈裸核状;胞核可固缩浓染或胀大淡染,核形不规则,或出现核碎裂。上述细胞变性的改变,致使细胞呈假性异型,需注意不可误诊为恶性肿瘤。

另外,有国内学者研究发现 CEA 作为乳头溢液肿瘤标志物,对伴乳头溢液的乳腺癌诊断符合率达 85.71%,并认为乳头溢液肿瘤标志物检测诊断乳腺癌这一方法在诊断率上甚至优于 X 线诊断。目前还有学者在进行乳头溢液中 bFGF 等生物学因子的检测,发现在乳腺癌诊断方面有一定的意义。乳头溢液中肿瘤特异性生物学因子的检测,在细胞学诊断有困难时将有助于对乳头溢液的诊断。

3.印片细胞学检查

乳头和乳晕或乳腺其他部位有糜烂或溃疡时,可做印片(或刮片)细胞学检查。切除的乳腺组织或肿瘤,可用组织块做印片和拉片细胞学检查。如乳头佩吉特病,可见良性扁平上皮之中有单个或小巢状的腺癌细胞;导管内癌可见成团的癌细胞或伴有凝固性坏死细胞,其边界清楚,团外以稀疏纤维细胞环绕;浸润性癌则在稀疏的纤维细胞背景中有大小不一、形态各异的癌细胞巢。

在乳腺癌手术中行冰冻切片检查时，可以附做印片，其细胞形态清晰，可辅助冰冻切片诊断，在特殊情况下，甚至可代替冰冻切片做出诊断。

(二)组织学诊断方法

1.空心针穿刺活检

空心针穿刺活检需有一数字化高频乳腺钼靶立体定位活检装置——乳腺 X 线诊断仪。需穿刺的部位(肿块或钙化点)在电视屏幕上动态显影，电脑数字化立体定位，自动控制。经带有负压的自动活检枪内的空心针穿刺，活检枪内径 1.7mm，可连续取出条状组织，组织切取长度为 2.1～2.5cm，为能得到足够有代表性的组织，一般需穿刺 9 条组织条。

由于空心针穿刺活检能穿刺取得条状组织块，因而相对于细针穿刺活检来说，空心针活检可以获得组织学的诊断，而不是单纯细胞学的诊断，其诊断的可靠性和准确性都高于细胞学诊断。同时，相对于手术活检而言，它具有创伤小、费用低的优点，而且文献资料表明空心针穿刺活检对乳腺癌患者的长期生存率无任何影响，因而近年来国外空心针穿刺活检已成为乳腺癌患者的常规检查措施。在美国的乳腺癌治疗中心，基本上所有乳腺疾病在门诊均行空心针穿刺活检，活检病理结果明确为恶性肿瘤的患者则入院行进一步手术，而穿刺活检为良性疾病的患者则可免于手术活检的痛苦。

目前，空心针活检主要应用于早期乳腺癌诊断和局部晚期乳腺癌的诊断和治疗指导。在常规乳腺 X 线片诊断的基础上，通过电子计算机立体定位引导，对乳腺可疑病灶进行空心针穿刺活检，可以大大提高早期乳腺癌的诊断率，从而可以从根本上提高乳腺癌的长期生存率。在局部晚期乳腺癌中，空心针穿刺活检，不但可以在新辅助化疗前在组织学上对肿瘤进行定性，而且通过对肿瘤治疗前组织细胞中生物学因子的检测，可以对肿瘤的生物学特性进行评估，并可以预测肿瘤对新辅助化疗的敏感性，从而指导局部晚期乳腺癌的新辅助化疗，有助于提高局部晚期乳腺癌的治疗效果和提高长期生存率。

2.冰冻切片病理检查

冰冻切片诊断是病理科医师在其实践中所做的最重要而又最困难的工作之一。它不但需要病理科医师具有实践经验和临床医学及病理学知识，而且还需具备迅速做出决断的能力。

术中送检冰冻切片检查的主要目的是为了明确病变的性质，以决定进一步手术的方案。另外还可以确定切除标本边缘是否有残留肿瘤组织，以决定手术的范围；有时还用于明确送检局部淋巴结是否有转移。由于取材局限和时间仓促等条件限制，冰冻切片诊断主要是解决病变的良、恶性和区分恶性肿瘤中的癌或肉瘤，对于肿瘤的具体分型不可能很准确。

尽管乳腺病变冰冻切片诊断准确率高达 96.12%～99.68%，但仍有少数假阴性、假阳性和不能确诊的病例。在乳腺病变中，冰冻切片诊断最大的困难是对乳头状增生病变的评价，因此对这一病变的常规策略是延期诊，直到取得石蜡切片再做最后决定。

冰冻切片诊断应注意的几个问题：

(1)重视临床资料和病史。

(2)注意仔细检查大体标本、准确取材。

(3)严格掌握诊断标准,实事求是做出诊断。特别要注意避免出现假阳性诊断,以免给患者造成无法挽回的创伤。对于冰冻切片诊断有困难的病例,宁可等石蜡切片结果,决不可勉强做出诊断。

3.常规石蜡切片病理检查

乳腺癌切除标本都需常规进行石蜡切片病理检查,以决定患者的最后诊断。常规石蜡病理检查需包括以下内容。

(1)肉眼检查资料。包括送检标本的名称,外形,三径测量,附有的皮肤的大小、形状、颜色及乳头和乳晕的变化;乳腺内肿块的大小、硬度、颜色、位置、距皮肤深度与乳头的距离、边缘及内容物性状;腋淋巴结数目、各组淋巴结中最大淋巴结直径测量及肉眼可见转移或其他病变位置和大小。

(2)组织学检查。原发癌组织学类型、组织学分级、是否有血管侵犯、是否有淋巴管及神经侵犯、肿瘤边缘反应及是否侵犯周围组织。

癌旁未受侵犯的乳腺组织的病变描述。

腋下各组淋巴结数量及肿瘤转移淋巴结数量,每组转移的最大淋巴结的大小及淋巴结外是否受侵。雌激素受体状态及 Her-2 等生物学因子的表达情况。

乳腺癌常规石蜡切片病理检查是乳腺癌的最后诊断,能提供有关肿瘤的全面资料,在乳腺癌预后判断和指导治疗方面是有决定性意义的。

4.全乳腺石蜡大切片病理检查

全乳腺大切片技术是将手术切除的全乳腺及肿瘤标本作整体片状切开、取材,制成大切片进行镜下检查。由于其取材方法及数量的不同,又可分为选择性全乳腺大切片和全乳腺次连续大切片两种。前者是选择性切取包括肿瘤在内的乳腺整体片状组织块制片,进行镜下检查;后者是将手术切除的乳腺癌全乳腺标本每隔一定距离连续片状平行切开,全部取材制片,进行镜下观察。由于全乳腺大切片不仅可以观察肿瘤全貌及其周围和远隔部位的乳腺组织,特别是全乳腺次连续大切片还可以从不同切面观察整个肿瘤和全乳腺组织的所有改变,因此日益受到临床及病理工作者的重视。

全乳腺大切片技术临床主要应用于以下一些特殊的情况。

(1)乳腺癌多原发灶检查。由于大多数乳腺癌的多原发灶都是亚临床微小病变,用常规方法取材制片检查多易遗漏。全乳腺大切片病理检查将可以了解乳腺癌多原发灶情况,对指导保乳手术的开展有重要意义。

(2)隐性乳腺癌原发灶的检查。以腋窝淋巴结转移为首发症状的隐性乳腺癌约占全部乳腺癌的 0.7%。用常规病理方法检查隐性乳腺癌乳腺内的原发灶检出率极低(0～0.5%),利用抗人乳腺癌单克隆抗体的免疫组化染色及受体检测诊断结合全乳腺次连续大切片方法检查,可明显提高隐性乳腺癌乳腺内的原发灶检出率。这是目前病理检查隐性乳腺癌原发灶的最好方法。

（3）佩吉特病的检查。多年以来对乳头佩吉特病的认识存在分歧。通过用全乳腺次连续大切片法对乳头佩吉特病的全乳腺标本进行全面、连续的组织形态学观察，发现几乎全部病例乳头下导管和（或）乳腺深部均有癌灶存在，而且均可追踪观察到乳腺实质的癌沿导管及乳头下导管向乳头表皮内连续蔓延的改变，即使在乳腺触不到肿块的病例也不例外。上述结果支持乳头佩吉特病是全乳腺的病变，乳头病变来自乳头深部的大导管，癌细胞向上侵犯乳头和乳晕表皮，向下侵入深部乳腺组织。

5.乳腺癌癌旁及癌前病变的检查

由于常规病理检查的局限性，以往对乳腺癌癌旁病变的了解是不充分的。全乳腺次连续大切片检查则为研究癌旁及癌前病变提供了一个很好的手段，也为乳腺癌的组织发生和早期诊断的研究提供了重要资料。

6.乳腺癌象限切除标本的检查

乳腺癌象限切除是否充分是乳腺癌保乳手术的关键。象限切除标本进行次连续大切片检查，可以全面观察标本不同部位及各切端的病变情况，为下一步的治疗提供可靠依据。

五、临床分期

乳腺癌诊断使用临床和病理分期。临床分期基于第一次治疗前所收集到的信息，包括物理检查、影像检查、活体组织检查、手术探查和其他相关结果。病理分期基于临床分期的信息和原发癌、受累淋巴结、相关转移灶的病理切片检查。常用的分期系统是 TNM 分期。肿瘤的病理状态仅是肿瘤中侵袭部分的评价。乳腺小管内其他部分不作考虑。淋巴结病理状态以常规的组织学 HE 染色切片结果为基础，有散在肿瘤细胞的淋巴结分级为 pN（见 TNM 注脚，帮助定义前哨淋巴结）。单个瘤细胞的亚分类在 TNM 出版物可见。

A，TNM 临床分类（TNM）

T：原发肿瘤

Tx：原发瘤无法评估

T_0：原发瘤未查出

Tis：原位癌

Tis（DCIS）：导管原位癌

Tis（LCIS）：小叶原位癌

Tis（Paget）：乳头 Paget's 病，乳腺实质中没有浸润性癌和（或）原位癌

注：对于乳腺实质有癌且伴有 Paget's 病者，则按实质肿瘤的大小进行分期，并注明 Paget's 病的存在

T_1：肿瘤最大径≤2cm

T_1mi：微小浸润最大直径≤0.1cm

注：微浸润是指癌细胞突出基底膜进入相邻组织，病灶直径≤0.1cm。多灶微浸润时，仅用最大病灶定义微浸润（不是用所有病灶的总和来定义）。出现多灶微浸润应当注意，因为它与多灶浸润癌有关

T_{1a}：>0.1cm，≤0.5cm

T_{1b}：>0.5cm，≤1.0cm

T_{1c}：>1.0cm，≤2.0cm

T_2：>2.0cm，≤5.0cm

T_3：>5.0cm

T_4：肿瘤大小不计，直接侵犯胸壁或皮肤，如 T_{4a} 到 T_{4d} 所述

注：胸壁包括肋骨，肋间肌和前锯肌，但不包括胸大肌。仅有真皮侵犯不属于 T_4

T_{4a}：侵犯胸壁

T_{4b}：患侧乳房皮肤水肿（包括橘皮样变）、溃破，或卫星状结节

T_{4c}：T_{4a} 和 T_{4b} 并存

T_{4d}：炎症型乳腺癌

注：炎症型乳腺癌的特征是皮肤弥散的组织硬结，边缘类似丹毒，通常其下没有肿块。如果皮肤活体组织检查阴性，且未查出原发癌，当病理学分期为临床炎性癌时（T_{4d}）T 分类即 pTX。皮肤凹陷，乳头回缩，或其他皮肤改变，排除 T_{4b} 和 T_{4d} 外，可能出现于 T_1，T_2 或 T_3，不影响分类

N——区域淋巴结

Nx：区域淋巴结无法分析（如曾手术切除）

N_0：无区域淋巴结转移

N_1：同侧腋窝淋巴结转移，可活动

N_2：同侧腋窝淋巴结转移，固定或临床显示同侧内乳淋巴结转移而没有明显的腋窝淋巴结转移临床征象

N_{2a}：腋窝淋巴结转移，淋巴结彼此间固定或与其他组织固定

N_{2b}：有同侧内乳淋巴结转移临床征象而没有明显的腋窝淋巴结转移临床征象

N_3：同侧锁骨下淋巴结转移，伴或不伴腋窝淋巴结转移；或有同侧内乳淋巴结转移临床征象而临床上也有明显的腋窝淋巴结转移；或同侧锁骨上淋巴结转移伴或不伴腋或内乳淋巴结转移

N_{3a}：同侧锁骨下淋巴结转移

N_{3b}：同侧内乳和腋窝淋巴结转移

N_{2c}：同侧锁骨上淋巴结转移

注：临床征象是指临床检查或影像学检查发现的淋巴结转移（淋巴管造影除外）

M——远处转移

Mx:远处转移未确定

M_0:无远处转移

M_1:远处转移

B,pTNM病理学分类

pT——原发肿瘤

病理学分类不要求原发癌大体标本切除边缘的检查。如果仅有显微镜下肿瘤边缘就可进行 pT 分类;pT 分类与 T 分类一致

注:当进行 pT 分类时肿瘤大小是浸润成分的衡量标准。如果原位成分很大(如 4cm)而浸润成分很小(如 0.5cm),肿瘤为 pT_{1a}

pN——区域淋巴结

pNx:区域淋巴结无法分析(未切除淋巴结或曾被切除)

pN_0:无区域淋巴结转移[*]

pN_1:微小转移;或 1～3 个同侧腋窝淋巴结转移,和(或)前哨淋巴结切开检测到内乳淋巴结显微镜下转移而无临床征象

pN_1mi:微小转移(直径 0.2mm 以上,或单个淋巴结单张组织切片中瘤细胞数量超过 200 个,但最大径≤2mm)

pN_{1a}:1～3 个腋窝淋巴结转移,至少一处转移灶直径>2mm

pN_{1b}:前哨淋巴结切开检测到内乳淋巴结显微镜下转移而无临床征象

pN_{1c}:pN 1a+pN_{1b}

pN_2:4～9 个同侧腋窝淋巴结转移,或临床显示同侧内乳淋巴结转移而无腋窝淋巴结转移

pN_{2a}:4～9 个同侧腋窝淋巴结转移,至少有一个大于 2mm

pN_{2b}:临床显示内乳淋巴结转移,而无腋窝淋巴结转移

pN_3:10 个或以上同侧腋窝淋巴结转移;或锁骨下淋巴结转移;或临床显示同侧内乳淋巴结转移,并且有 1 个或以上腋窝淋巴结转移;或有 3 个或以上腋窝淋巴结转移而无临床征象,且内乳淋巴结有显微镜下转移;或同侧锁骨上淋巴结转移

pN_{3a}:10 个或以上腋窝淋巴结转移(至少有一个大于 2mm)或锁骨下淋巴结转移

pN_{3b}:临床显示内乳淋巴结转移,并且有 1 个或以上腋窝淋巴结转移;有 3 个或以上腋窝淋巴结转移和前哨淋巴结切开检测到内乳淋巴结显微镜下转移而无临床征象

pN_{3c}:同侧锁骨上淋巴结转移

注:区域淋巴结仅有孤立肿瘤细胞(ITC)的病例分类为 pN_0。ITC 是单个肿瘤细胞或小细胞团,最大径<0.2mm,通常免疫组织化学或分子方法可检测到,也可能在 HE 染色上证实;

ITC 不显示典型的转移活性证据(如增生或间质反应);

无临床征象是指临床检查或影像学未检测到(淋巴管造影除外);

临床征象是指临床检查或影像学检测到(淋巴管造影除外)或病理学大体上可见;pM——远

处转移；

pM 分类与 M 分类一致

乳腺癌分期

0 期	Tis	N_0	M_0
Ⅰ 期	T_1	N_0	M_0
Ⅱ A 期	T_0	N_1	M_0
	T_1	N_1	M_0
	T_2	N_0	M_0
Ⅱ B 期	T_2	N_1	M_0
	T_3	N_0	M_0
Ⅲ A 期	T_0	N_2	M_0
	T_1	N_2	M_0
	T_2	N_2	M_0
	T_3	N_1, N_2	M_0
Ⅲ B 期	T_4	任何 N	M_0
Ⅲ C 期	任何 T	N_3	M_0
Ⅳ 期	任何 T	任何 N	M_1

区域淋巴结是指如下几点。

(1)腋窝淋巴结(同侧)：胸肌间淋巴结和沿腋静脉及其分支的淋巴结,可分为以下几组。

①Ⅰ组(腋下)：胸小肌侧缘的淋巴结。

②Ⅱ组(腋中)：胸小肌中间和侧缘之间的淋巴结和胸肌间淋巴结。

③Ⅲ组(腋尖)：顶部淋巴结和胸小肌中缘的淋巴结,排除规定为锁骨下的淋巴结。

(2)锁骨下淋巴结(同侧)。

(3)内乳淋巴结(同侧)：胸内筋膜内胸骨边缘肋间淋巴结。

(4)锁骨上淋巴结(同侧)。

病理学 N 分类要求至少切除和检查腋下淋巴结(Ⅰ组)。检查一组或多组前哨淋巴结可用于病理学分类。如果只根据前哨淋巴结活体组织检查分类,其后没有切除腋窝淋巴结,应设前哨淋巴结,如 $pN_1(sn)$。

六、鉴别诊断

(一)乳腺非瘤性病变

乳腺的非瘤性病变常常须与乳腺癌鉴别,主要有以下几种。

1.乳腺炎症性疾病

急性炎症易与炎性乳腺癌相混淆,而慢性乳腺炎症所形成的肿物亦容易误诊为乳腺癌。急性乳腺炎常常发生于中青年妊娠或哺乳期妇女,起病急,病程短,伴高热,乳腺局部出现红、肿、热、痛,压迫则疼痛加剧,炎症发展可形成乳腺脓肿、乳腺表面波动感,继之出现皮肤坏死、破溃、溢脓,伴有病变同侧腋窝淋巴结肿大、疼痛,血常规检查表现为白细胞增高;经抗感染治疗,及时切开引流乳腺脓肿则可以完全治愈。慢性乳腺炎常常由于急性乳腺炎治疗不及时或治疗不彻底转化而来,在原病变区域形成肿物或硬结、脓肿。此时乳腺肿物表现为弥漫性肿块,界限不清,可有皮肤粘连,腋窝淋巴结肿大,部分病例可伴有乳头乳汁样溢液,临床上很难与乳腺癌鉴别。常需通过细针穿刺抽取脓汁或针吸细胞学检查进行确诊,对于细胞学不能确诊者必须进行肿物活检。

2.乳腺结核

为乳腺特殊性炎症,因感染结核菌引起,中、青年女性发病率最高,病程长,乳腺肿块增长缓慢,在生长过程中,肿物中央组织可出现坏死,并向皮肤破溃形成窦道,有干酪样坏死组织溢出,乳头可见脓性溢液,常伴腋窝淋巴结肿大。针吸细胞学即可明确诊断,涂片显示为团状上皮细胞及散在郎罕和淋巴细胞,典型病例做抗酸染色可找到结核杆菌;组织学检查则可见典型结核结节。治疗宜病灶切除、乳腺区段切除或全乳腺切除,同时进行抗结核治疗。

3.乳腺脂肪坏死

多因乳腺受外伤撞击、手术及乳腺穿刺后导致局部脂肪组织坏死、纤维组织增生、局部钙化而形成的小结节。好发于老年妇女,以肥胖的乳房较大或下垂、体型肥胖、皮下脂肪丰厚者为多见。病变常位于乳房浅表脂肪层,初期为皮下淤血、皮肤发红、而后局部变硬,为边界不清的小结节,肿块无痛、无增长、无转移、位置表浅、质硬,与表面粘连而致皮肤凹陷。临床常须手术活检方能明确诊断。

4.乳腺积乳囊肿

多发生于妊娠哺乳期妇女,由于各种原因造成的输乳管的断裂、管腔狭窄、导管阻塞或哺乳时乳汁未吸尽造成乳汁流出不畅或完全滞积形成积乳囊肿。临床表现为乳腺肿块,单侧发病、肿块孤立单发,多为椭圆形,表面光滑,界限清楚。妊娠期、哺乳期者多伴有乳腺炎症、红肿热痛,严重者发展成乳腺脓肿;对于分娩后未哺乳者,常表现为逐渐增大的乳腺肿块,病程可达数年,伴有乳头白色或乳黄色乳样溢液。B超检查见乳腺实质内孤立、界限清楚或伴炎症时边缘粗糙的囊性占位。细针穿刺可抽吸出乳样液体即可确诊。哺乳期积乳囊肿常结合抗感染治疗,促进乳汁排出后治愈,必要时在完全回乳后手术切除。非哺乳期乳腺囊肿宜手术切除或切开引流。

5.乳腺增生症

乳腺增生症是最常见于妇女的慢性乳腺良性增生性疾病,与内分泌功能紊乱有关。正常情况下,乳腺组织随卵巢功能周期性活动而有周期性变化,即乳腺组织随体内雌、孕激素水平协调的周期性变化,发生周而复始的增生与复旧。如雌激素水平正常或过高而孕酮分泌过少或二者之间不协调,可引起乳腺组织复旧不完全,组织结构发生紊乱,乳腺导管上皮和纤维组织不同程度的增生或末梢腺管或滤泡形成囊肿。在病理组织形态学上表现为乳腺基质纤维增生、腺体增生、上皮化生、上皮增生和囊肿形成。临床上表现为单纯乳腺增生症、乳腺囊性增生症和乳腺腺病。乳腺增生症亦称乳痛症,多发生在年轻女性,一般于月经来潮前 1 周左右出现逐渐加重的乳腺疼痛,伴有胀感,有时为刺痛或隐痛,常向肩部放散,严重时随乳腺活动或上肢活动而疼痛加剧,可因此限制患者的上肢活动。可为单侧发病,也可双侧同时受累,往往两侧疼痛程度不完全一样。检查时可见两侧乳腺肿胀而有弹性,有触痛,皮温略高。乳腺内可视弥漫性增厚的腺体,呈片状或细颗粒结节状,无明确肿块,增厚的腺体与周围组织分界不明显。超声检查探不到具体实性肿物。乳腺囊性增生时乳腺内可触及多个大小不等的囊性结节,大者肉眼可见,直径可达数厘米,往往好发于 40 岁左右妇女。超声检查即可明确乳腺内囊性肿物。细针穿刺可抽吸出淡黄色液体或棕褐色血性液体。一般认为囊性乳腺增生症为病理性增生期,而乳腺腺病则为单纯乳腺增生症和囊性增生症的中间阶段。病理上乳腺腺病为乳腺小叶、末梢导管与纤维结缔组织均有不同程度的增生。临床上年轻妇女多见,高发年龄介于乳痛症和囊性乳腺增生症之间,约 30~40 岁。触诊可触及乳腺局限性肿块,界限尚清,质地硬韧如橡皮,大多位于乳腺外上象限,亦可两侧乳腺同时受累。此时须与乳腺癌进行鉴别诊断,乳腺癌质地较硬,一般无压痛,发病年龄较增生性乳腺腺病平均大 10 岁。临床不能鉴别时须依靠病理才能明确诊断。单纯乳腺增生症多数可以自愈,或妊娠哺乳后症状消失,或绝经后自愈,仅少数须对症处理。乳腺腺病经手术切除或乳腺区段切除活检明确诊断后无需治疗,伴乳腺疼痛者可采取对症处理。乳腺囊性增生症则须手术切除治疗。乳腺增生性疾病与乳腺癌的关系历来争论不一,认为乳腺小叶增生是由于内分泌不平衡所致的生理性改变,囊性乳腺增生症的恶变率为 2%~4%。乳腺增生症有上皮高度增生或不典型增生时与乳腺癌的发病有关,绝大多数乳腺增生症并不是乳腺癌前病变。

6.男性乳腺增生症

正常男性在发育期,或老年男性,或男性慢性肝炎肝硬化患者,体内内源性雌激素升高或灭活减少,常可引起男性乳腺发育,临床上表现为乳腺肥大,可触及不规则肿块,形似正常女性乳腺。B超检查可见均质乳腺组织,无具体肿块即可确诊。男性乳腺发育、肥大,长期不消退者可行单纯乳腺切除术。

7.乳房湿疹与湿疹样乳腺癌

湿疹样乳腺癌即乳腺佩吉特病,主要发病在乳头和乳晕。发病率占乳腺癌的 0.7%~3%。临床表现为乳头乳晕区瘙痒或烧灼感,乳头溢液,乳头及其周围皮肤瘙痒、粗糙、局部糜烂、增厚、结痂、脱屑,伴红肿灼痛,如湿疹样改变,于乳头任何部位呈裂隙状,可见红色肉芽组织。经过对症治疗可以暂时痂下愈合,但往往多次复发。乳晕下可触及肿块或伴乳头内陷,腋窝淋巴结肿大。有人认为癌细胞缓慢沿导管上皮层扩展至乳头、乳晕和乳晕外皮肤,以后进一步发展。细胞学涂片或病理检查可确诊。治疗宜行单纯乳腺切除加腋窝淋巴结清扫术。

乳房湿疹与乳腺佩吉特病的鉴别主要是,乳房湿疹一般乳头不会变形或破坏,常双乳发生,即使较长时间后,乳头下方也不会扪及肿块,乳头无缺损。

(二)乳腺良性肿瘤性病变

乳腺良性肿瘤是中青年妇女的常见肿瘤之一,多为乳腺无痛性肿块和/或伴有乳头溢液。

1.乳腺纤维腺瘤

乳腺纤维腺瘤是青年女性常见肿瘤,最常见发病年龄为 18～30 岁,多为自我检查时发现乳腺无痛性肿块。临床上常表现为单侧或双侧乳腺实质内单发孤立或多发散在或多发融合成团的肿物,圆形、椭圆形或分叶状,边界清楚,表面光滑,质地韧,活动度较大。临床上通过触诊往往即可诊断,极少数诊断困难者通过 X 线或 B 超检查亦可诊断。手术切除治疗为唯一的治疗方法。建议诊断后即在较早期进行手术切除,以免延误治疗致使肿瘤增大后再手术影响术后乳腺外形美观。对于临床诊断倾向于乳腺纤维腺瘤尚需与乳腺癌进行鉴别的乳腺肿块,不能贸然进行活检,应在有根治性手术准备的情况下进行活检,而后快速冰冻病理切片诊断。由于极少数乳腺纤维腺瘤可以恶变,故所有乳腺纤维腺瘤切除标本均应进行病理切片检查。

2.乳腺导管内乳头状瘤

乳腺导管内乳头状瘤包括大导管内乳头状瘤和中小导管内乳头状瘤两种类型。各年龄组均可发病,平均发病年龄为 40～50 岁。临床主要表现为乳头浆液性或血性溢液,溢液可自行溢出或挤压乳头溢出,无痛。触诊时挤压乳头或压迫溢液的导管方向乳腺腺体可有溢液溢出或溢液量增加,瘤体较大者可触及乳腺结节或乳腺肿块,多数不能触及肿块。具有乳头溢液病史,X 线乳管造影可见乳管充盈缺损、导管扩张即可诊断。由于大约 10% 的导管乳头状瘤可以癌变,故乳头溢液脱落细胞学检查,尤其具血性溢液者,对于鉴别是否癌性溢液具有重要意义。如脱落细胞学检查发现恶性细胞,则应按乳腺癌制订治疗方案。手术治疗为唯一治疗方法,采取乳腺导管解剖及所属小叶切除术,术后应剖开切除之导管,仔细检查有无乳头状瘤或确定肿瘤位置,对标本进行病理切片检查明确诊断。有条件的医院宜进行冰冻病理切片。病理诊断为恶性者,宜行根治性手术;病理学发现具有上皮细胞不典型增生者,可行乳腺单纯切除术或临床严密随访。

(三)乳腺其他恶性肿瘤性病变

1.乳腺叶状囊肉瘤

是乳腺纤维上皮型恶性肿瘤,被认为是与纤维腺瘤有相关的发病因素,抑或由纤维腺瘤发展而来。在各年龄组均可发病,以中年女性多见,病史较长。多单侧发病,双侧少见。一般就诊时体积较大,呈圆形或不规则形或分叶状,质地硬韧有弹性。肿瘤生长较慢,少数肿瘤生长较快,短期内突然增大。多数肿瘤可将乳腺皮肤膨胀呈菲薄透明状,有扩张的皮下血管显露。肿瘤可破溃,有分泌物溢出并伴恶臭。病程较长者可有腋窝淋巴结肿大。临床诊断须与巨大乳腺纤维腺瘤鉴别。治疗宜行单纯乳腺切除术,必要时可加做腋窝淋巴结清扫。

2.乳腺恶性淋巴瘤

乳腺淋巴瘤较少见,可为全身淋巴瘤的一部分。临床上仅表现为迅速增大的乳腺肿块,肿块巨大时可破溃。诊断主要根据手术活检病理学检查进行诊断。治疗亦以淋巴瘤系统治疗为主,必要时进行手术治疗。根据情况采用肿物局部切除术,或单纯乳腺切除术,或加腋窝淋巴结清扫。

第五节　西医治疗

近年来由于对乳腺癌生物学特性深入研究,发现乳腺癌早期即可经血液产生隐匿性全身亚临床微灶转移,因此乳腺癌是一种全身性疾病,治疗上强调局部和全身综合性整体治疗。根据肿瘤的病理类型、生物学特性、有无区域淋巴结转移、TNM 分期及绝经前、后等情况,选用手术治疗、放射治疗、化学药物治疗、内分泌治疗以及生物学等综合性治疗。总的来说,对临床0、Ⅰ、Ⅱ、Ⅲ期乳腺癌,如无手术禁忌证,治疗上应采用以外科手术治疗为主的综合治疗。

一、手术治疗

自 Halsted 于 1894 年建立乳腺癌根治术后,一直作为治疗乳腺癌的标准术式,沿用达半个多世纪。20 世纪 50 年代,有些学者考虑到乳房内侧或中央部癌肿有不少向胸骨旁内乳淋巴结转移,因而提出了所谓"扩大根治术"。自 60 年代以来,人们认为乳腺癌的手术预后主要决定于癌肿的生物学特性和机体的免疫反应。70 年代以来,又开展了保留胸肌的"改良根治术"。80 年代以后又开展了保留乳房的乳腺癌切除术。使乳腺外科由单纯解剖学观点走向重视局部治疗和全身治疗并重的、更合理的个体化治疗时期。

乳腺癌手术治疗的变迁是医学在认识和求知过程中所引起的,今日乳腺癌已从患者求医到体检或普查的发现,早期病例日益增多。放射治疗的完善和药物治疗的不断推陈出新,使手术治疗由扩大的切除范围逐渐进入保留乳房的乳腺癌切除术。但目前所发现的乳腺癌仍然存在分类不同、分期不同,病情仍有早、晚之分。目前尚没有一种术式适合于不同类型、不同期别的乳腺癌。尽管某些乳腺癌的治疗,由根治术或改良根治术演变为保乳手术,但并不是完全废弃了根治术,如病期偏晚、腋窝淋巴结多发转移,甚至相互融合,肿瘤侵犯胸肌的,仍采用标准根治术。所以手术方式应根据具体病期、肿瘤部位,外科医师对疾病的不同认识和习惯使用的术式,医疗单位辅助治疗条件和随访制度等多项因素决定。为此,仍将不同的手术方式进行介绍,以供制定个体化的治疗方案。

1.乳腺癌根治切除术

乳腺癌根治切除术,又称 Halsted 手术,自 1894 年以来,半个多世纪里被称为标准的乳腺癌根治手术。手术切除全部乳腺组织及周围脂肪组织,切除胸大肌、胸小肌,清除腋下及锁骨下脂肪组织和淋巴结。切除组织不能零碎,必须整块切除。此手术目前仍在沿用,唯皮肤切除的范围,可视肿瘤的大小、距离皮肤的深浅、肿瘤与皮肤粘连的情况等,因人而异,不应强调一律切除距肿瘤边缘 5cm 以外。

(1)适应证:既往曾将该手术应用于临床Ⅰ期或Ⅱ期的患者以及部分Ⅲ期患者。目前虽仍有Ⅰ、Ⅱ期的患者应用根治术,但该手术主要适应临床Ⅲ期的患者,或肿瘤偏大、侵犯胸肌、腋窝淋巴结多发转移的患者。个别患者手术前尚可配合放疗或化疗,然后再行手术。

(2)禁忌证

①肿瘤远处转移者。

②年老体弱不能耐受手术。

③呈现恶病质者。

④重要脏器功能障碍,不能耐受手术者。

⑤临床Ⅲ期偏晚患者有下列情况之一者:a.乳房皮肤橘皮样水肿超过乳房面积的一半;b.乳房皮肤出现卫星结节;c.乳腺癌侵犯胸壁;d.临床检查胸骨旁淋巴结肿大,且证实为转移;e.患侧上肢水肿;f.锁骨上淋巴结明显转移,且多发固定;g.炎样乳腺癌。

⑥有下列情况之两者也不宜行根治术:a.肿瘤破溃;b.乳房皮肤橘皮样水肿占全乳房面积1/3 以内;c.肿瘤与胸大肌固定;d.腋下淋巴结多发转移,其中最大径超过 2.5cm;e.腋下淋巴结彼此粘连或与皮肤、深部组织粘连。

(3)术前准备

①术前诊断:在拟行手术治疗以前,应尽量取得较准确的临床或病理诊断。如对乳房病变行超声波检查,乳腺 X 线钼靶摄片以及针吸细胞学检查等,如仍不能做出定性诊断,应行空芯针穿刺活检,必要时再行定位切除活检或术中冰冻病理切片检查,以确定诊断。

a.分期诊断:目前对术式的选择主要依据为临床分期。因此,必须通过病史、体检、辅助检查等,获得较准确的临床分期。

b.了解具体病例的特殊性:应详细了解患者肿瘤的部位,肿瘤确切大小,肿瘤的浸润范围,乳房的形态、大小,以及患者对手术的耐受性和心理素质、心理要求等。据此,可对手术方式、切口设计、麻醉方式及术式选择等做出合理的安排。

②一般性术前处理

a.改善全身状况:术前应了解患者的身体素质,营养状况,有无伴发病。应在有限的时间范围内,予以处理,尽可能使其改善。

全面检查心、肺、肝、肾主要脏器功能。对有功能障碍者,应给予尽可能的纠正,使其达到可以耐受手术的程度。

b.心理准备:恶性肿瘤患者心理反应强烈,往往有不同程度的恐惧、烦躁或消沉、过激行为等。医护人员应对患者做深入细致的思想工作,恰当的心理护理是术前必须的。根据患者的年龄、职业、文化程度、心理素质，耐心而适度地与患者分析病情，讲明手术的意义，同时了解患者的意愿（如对乳房切除的接受程度等），使患者树立战胜疾病的信心，取得患者的理解和信任，是手术成功的重要因素。

③术前综合治疗：对进展期的乳腺癌，常需进行必要的术前化疗和（或）放疗等。术前综合治疗的目的在于：a.尽可能地缩小肿瘤，便于手术切除；b.预防肿瘤的术中播散；c.通过综合治疗缩小手术的范围，提高生活质量。术前放疗或化疗应掌握适当的剂量，如术前放疗的目的在于缩小肿瘤的范围和降低肿瘤细胞的活性，便于手术切除，提高生存率。因此，一般以中等剂量，短期放疗为宜。放疗后，在未出现放疗并发症之前施行手术。术前化疗应选用适当的方案，进行 2～4 周期的化疗，停药 1～2 周期后进行手术。术前放、化疗若出现反应，如厌食、呕吐、白细胞减少等应予以纠正。避免因放、化疗反应延误手术时机。

④特殊情况下的术前准备

a.肿瘤破溃：肿瘤破溃是晚期恶性肿瘤的表现，破溃后常合并出血、感染。合并感染者，有大量恶臭的分泌物。术前应用有效的抗生素是必要的，同时应行适当的局部处理，一般可用过氧化氢溶液每日冲洗破溃处 2～3 次，或用苯扎溴铵等药物持续湿敷，在肿瘤红肿消退、炎症控制后再行手术治疗，以免手术引起感染扩散。同时，术前应采用适当的方法以预防血行播散和术中的医源性扩散。一般多采用术前化疗，由于溃疡的存在，多不宜行放射治疗。

b.肿瘤出血：晚期肿瘤可因外伤破溃或发生自发性破裂，破裂后常有不同程度的出血，甚至出现大出血。对突发性大出血应予以急症手术。

⑤合并其他疾病的术前准备：乳腺癌患者以 40～49 岁的年龄段最多。尽管乳腺癌行乳房切除术，侵袭性比较小，术中并发症也较少。但是，术后都不发生并发症的可能性没有。而且，随着今后社会高龄化的出现，有多种并发症的高龄乳腺癌患者在增加。在乳腺疾病外科，要充分把握患者的一般状况，对有并发症的患者进行必要的检查，判定并发症的严重程度，在术前进行治疗，适当改善病情，以便满足手术的要求。

a.高血压：入院的当天，患者因为入院的因素稍微有些紧张，有高于平时血压的倾向。因此，以入院后第 2 天和第 3 天的血压测定值为基准。舒张压 90mmHg 以下符合要求，收缩压不超过 140mmHg，手术前日给予降压药的继续给药即可。

b.心脏病：合并有缺血性心脏病的时候，要作标准 12 导联心电图，观察有无心律失常、传导阻滞、心肌功能障碍以及心脏负荷等，一定要探讨这些病变的严重程度。判断心脏功能低下的程度，采用纽约心脏协会（NYHA）的分类法。NYHA 功能分类在 3 度以上的病例，可在局部麻醉下行肿瘤切除术或单纯乳房切除术。

c.呼吸系统疾病：主要的疾病有支气管哮喘、慢性支气管炎、肺气肿等。对于支气管哮喘的患者，要认真询问好发时期、诱因、严重程度、发病频度、治疗方法、有无给予激素等。对患有呼吸系统疾病的术前一般处理：ⓐ严格遵守戒烟；ⓑ训练深呼吸，练习腹式呼吸，训练和增加肺活量；ⓒ喷雾器湿化吸入，促进排痰，净化气道；ⓓ有气道感染时给予祛痰剂、抗生素；ⓔ给予氨茶碱等支气管扩张剂,给予抗过敏剂;ⓕ去除患者的不安感。

④内分泌疾病:代表性的疾病主要是糖尿病。乳房切除术是侵袭性较小的手术,不要求术前严格的控制,食物疗法后进一步给予胰岛素,一般均能控制糖尿病,达到手术的要求。

⑤肝硬化:肝硬化患者术后并发多种脏器功能障碍的危险性较高,应检查肝功能、储备功能,检查是否合并食管静脉曲张。

肝硬化严重程度的综合评价依 Child 分类的标准。Child 分类中 C 群的患者,不适全身麻醉;Child 分类中 B 群,应该参考其他脏器并发症,慎重决定手术适应证。

⑥脑血管功能障碍:有闭塞性和出血性脑血管功能障碍者,在慢性期症状稳定的可以手术。但是,术后再发作的可能性很高,且与手术的大小无关,必须记住这一点。闭塞性脑血管功能障碍的病例,持续服用降压药、抗凝药(阿司匹林、华法林等)和血管扩张药等,有必要进行谨慎的药物核对,术前停止使用抗凝药,而且必须更换其他药物。

(4)根治术操作方法

①患者体位:平卧位,患侧上肢外展90°,肩胛部垫高,消毒后将上肢用无菌巾包紧,手术台向健侧倾斜,即可将患乳的位置抬高。

②皮肤切口:根治性乳房切除手术,乳房切口的选择,目前主要采用 Halsted-Meyer 综合切口,即纵梭形切口,切口上端始自患侧锁骨下缘外、中 1/3 交界处,下端至锁骨中线肋弓交界处,不宜将切口引向上臂。Stewart 横梭形切口,内侧达胸骨线,外侧达腋中线,不要切入腋窝。其他切口因缺点较多而被废弃。

皮肤切口距肿瘤边缘 3cm 以上,如肿瘤与皮肤有粘连或皮肤有水肿时,皮肤切除范围应更广一些。

③游离皮瓣:在切皮前,可用肾上腺素盐水(每 250mL 盐水中加肾上腺素 0.5~1mg)作局部皮下浸润,切开皮肤后,用蚊式止血钳每隔 2cm 将皮肤真皮夹住,以作牵引皮瓣之用。手术者目视皮肤的外面,用锐刀刺入皮肤和皮下脂肪之间作皮瓣之游离,在肿瘤周围 4~5cm 范围内,分离皮瓣宜在皮肤与浅筋膜之间进行,仅留薄层脂肪,毛细血管网留在皮瓣侧,超过此范围后,皮瓣可逐渐变厚,但不能将乳腺组织留在皮瓣上。游离的范围,上到锁骨,内侧到中线,外侧到背阔肌前缘,下到肋弓及腹直肌上部。也可以用电刀游离皮瓣,要求和范围同上。

④切除胸大肌、胸小肌:首先游离乳腺的边缘,显露出胸筋膜等,助手以皮肤拉钩牵开切口上端皮肤,在锁骨下方露出胸大肌的纤维,保留一条宽约 1~2cm 的胸大肌横行纤维(在不影响彻底切除的情况下,保留胸大肌的锁骨部,可保护头静脉不受损伤,不必故意去寻找此血管,并有利于术后患肢活动),分离胸大肌,术者用左手示指伸入胸大肌纤维的后方,向肱骨游离,在尽量靠近肱骨部直至胸大肌止点(肱骨大结节嵴)处,用刀自深层向浅层切除胸大肌之纤维和筋膜(胸大肌扁腱)。

切开胸大肌深面的喙锁肌膜,暴露胸小肌,将胸小肌内、外两缘游离,并与深部组织分开(此肌肉的深面即锁骨下血管,应小心不要损伤),向上一直达到肩胛骨之喙突,术者左手示指勾住胸小肌,右手用剪刀或电刀将此肌自喙突止点剪断,并钳夹切断胸小肌动脉。胸大肌、胸小肌切断后即露出锁骨下的血管和臂丛。

⑤腋部及锁骨下血管的解剖:用锐刀切开血管鞘膜,自臂丛下方起,将血管周围的疏松组织自上而下地解剖,并结扎切断走向胸壁的动、静脉及神经。肩胛下血管和胸背神经是腋窝外界的标志,一般情况下,应保留此血管和神经。

当自锁骨下血管下行的分支均结扎切断后,用血管拉钩将大血管向上轻轻拉开,进一步解剖胸壁表面,胸长神经自内上向外下通过(此神经分布至前锯肌),一般情况下应予保留,此时锁骨下及腋窝的脂肪和淋巴组织已完成解剖清除。

清除锁骨下和腋窝脂肪和淋巴组织时除保留肩胛下动、静脉,胸背神经和胸长神经外,还应保留第2、第3肋间的肋间臂神经。肋间臂神经支配上臂内侧的感觉,由于保留了此神经,上臂内侧感觉麻木的出现率和程度都减轻。在手术中,解剖腋窝淋巴结的过程中,明确胸小肌的外缘后,再进行胸侧壁处理,在此处,可观察到肋间臂神经穿过胸壁的部位,以后的操作主要是防止损伤该神经。肋间臂神经穿过胸壁的高度,恰在胸小肌外缘相同高度的背侧,所以,到此水平高度为止,可以大胆地处理胸侧壁。当腋窝淋巴结转移阳性时,若保留肋间臂神经导致腋窝廓清不充分时,可以结扎,切断该神经。

⑥规范腋淋巴结清除标准:无论是传统根治术或改良根治术,腋淋巴结清除仍为手术的重要部分,主要目的是确定腋淋巴结有无转移和有几个淋巴结转移,对判断预后,决定辅助化疗或放疗起决定性作用。腋淋巴结清除首先应统一和明确腋淋巴结的范围。腋淋巴结根据与胸小肌的关系分为三个平面(Level),也称水平:Ⅰ平面为胸小肌外侧的淋巴结(肩胛下血管周围淋巴结),Ⅱ平面为胸小肌背侧和腹侧(包括 Rotter 淋巴结)以及腋静脉下面的淋巴结,Ⅲ平面为胸小肌内侧和锁骨下的淋巴结。根治术要求清除腋下Ⅰ、Ⅱ、Ⅲ平面淋巴结,清除淋巴结在10枚以上,所有淋巴结全部病检,检查淋巴结的数量和转移的多少,关系术后辅助治疗和患者的预后。

⑦切除标本:腋部解剖结束后,助手将标本自胸壁提起,将乳房、腋窝脂肪和淋巴结、胸大肌、胸小肌自胸壁的起始部切断,标本整块切除。仔细结扎出血点,冲洗伤口。

⑧缝合切口:缝合皮肤时,张力不可过大,如皮肤缺损较多,应行植皮。为防止术后皮下积液,可行皮肤与创面多处缝合固定。腋下和伤口外侧,以及伤口内侧(近胸骨旁处)放多孔负压引流管,伤口适当加压包扎。

(5)术后处理

①一般处理:手术完毕,检查切口对合情况,并用吸引器抽吸引流管,吸净渗液和皮瓣下之空气,使皮瓣贴敷于胸壁,同时检查切口或引流管有无漏气,如果切口处漏气,可用油纱布敷盖,如果引流管周漏气,应重新缝合引流口处,以免术后影响引流效果。

术后包扎一般采用胸带包扎或用特制的尼龙套包扎。包扎前将锁骨下窝和腋窝处放一大小适中的纱布团或纱布垫,以防此处皮瓣漂浮。包扎的松紧应适度,在有负压引流的情况下,一般不需包扎过紧,否则,不但影响呼吸,还易造成皮瓣受压,影响血运。

在出手术室前,应检查患者的血压、脉搏、呼吸等一般情况。一般情况不稳定者,应在手术室就地处理。一般情况稳定后方可离开手术室。

回病房后,应仔细观察患者的一般情况,检查血压、脉搏,如果持续性低血压,应注意是否有活动性出血,或血容量不足。注意体温变化,一般自手术结束后 6～8h 开始有体温升高,2～3 天内达高峰,最高体温一般不超过 38.5℃,如果有持续高热,应考虑是否有继发感染的发生。同时注意患侧手臂血运情况和活动能力。

手术后当日禁食,术后第一天可进水和流质饮食,3 天后可进普通饮食。

②引流管的护理:负压引流是确保术后不发生积液的关键,同时为观察有无术后出血提供了方便条件。负压引流量:一般手术后第 1 个 24h 可引出 50～150mL 淡红色液体,术后第 2 个 24h 一般为 20～50mL 淡红色液体,第 3 个 24h 一般仅有＜20mL 血清样液体。如果引流量较多可缓至术后 4～7 天拔管。术后 5 天引流量仍多,需分析原因,如创面仍有渗血、淋巴漏、感染等,分别对症处理。

引流管自始至终应保持通畅,若不通畅可试用少量含抗生素药物的生理盐水冲洗,或在皮下可触及引流管的位置不当,适当移动引流管。引流液每日清倒一次,注意负压吸引器(或囊)保持无菌。

③术后患侧上肢管理:术后 48h 内患侧肩关节轻度内收,约 45°制动,48h 后开始逐渐练习上肢活动,肩关节可保持近 90°,如此愈合后腋窝处可保持圆滑平整,有利于上肢功能的恢复,同时也便于术后放疗的实施。术后勿在患侧上肢输液。

有下列情况者,肩关节活动可适当延迟和减少活动量:a.有腋下积液、积气,皮瓣尚未充分与胸壁、腋壁贴合者;b.术后第 3 天腋窝引流量仍较多,24h 超过 60mL 者;c.近腋区的皮瓣较大面积的坏死或植皮者。

④拆线:乳腺癌患者术后的拆线一般在 2 周后进行,由于剥离皮瓣范围大,血运不良,尤其是乳腺癌根治术,切口愈合常较慢。宜先作间断拆线,视切口愈合情况择日完全拆线。

⑤抗生素的应用:大部分乳腺癌手术属无菌手术,术后可不用抗生素。下列情况可选用一定的抗生素:a.肿瘤有破溃、出血等;b.伴有身体其他部位感染性病灶;c.有呼吸道症状或咳痰不畅者,尤其在全身麻醉下手术者;d.术中有术野或切口污染之嫌者;e.术中曾发生休克者;f.行大面积植皮者;g.术后有积液,皮瓣坏死或炎症征象者;h.曾行术前化疗和(或)放疗,白细胞较低者;i.年老体弱,全身状态不良者。

不应扩大预防抗生素的使用范围,但只要应用,宜将抗革兰阳性和抗革兰阴性的抗生素联合、足量、短期应用。有明显感染者,应根据临床表现和细菌培养结果选择敏感抗生素。

(6)术后并发症

①术后出血:无论标准根治术或改良根治术,凡行乳房切除术者,出血点处理不牢固,术后均有出血的可能,但发生概率不高,确需要紧急处理。乳腺癌术后出血,大部分是发生在手术

结束后当天夜晚。术后出血的表现应注意以下几点：a.引流管持续引出血性液体。b.因凝血引起引流管的堵塞，引流量反而减少。c.胸廓内动脉、静脉穿通支的出血，凝血块沿前胸壁扩展，表现全部平缓的隆起。d.来自胸外侧动、静脉及胸背动、静脉的分支出血，凝血块填满腋窝脂肪组织存在部分，扩展到整个自由空间，本来能很清楚分辨的背阔肌前缘与胸大肌外缘之间的凹陷消失了。这种状态与腋窝没廓清时相似；腋窝呈凹陷状，才是术后的正常形态。e.压迫膨隆部分，有似黏土状抵抗感，有时有"咕噜"的手感，是凝血块按破的感觉。f.行试验性穿刺吸引，由于凝血块堵塞而得不到内容液。g.从手术中的出血量来分析，血红蛋白有异常低下。

有血红蛋白下降或疑有大量凝血块潴留的情况，应打开切口进行止血，判断不清时，可以拆掉1～2针缝线，来确认有无凝血。对再次打开的创口，必须特别保护好皮瓣，清除凝血块，进行止血，冲洗创口，重新放入引流管，进行缝合。

②皮瓣坏死：是一种常见的术后并发症，轻度坏死，仅见于皮瓣边缘，而且范围有限，不影响创口愈合。坏死范围较大者，应及时将坏死部分剪除，以早期植皮；可取中厚皮片，剪成不超过$1cm^2$的小块，紧密移植不留空隙。如坏死创面有感染，可剪除坏死组织后，加强换药，待肉芽新鲜，植皮前用抗生素湿敷创面，控制感染，则可移植薄皮片使创面愈合。反之，若不进行植皮，则创面愈合很慢，影响术后放疗或化疗的进行，同时，创面处瘢痕形成严重，愈合以后，特别是位于中心部位的表皮生长不牢固，每隔一段时间就要破裂，给患者带来生活上的不便。

③皮下积液：一般术后4～5天即可出现，多位于锁骨下方近腋窝部。手术时充分止血，皮瓣固定，加压包扎，引流通畅可以减少发生。如已发生则可先抽吸加压，如多次抽吸加压包扎仍有积液，可行切开引流，置细引流管，可很快痊愈。

④上肢淋巴水肿：乳腺癌根治术后，上肢水肿的发生率各家报道不一，因各家所定标准不一，手术方法不同，以及感染和积液率不同所致。

术后患侧上肢发生淋巴水肿都因腋下及上臂内侧淋巴管被切断所致，日久引起皮肤及皮下组织增厚、水肿及纤维组织增生。按根治术的性质，每个术后患者，都应当有或多或少的淋巴循环失常，而产生不同程度的水肿，但如有以下情况时，则加重水肿的程度：a.肥胖；b.腋窝广泛转移；c.腋窝解剖不彻底，手术粗糙，切口延至上臂或腋窝；d.结扎头静脉；e.术前或术后的放射治疗；f.长期腋下积液；g.瘢痕过多；h.术后上臂活动迟延；i.轻度感染。

有下列情况时，每发生较严重的上肢水肿：a.重度感染；b.锁骨下及腋静脉阻塞；c.术后上臂、腋下或锁骨下癌的复发或转移。

术后患侧上肢水肿应以预防为主，除应尽力避免有助水肿发生的因素外，手术操作要细致、细心，以锐性分离为主，并应鼓励患者术后早期上肢活动及注意避免患侧上肢受伤或感染。

一般不很严重的水肿，在增加患侧上肢适度活动的情况下，4～6个月可自消或好转，严重的上肢水肿可试用弹力绷带加压包扎。此外，治疗方法虽多，但疗效多不理想。

2.乳腺癌改良根治术

该类手术是切除患侧全部乳腺组织包括胸大肌筋膜，保留胸大肌、胸小肌或切除胸小肌保留胸大肌,同时廓清同侧腋淋巴结。这种手术既能达到根治术的治疗效果,又能保持患侧上肢的良好功能,并减轻术后胸部毁坏程度。目前改良根治术主要适用于Ⅰ期、Ⅱ期和Ⅲa期的乳腺癌,其围术期的处理、手术麻醉、体位和切口选择均同根治术。

改良根治术保留胸肌功能,必须完整保留胸肌的神经,否则将引起胸肌萎缩,失去保留胸肌的意义。吴祥德等于20世纪80年代发表保留胸前神经的乳腺癌改良根治术,对支配胸肌的胸前神经作了详细的描述,也称为功能性的改良根治术。熟悉胸大肌、胸小肌的神经支配和腋淋巴结的部位,是做好该类手术的关键。

胸大肌、胸小肌的神经支配在一般外科学中很少提及,大体解剖学通常提供的仅仅是一个概要。支配胸大肌、胸小肌的神经,发源于臂丛。神经根出椎间孔后形成三个干;上、中干前股合成外侧束,下干前股独成内侧束,上干后股组成后束。胸前神经根据从臂丛起始部位的不同而分为:从内侧束发出者叫胸内侧神经,主要支配胸小肌和胸大肌下半部。从外侧束发出者叫胸外侧神经,支配胸大肌上半部。这样的命名方法则与实际位置和支配部位相反,很易混淆。Darvan对胸大肌、胸小肌和其神经支配,与腋窝淋巴结的关系作了详细的解剖学研究。他把胸前神经按实际位置与支配胸大肌的部位来命名,位于内侧者叫胸内侧神经,位于外侧者叫胸外侧神经(恰与解剖学的命名相反)。胸内侧神经分2~4支,随胸肩峰血管分支伴行进入胸大肌,支配胸大肌胸骨部分,在其行程中与锁骨下群淋巴结关系密切。这个神经比胸外侧神经粗大,神经分布于肌肉的数量大,术中损失,可致胸大肌明显萎缩。胸外侧神经起于胸小肌后面,常下降为一个单支绕过胸小肌外缘,也可分为2~3支,1支绕过胸小肌,1~2支穿过胸小肌,支配胸小肌和胸大肌下1/3的肌肉,在其行程中与中央群淋巴结关系密切。术中损伤,可致胸大肌部分萎缩。我们认为Darvan的意见符合临床实际,现多数文章依此来命名。

目前改良根治术术式较多,说明不同术式都有不同的优缺点,临床上不断的予以改进,现分别介绍如下:

(1)保留胸大肌、胸小肌的改良根治术(Auchincloss手术):该手术也称改良根治术Ⅰ式,主要适用于Ⅰ期、Ⅱ期临床无明显腋窝淋巴结转移者,该术式一方面保持手术的根治性,另一方面保留了胸肌的功能和胸部外形,是目前应用最多的术式。

该手术的皮肤切口及皮瓣分离原则同根治术。先行全乳腺切除(胸大肌筋膜一并切除),用电刀切开锁骨下脂肪组织,暴露出胸大肌锁骨下的横行肌纤维,再沿胸骨外缘由上向下切离脂肪组织,显露出乳腺的边缘,结扎切断胸廓内动、静脉于各肋软骨间发出至乳腺的穿支,从乳腺的内上开始将乳腺连同胸大肌筋膜一并切除。下方在肋骨弓附近切离腹直肌筋膜后,由此再向上方进行剥离。至此,乳腺的上方、内侧、下方的胸大肌筋膜已经被切离,将乳腺向外上方牵拉,继续切离侧方的胸大肌筋膜,到达胸大肌外缘。在最外侧,胸大肌筋膜没有切离,从背阔肌外缘开始向内侧,剥离前锯肌筋膜,进入腋窝。背阔肌筋膜在靠近上肢的部分,不要过多地剥离,剥离过多,易切断肋间臂神经的末梢侧,就不能保留该神经了。将整个乳腺组织翻转向外,翻转至乳外侧达胸大肌的外缘,游离胸大肌的外侧缘,用拉钩提起胸大肌,继续向胸大肌里面切离,注意胸大肌上部的神经、血管予以保留。相当于腋静脉的走行切开胸筋膜深层,向上向内提拉胸大肌,显露胸小肌,注意保留胸肩峰血管的胸肌支及其伴随的神经,保护胸小肌外缘第二、三肋间穿出的肋间臂神经。清除胸肌间淋巴结,可以单独取出送病理检查,或解剖至腋窝部。游离胸小肌,将胸小肌下方和胸壁的附着少切离一部分,使胸小肌适当松弛,将胸大肌、胸小肌用拉钩向内、上牵拉,显露出腋静脉,清扫腋窝淋巴结,其方法如同根治术,但一般仅能清除第一、二水平的淋巴结,保留肩胛下血管及胸背神经和胸长神经,最后将腋窝淋巴结和脂肪组织连同乳腺行整块切除。该术式是在保留胸大肌、胸小肌的情况下完成腋窝淋巴结清除术,这种术式损伤胸前神经的机会小,但锁骨下淋巴结清除受限制为其不足。

(2)保留胸大肌、切除胸小肌的改良根治术(Patey 手术):该手术也称改良根治术Ⅱ式。手术切口和皮瓣游离同前术式,将乳腺游离至胸大肌外缘后,显露出整个胸大肌,切断胸大肌第4、5、6肋的附着点并翻向上方,用肌肉拉钩拉持以扩大手术野。显露出胸小肌,清理胸小肌内、外缘,示指伸入胸小肌的后方肩胛骨喙突部切断胸小肌附着点,保留胸前神经将胸小肌切除,有时胸前神经穿过胸小肌,需分离劈开肌纤维后切除。以下步骤基本同根治术,将乳腺、胸小肌及腋窝淋巴组织整块切除,胸大肌复位缝合之。该术式清除腋窝淋巴结无困难,但切除胸小肌可能会损伤胸外侧神经或其分支,可造成胸大肌纤维部分眭萎缩。

另一种保留胸大肌,切除胸小肌的术式,是胸大肌不切断翻转;患者体位和手术切口均同根治术,术侧上肢全部消毒并用无菌巾包裹,置于无菌手术区内,使该侧上肢能按术中需要随时变换位置以松弛皮肤和胸大肌,有利于切除胸小肌及清除腋窝淋巴结的术野显露。

切口选择和游离皮瓣同根治术,切除乳腺组织由内向外,把乳腺组织从胸大肌表面分离,当乳腺组织分离至胸大肌外缘时,助手把翻起的乳腺向外拉紧,用拉钩把胸大肌外缘向内相对牵拉,沿胸大肌外缘与乳腺组织分界处纵向切割,这样胸大肌渐向内翻,其后方与胸小肌间的脂肪、淋巴组织(Rotter 淋巴结)即整块切归到乳腺组织一方,此时胸小肌即可显露。接着把患者已消毒的、置于手术无菌区的患侧上肢,屈肘屈肩向健侧轻轻转动,则胸大肌可松弛,把胸大肌向内拉开,则整个腋窝、胸大肌后方所属神经满意显露。此时胸小肌也完全显露,即可看到胸小肌内缘中上 1/3 交点向后向前发出的胸肩峰血管神经束胸肌支,其中可有分支穿出胸小肌达胸大肌内上,即胸肌神经内侧支。于胸小肌外切开喙锁胸筋膜,把胸小肌从喙突止点切断向下翻转,尚可发现胸肌神经外侧支,可以从胸小肌内穿出,分别支配胸大肌。切断胸小肌时,为保护其中穿支,常需将胸小肌劈开,从神经间拉出,切开喙锁胸筋膜,切除胸小肌后,锁骨下血管、腋血管全程显露,清除腋窝淋巴结同根治术。

(3)劈开胸大肌的改良根治术(Kodama 手术):该手术也称改良根治术Ⅲ式,参照其他改良根治术游离乳腺组织,向外侧翻转,显露整个胸大肌,于锁骨下胸大肌间沟下方 1～2cm 处分离胸大肌横行肌纤维,保留其中纵行的胸肩峰动静脉胸肌支和胸内侧神经,廓清胸小肌前面组织,剥离胸小肌内、外侧缘,将保留的胸肩峰动静脉和胸内侧神经牵向内侧,以手指分离胸小肌并向外牵拉,沿腋静脉由内向外清扫锁骨下淋巴结区域,缝扎标记线后单独送检,按

Halsted 根治术要求清扫腋窝淋巴结脂肪组织,如此将腋窝第Ⅰ、Ⅱ、Ⅲ水平的淋巴结清除,连同乳腺组织整块切除。

该术式主要适应证和 Halsted 根治术类似,即没有侵犯胸肌的Ⅲ期乳腺癌患者。该手术既保留了胸大肌、胸小肌,又达到了根治术清扫腋淋巴结的要求,需要注意的是在劈开胸大肌和分离胸小肌时不可损失胸肩峰血管和胸前神经,以免造成出血或胸肌的功能障碍。

(4)保留乳头的改良根治术(樱井武雄手术):是在 Auchincloss 改良根治术的基础上,实施保留乳头的改良根治术,实际上应该称保留乳头乳晕复合体的手术。该手术尽量保持了患者的形态美观,同时还利于一期或二期的乳房再造成形,提高患者的生活质量。

手术适应证:①癌肿直径≤2cm;②癌肿距乳晕边缘的最短距离≥3cm;③乳头无凹陷;④皮肤无浸润、溃疡、水肿等表现,癌肿未侵及胸肌;⑤乳头无异常分泌物;⑥乳房 X 线摄片,癌肿块与乳头之间无异常阴影相连;⑦同侧腋窝未触及肿大淋巴结或触及淋巴结,但临床判断是非转移性淋巴结。

手术方法:保留乳头的乳腺癌根治术,除了切口选择,皮瓣游离及乳头保留上与 Auchincloss 手术不同外,其淋巴结廓清方法,要求及神经保留等方面完全相同。

根据肿瘤位置选择 1 或 2 个皮肤切口。肿瘤位于乳房外上或外下象限者,仅取一个乳房外侧沿胸大肌外缘的弧形纵切口,在肿瘤表面演变为梭形切口,肿瘤位于内上或内下象限者,取一个外侧纵弧形切口外,另外在乳房内上或内下象限肿瘤表面取一个横梭形切口,依肿瘤位置的深浅决定切口距肿瘤边缘的距离。

皮瓣游离范围要求上缘达锁骨下缘,内至胸骨旁,下达肋骨弓,外至背阔肌前缘。皮瓣近肿瘤处及乳晕处要薄,远离肿瘤处皮瓣要求逐渐增厚,距切缘 3cm 以上之皮瓣厚度可逐渐增至 10mm,以保证术后血运良好。一般乳头组织仅保留约 7mm 厚度,乳晕下要求仅保留"乳晕下肌肉组织",厚度约 5mm(乳头正下方取乳腺表面相应部位组织块送快速病理检查,以决定是否有癌残留)。腋淋巴结廓清方法同 Auchincloss 手术。

必要时还可以放假体,假体置于皮瓣下方或胸大肌、胸小肌之间,可使患者术后双侧"乳房"对称,美容效果较好。身体较瘦,乳房较小的患者,不应用假体,亦可获得良好的美容效果。皮肤缝合后,纱布覆盖切口,不加压包扎,腋下放引流管负压吸引。

该手术的适应证和保留乳房的乳腺癌切除术相类似,但有其本身的优点:①行全乳腺切除,因此,可以解决乳腺的多发癌灶问题;②行全乳腺切除,保留乳头乳晕的相应乳腺组织病理证实无残留癌,不会增加局部复发的机会;③因选择早期病例,一般情况下术后不需追加放射治疗;④如行假体置入,其乳房外形良好。

3.乳腺癌扩大根治术

乳腺癌的淋巴结转移主要是腋窝淋巴结,但胸骨旁的内乳淋巴结也是乳腺癌直接转移的一径路,其转移的概率决定于癌瘤的位置,又决定于病期。通常位于乳房中央部尤其是内侧乳腺癌,可以直接转移到内乳淋巴结。该手术是在根治术的同时清除其内乳淋巴结,称为扩大根治术。

扩大根治术有两种:①胸膜外切除内乳淋巴结的扩大根治术(Margotini 手术);②胸膜内切除内乳淋巴结的扩大根治术(Urbon 手术)。

(1)胸膜外扩大根治术:手术步骤是先行根治切除术,标本切除后,将第 2、3、4 肋软骨在距胸骨边缘 1.5cm 处切断(或切除一小段肋软骨),切开相连之肋间软组织,暴露内乳血管,将脉管连同周围淋巴结脂肪组织解剖出,在第 1 肋下缘及第 5 肋上缘切断之,不伤及胸膜。

(2)胸膜内扩大根治术:方法是常规根治术,当腋窝及锁骨下解剖结束后,移向胸骨,于同侧第 1 肋间切开肋间肌,暴露出内乳血管,并结扎切断,再于第 4 肋间同样处理,而后切断第 2、3、4 肋软骨(距胸骨边缘 3~4cm),再纵行切去相应长度之胸骨边缘的 1cm。此块胸壁与内在的胸膜一并切下,随同乳房标本一同整块切除。胸壁之缺损,可取患者之大腿外侧阔筋膜修补,或用双层聚丙烯补片修补。

扩大根治术在 20 世纪 60 年代曾盛行一时,但通过随机对比研究,其远期生存率与根治无显著差异,近年来随着乳腺癌病理学研究的进展,乳腺癌早期诊断的进步,手术切除范围已逐渐缩小,扩大根治术的报道已少,大多数认为内乳淋巴结有转移是预后差的标志,可应用放射治疗代替内乳淋巴结的清除。也有的学者认为,清除内乳淋巴结可避免术后照射,了解内乳淋巴结也为判断预后及选择辅助治疗提供依据。

4.全乳腺切除术

主要适用于重要脏器功能不全,年老体弱或合并其他疾病不能耐受根治性手术。局部病灶晚期破溃或出血,为减轻患者痛苦,可行该手术。术后可配合放疗或化疗等。保留乳房的乳腺癌切除术,术后乳房局部复发,采取全乳切除术作为补救治疗方式。

5.锁骨上淋巴结清除术

一个世纪以来,锁骨上淋巴结转移的患者被视为预后较差的晚期乳腺癌。因此,第 5 版 AJcc 分期将锁骨上淋巴结转移定为远期转移(M_1),而非较严重的区域淋巴结转移(N_3)。因为存在远处转移的患者无法治愈,所以许多锁骨上淋巴结转移的患者接受了大量姑息性的治疗。Brito 等完成一项研究对这一治疗方案提出疑问。曾有 1 组 70 例锁骨上淋巴结转移的乳腺癌接受了积极的治疗,包括新辅助治疗,手术,术后化疗和放疗,中位随访期 8.5 年,该组总生存率与Ⅲb 期病例相似,明显优于Ⅳ期患者。国内宋希林等报道 46 例有锁骨上淋巴结转移的乳腺癌患者经过手术和新辅助治疗其 5 年生存率为 25%,张建报道病例其 5 年生存率也为 25%。

乳腺癌锁骨上淋巴结转移应是局部晚期表现,并非属远处转移。转移的主要途径是从乳腺到腋窝淋巴结,再到锁骨下淋巴结,从锁骨下向上穿过到达锁骨上淋巴结。最后可到达颈内静脉-锁骨下静脉的汇合处(静脉角)。第二条途径是从乳腺到腋窝淋巴结,或经胸肌间淋巴结再到锁骨下淋巴结,或直接到达锁骨下淋巴结、锁骨上淋巴结,最后到达静脉角的途径。第三条途径是从乳腺内侧病变,经由胸骨旁淋巴结,沿胸廓内动、静脉到达静脉角,最后行至锁骨上淋巴结的途径。

锁骨上淋巴结清除术的适应证:①术前详细的辅助检查(B超、CT、X线、骨扫描)确无远隔脏器转移者;②乳腺癌局部应是根治性手术适应证者;③锁骨上淋巴结经证实(穿刺细胞学、快速病理)为转移性且活动度良好,无固定者;④患者一般情况估计能耐受手术者;⑤必须在行一定时间术前化疗的前提下进行手术治疗。术后应根据具体情况(组织学类型、雌、孕激素受体情况、年龄等)辅以化疗、放疗和内分泌治疗。

锁骨上淋巴结清除术是在肩胛舌骨肌下腹、胸锁乳突肌后缘、锁骨上缘围成的三角形区域手术,即锁骨上窝处,首先在锁骨上1~2横指处与锁骨平行切开皮肤(一般7cm左右),再切开颈阔肌。内层有丰富的脂肪组织,进行分离后,可触摸到肿大的淋巴结,并可见颈内静脉、锁骨下动、静脉、颈外静脉、颈横动、静脉、臂丛神经等重要的血管神经以及胸导管和淋巴结的存在,在深部,前、中斜角肌等构成后壁。分清组织关系后即可清除锁骨上窝的淋巴结。如乳腺癌原发灶行根治术,在乳房上为纵梭形切口,也将切口延长到颈部,先行锁骨上淋巴结清除术后,再行乳房根治切除术。

6.保留乳房的乳腺癌切除术

保留乳房的乳腺癌切除术,简称保乳手术(BCS)是以保留乳房外形的限制性手术为主,放疗为基础,辅以化疗、内分泌治疗等综合治疗。Fisher等通过大量的临床和基础研究,提出乳腺癌是一种全身性疾病,乳腺癌在早期就可能有全身转移。其治疗效果取决于远处微小转移的控制程度,而非局部处理范围的大小,手术范围的大小不是预后的决定性因素。

Veronesi等通过20年的临床研究,Ⅰ、Ⅱ期乳腺癌保乳手术和根治性乳房切除术的生存率相同。Olin等报道放疗和化疗的综合运用使保乳手术患者的生存率、局部控制率与根治性手术无统计学差异。

随着诊断技术和综合治疗的进步,许多乳腺癌可在早期阶段被发现,为保乳手术的开展提供了机会和保证。也随着人们生活水平的提高,其治疗方法有所改进,不应对所有的乳腺癌患者接受相同的治疗。因此,保乳手术越来越被人们重视,乳腺癌的治疗将更紧密结合肿瘤的生物学特性,将更趋于个体化、合理化以及人性化的方向发展,今后保乳手术将会成为早期乳腺癌治疗的重要方法。

保乳手术从形式上看手术范围缩小了,实际上治疗将更为复杂,要求医疗单位的条件更为严格,必须由肿瘤外科、肿瘤内科、影像诊断科、放射治疗科及病理科密切合作,才能取得满意的结果。外科医生必须具备对乳腺癌的乳腺切除术和保乳手术有深刻的了解。保乳手术的病例选择是否合适,将直接影响疗效和术后形体美容效果。

(1)适应证

①经组织学或细胞病理学证实为乳腺癌的女性患者。

②单发肿瘤。

③肿瘤直径<3cm。

④乳腺周边型肿瘤，距乳晕边缘≥2cm。

⑤腋窝淋巴结无明显转移征象。

⑥乳房有适当体积，术后能够保持外观体形美容效果。

⑦患者要求或同意保乳手术。

⑧肿瘤直径3～5cm者，患者要求保乳手术，可行术前新辅助化疗，肿瘤缩小至3cm以下者，可考虑行保乳手术。

⑨有一定经济基础，能完成后续的其他治疗。

（2）禁忌证

①绝对禁忌证。

a.患者不同意保乳手术。

b.妊娠期乳腺癌。

c.多原发病灶，且位于乳房不同象限。

d.乳房X线钼靶摄片提示乳房内弥漫性微小钙化，伴有恶性特征。

e.患侧乳房或胸壁曾接受放射治疗。

f.保乳手术标本切缘阳性，经再次扩大切除仍为阳性。

②相对禁忌证

a.肿瘤直径>5cm。

b.肿瘤位于中央区、乳头或乳晕下方。

c.病理为浸润性小叶癌，且为多灶性表现。

d.肿瘤与乳房比例过大，或严重下垂，难以保持美观者。

e.胶原血管性疾病，如硬皮病、活动性红斑狼疮，不能耐受放射治疗。

f.腋窝淋巴结或其他部位有转移。

g.术后不能坚持辅助放疗者。

（3）手术方法：保乳手术一般包括乳腺肿物切除和腋淋巴结清除两部分，建议乳房和腋窝各取一切口，若肿瘤位于乳腺尾部，可采用一切口。切口方向与大小可根据方便手术及保证术后美容效果来选择；肿瘤在乳腺上半部分时，切口应选择弧形或横向，肿瘤在乳腺下半部分时，多采用放射状切口。切口应直接置于肿块之上，不必切除皮肤，皮肤边缘不作潜行分离，并不要求薄皮瓣，若术前曾作过活检，则应在原切口瘢痕两侧作梭形切除皮肤。

乳腺肿瘤切除需完全包裹在正常脂肪或乳腺组织中，切除肿瘤周围多少正常乳腺组织、脂肪组织为宜，尚无统一的规定，有的主张应切除2.0cm，有的主张切除1.0cm，也有人主张切除0.5～1.0cm；切除多少要求应在肿瘤边缘以外，在正常乳腺组织上切除肿瘤，切除后首先进行肉眼观察，如肉眼所见标本边缘无肿瘤者，显微镜下所见边缘有肿瘤的机会是很少的。NSABP强调切除肉眼判断"足够"的正常组织包裹即可。Kearney和Morrow报道一组239例保乳手术病例中，如果切除肿瘤周围0.5～1.0cm正常组织，那么95%的病例手术切缘组织学检查为阴性。结合国人情况,乳房偏小,若要求切除肿瘤周围 2.0cm 正常组织,对 3.0cm 的肿瘤将切除直径达 7cm 的组织,很难保持乳房满意的外形。因此,建议切除肿瘤外 1.0cm 左右的正常组织,肿瘤明显包裹在正常组织内。为确保肿瘤边缘无癌浸润,还应将切除的标本进行快速冰冻切片病检(切除标本并从上下、内外、前后等方向进行标记),如某一边缘有癌残余,应再扩大切除,扩大切除后切缘仍为阳性,则不宜行保乳手术,应行改良根治术。

切除肿瘤后乳腺手术残腔仔细止血、冲洗,切缘部位可放置 4～6 枚钛夹(或银夹)作为放疗瘤床加量照射的定位标记。残腔可以缝合或不缝合,不放引流,由血清和纤维素渗出充填残腔,有利于取得好的外观效果。逐层缝合皮下组织和皮肤(也可用吸收线行皮内缝合)。

腋窝部手术另作切口,于腋毛边际部(腋窝皮肤处)作凹面向上的横弧形切口,切口前端稍超过胸大肌边缘,后端达背阔肌前缘,暴露胸大肌、胸小肌缘后,即可显露腋静脉。应清扫至腋淋巴结第 I、II 水平,需注意保留胸长神经及胸背神经。腋窝清扫范围解剖定位在外侧是背阔肌、上方为腋静脉、内侧为胸小肌深面,腋窝应置放引流管。

腋窝淋巴结清扫是保乳手术的重要组成部分,可以为病理分期,指导治疗,判断预后提供可靠依据。

(4)前哨淋巴结活检:前哨淋巴结是原发肿瘤引流区域淋巴结的一个特殊淋巴结,是原发肿瘤发生淋巴结转移所必经的第一站淋巴结。如果前哨淋巴结无肿瘤转移,理论上原发肿瘤引流区域中其他淋巴结就不会发生肿瘤转移。腋窝淋巴结清扫术后上肢淋巴水肿是常见术后并发症之一,迄今为止尚无理想的治疗方法。20 世纪 90 年代开始研究乳腺癌腋窝前哨淋巴结,以前哨淋巴结活检的结果指导是否需行腋淋巴结清除术;认为前哨淋巴结阴性的乳腺癌患者可免行腋淋巴结清扫,从而缩小了手术范围,也减少了因腋淋巴结清扫后所致的上肢水肿,提高了患者术后生活质量。所以有条件的医院除开展保乳手术,还应开展前哨淋巴结活检的研究,以前哨淋巴结活检提供外科腋窝分期,指导治疗。

(5)保乳术后辅助治疗:保乳术后辅助治疗是保乳治疗成功的保证,术后化疗、放疗、内分泌治疗都可以有效地降低复发率,但孰先孰后,如何续贯还是一个没有完全统一的问题。一般讲保乳术后应尽早开始放疗,6～8 周以内开始已成共识,常规乳房放疗照射 50Gy/25 次/5W,瘤床加量 10～16Gy,整个疗程为 6 周。腋淋巴结阳性者可考虑加行锁骨上放疗。放疗以后再用化疗,依据激素受体检查结果应用内分泌治疗。但患者年龄不同,也不能千篇一律地采用相同治疗方法,建议依不同情况行个体化的治疗,以下意见可供参考:①腋淋巴结阴性者,术后 2 周即可开始放疗,然后化疗;②腋淋巴结阳性者可应用化疗 2 个周期,然后放疗—再化疗;③患者年龄 70 岁以上,激素受体阳性,腋淋巴结阴性,局部肿块 T_1,可以单纯使用内分泌治疗;④年龄≤35 岁,腋淋巴结转移≥4 个,癌细胞核分化 III 级,ER、PR 阴性,应先化疗,化疗结束后再放疗。化疗多选用 CAF(CEF)方案,6 个周期为一疗程。内分泌治疗一般在放、化疗结束后,可根据患者 ER、PR 情况选择,阳性者可行他莫昔芬治疗 5 年,绝经后的患者可选用芳香化酶抑制剂。

(6)保乳治疗后乳房外形美容评价:保乳治疗放、化疗结束后 3 个月开始对乳房外形美容进行评价,因术后 3 年以后乳房外形才趋于稳定,所以评价应随访 3 年以上。评价的标准是从双侧乳房是否对称、乳头间的距离、乳房的手感及皮肤改变三方面进行评价。

优:双侧乳房对称,乳头水平距离≤2cm,手感和对侧无差异,皮肤颜色正常。

良:基本对称,患侧乳房外形基本正常或略小于对侧,乳头水平距离≤3cm,手感略差,皮肤颜色有改变。

差:乳房明显不对称,外观变形,较对侧明显缩小,乳头水平距离>3cm,手感差,皮肤增厚,表面粗糙。

(7)保乳治疗后的监测和处理:一般放、化疗结束后 3 个月即开始随诊,术后 1~2 年内,每 3~4 个月一次;3~5 年内每 6 个月一次;5 年以上每年 1 次。随诊时除进行临床检查外,应对乳房形体美容再评价。每年 1 次双侧乳房 X 线检查,必要时联合超声检查或乳房 MRI 检查,可疑复发或者第二原发病灶,行空芯针活检或手术活检以明确诊断。

保乳术后局部复发,采取全乳切除术作为补救治疗方式。

二、乳腺癌的微创外科治疗

1.微创治疗是乳腺癌外科发展的总趋势

随着现代生物科学、信息科学、材料科学、计算机科学、网络技术等学科的深入发展,微创与功能治疗即以最小的侵袭或损伤达到最佳疗效,已成为 21 世纪肿瘤学者追求的目标。微创技术和保留功能手术在乳腺外科的应用从针吸细胞学检查(FNA)和空心针穿刺活检术(CNB)开始,随后乳管内镜(FDS)、前哨淋巴结(SLNB)、乳腔镜、消融术以及乳房重建等逐渐发展起来,乳腺外科如同其他外科领域正迈入微创与功能时代。乳腺癌治疗理念已从过去的"最大的可耐受性治疗"转变为"最小的有效性治疗",这正是乳腺癌临床实践的美好愿望和最高境界。

就目前所开展的乳腺手术而言,我们发现:比 Halsted 时代已缩小了许多,但也不是十分完善和完美。随着技术的发展,器械的应用及术后治疗的进一步提高,微创手术的发展空间是广阔的。现在,创伤更小、美容效果更好的各种微创外科新技术层出不穷,加上整形外科技术的完善,将会使乳腺癌患者的治疗有更多的选择,更加个性化也更加人性化。这就给我们微创治疗的开展提供了绝好的条件,我们可以以极其微小的手术(如腔镜技术、穿刺技术)将癌肿切除,术后配合放、化疗等辅助治疗,以达到与根治术等同的效果。第一,可以减轻患者及手术的痛苦,从而提高生存质量和生活的信心;第二,为癌瘤的复发提供再手术的机会,从而为癌症患者生存期的延长也创造了必要的条件;第三,为放、化疗及其他治疗提供了更加广阔的空间。这样一来,我们的治疗手段会更加多样化、合理化、完善化,治疗效果会更佳,从而为微创手术的发展探索出一条全新的路径,更是乳腺外科发展总的趋势。

乳腺癌的微创治疗是 20 世纪科学技术的发展与外科手术技术结合的重要进展,它融合了信息科学、生命科学、材料科学和医学工程学等诸多当代技术创新。将光学技术（光导纤维）、电视技术、计算机技术、机械技术、电凝止血技术、超声刀等大量现代科学技术和人类智慧整合，使乳腺外科手术发生革命性变化，彻底改变了传统的手术概念和操作方法。乳腺癌的微创治疗技术的发展，突出体现了"生物、社会、心理"医学模式的内涵。现代外科提倡在治疗疾病的同时尽可能考虑到患者的精神和心理健康和康复，而追求微创伤手术和努力达到切除的彻底性和治疗效果始终是外科的一对矛盾的对立统一。在乳腺外科，手术治愈疾病和尽可能保留患者的美容效果的要求更为突出。乳腺癌的微创治疗，可明显减少常规手术的并发症和突出的美容效果等特点，在乳腺疾病患者术后的精神和心理康复方面具有常规手术难以达到的突出效果，可能使外科医生长期追求的创伤更小、治疗效果更好、在治愈疾病的同时兼顾患者的美观和心理效应的手术目标得以实现。随着乳腺癌微创治疗的更广泛应用，必将产生越来越大的作用和影响。从而彻底改变医生和患者对乳腺癌手术的认识。

2.乳腔镜微创外科技术的发展

20世纪80年代，腔镜技术与外科的结合奠定了微创外科的发展基础。近20年来，随着相关技术设备的进步及其在临床的广泛应用，腔镜外科迅猛发展，已涉及所有的外科领域，成为20世纪外科治疗方法的重大进展之一。主要的一大优势在于我们可以用微小切口、远隔病变的切口、在并不宽敞的空间完成手术操作，从而最大限度减少术后疼痛，缩短恢复时间，而且切口位于隐蔽部位，具有较好的美观效果，实现功能的保留。今天，腔镜技术在外科的广泛应用，美容手术、整形手术与外科手术的结合，外科已进入了一个微创与功能时代。微创外科的发展使腔镜技术不再限于体腔，而有可能在封闭的腔隙（如后腹膜、颈部和腋窝）进行操作。传统乳房手术常在乳房遗留较大的切口。影响美观，并对乳房生理和功能等方面产生不同程度的影响。由此考虑，乳腺不应该被微创外科、腔镜手术拒之门外，而恰恰是其发挥特长的优势所在、一个很好的应用领域——乳腔镜应运而生。通过乳腔镜从远离肿瘤部位的手术切口将肿瘤切除，是乳腺外科的革命。乳腺属实质性器官，乳腔镜手术起步较晚，是在腹腔镜技术已较成熟后才开始探索。但经过10余年的探索，乳腔镜乳房手术已经涉及乳腺外科的各个方面，明显改变了乳腺癌的外科治疗的理念，使乳腺外科进入了一个新的阶段——手术微创与功能保留的人性化，这一新的手术技术正在逐步改变着乳腺外科临床治疗的面貌，显示出越来越重要的影响。因乳腔镜外科可选择较隐蔽部位的小切口完成手术，从而最大限度地减少对乳房美观的破坏，已成为具有巨大临床潜力和良好前景的新的手术治疗方式。乳腔镜技术在乳腺外科的应用是乳腺外科治疗的又一里程碑。

乳腔镜手术首先开始于乳房美容整形外科，Kompatscher报道用内腔镜技术将隆乳术后乳房内挛缩假体取出，成为乳腔镜手术的开端。Friedlander报道将腔镜技术用于乳房疾病治疗的实验研究，包括乳腺腺体切除、腋窝淋巴结切除以及采用腹直肌瓣进行乳房重建等。提出这种技术可用于全乳房切除术和乳房良性肿瘤的切除。Yamagata和Iwai等经乳晕入路，在腔镜辅助下采用外部牵拉法建立操作空间为1例乳腺癌患者成功进行了乳房部分切除术。

Tamaki 等采用充气法经腋窝入路在腔镜辅助下为 1 例肿块较小的乳腺癌患者进行了部分乳房切除术。Ishiguro 等进一步证明了该方法的可行性及美容优势。Kitamura 等报道在腋中线上插入 3 个 trocar,建立皮下操作空间并通过充气维持,进行了 35 例乳腺良性肿瘤的切除,认为这种方法是乳腺良性肿瘤的最佳选择。此后,乳腺疾病的内腔镜手术和内腔镜辅助手术得到较快发展。国外在腔镜辅助下行乳腺癌根治性切除术、保留乳房的乳腺癌切除术和腋窝淋巴结清扫术等手术均已有超过 100 例的临床研究报道。Kuehn 等比较了 53 例乳腔镜辅助下的乳腺癌腋窝淋巴结清扫及 396 例常规手术方法切除的结果,发现与常规手术组相比,乳腔镜手术组的手术时间、平均切除淋巴结个数、术后引流液的量和上肢水肿发生率均无显著差异。而长期并发症如上肢功能障碍、严重的疼痛、水肿以及与活动有关的并发症内腔镜手术组比常规手术组明显减少。认为腔镜辅助下的腋窝淋巴结清扫术美容效果好、远期并发症较少。国内乳腔镜手术开展较晚,2003 年骆成玉等报道了腔镜乳腺肿瘤切除术和腔镜腋窝淋巴结清扫术取得较好的近期临床效果。目前全国 20 余省市开展乳腔镜手术,已开展乳腔镜下良性肿物切除术、乳腔镜下乳腺癌保留乳房切除术、乳腔镜下腋窝淋巴结清扫术、乳腔镜治疗男子乳房发育症、腔镜辅助下乳房成形术等,取得较好的近期治疗效果。目前,仍需进行有关腔镜乳腺手术安全性、手术技术、手术适应证、并发症防治和患者依从性及心理因素等方面的探索和研究。但腔镜乳腺手术作为乳腺外科的一种全新的手术方式,因其突出的美容效果,已显示出良好的前景。

乳腔镜手术的开展不仅仅是使乳房手术增加了一种新的方法,而且乳腔镜手术代表了乳房外科向微创、美容方向的发展趋势,伴随着这一新型手术技术的推广和应用,在改变部分手术方法的同时必将改变某些传统外科理念,有着广阔的应用前景。可以想象经过外科医生的不懈努力,随着相关技术的成熟和发展,乳腺外科可能摆脱传统的巨大切口。因此,乳腔镜手术技术的成熟可能标志着乳腺外科一个新的时代的开始。虽然乳腔镜手术开展时间不长,确实已经显示出特有的优势,产生巨大影响。作为一种外科技术创新,它不仅仅是改变了手术方法,实现了传统手术无法完成的操作,具有明显的美容效果,更重要的是带来治疗观念的变化。乳腔镜手术整合了乳腺外科、整形外科和腔镜技术的优势,对乳腺外科产生着积极的影响。腔镜技术的应用实现了通过微小切口完成复杂的手术操作的目标,为外科医生长期追求的创伤更小、治疗效果更好、在治愈疾病的同时兼顾患者的美观和心理效应的手术目标提供了新的技术平台,乳腔镜手术是体现微创技术和美容外科结合治疗疾病的典型手术范例。临床实践表明,从手术创伤程度分析,虽然部分乳腔镜手术并未明显减少组织创伤,但由于其能通过微小切口完成大范围复杂手术操作,且其出血少、恢复快和突出的美容效果等特点,患者术后的精神和心理康复方面具有常规手术难以达到的突出效果。

3.乳腔镜开创乳腺癌微创外科新天地

(1)"隐蔽""缩小"保乳手术切口,具有突出的美容效果:随着人们对乳腺癌生物学行为的认识和乳腺癌早期诊断和治疗水平的提高,乳腺癌的外科治疗方法发生了很大的变化,保乳手术在欧美国家已经成为Ⅰ、Ⅱ期乳腺癌的标准术式。对可保留乳房的乳腺癌手术,仍然存在胸部瘢痕和保留乳房的形态欠佳等问题。腔镜辅助的保留乳房乳腺癌切除术,是在已有研究的基础上,充分利用腔镜可以远离病灶部位入路进行手术的优点,在常规手术基本原则的指导下,经远离病灶的乳晕切口或腋窝切口完成乳腺癌切除手术;即使须经乳房表面切口亦因可通过腔镜的小切口操作,使保留乳房的美容效果更加突出。同时,乳腔镜手术避免了常规手术对肿瘤的挤压,通过皮肤悬吊或气腔真正做到非接触性手术。即可达到常规保留乳房手术的要求,又突出了创新手术的特点,弥补了常规手术的诸多不足。

随着诊断技术的发展,早期乳腺癌患者的增多,患者对生活质量要求的提高以及人们对乳腺癌生物学认识的不断深入,乳腺癌的治疗观念发生了巨大变化,由昔日的单纯彻底根治手术而转变为求治愈、保功能、要美观的治疗新观点。由于保留乳房体现了对乳腺癌生长发展规律的最新认识,既有良好的治疗效果,又有良好的乳房术后外形与功能,保留乳房的乳腺癌手术已成为早期乳腺癌的标准术式,20世纪90年代以来得到广泛地开展,从根本上改变了乳腺癌的局部治疗方式。但乳房皮肤上长长的切口瘢痕和为腋淋巴清扫另外所做的腋窝下切口瘢痕还是给患者留下了不少遗憾。

Kitamura等使用乳腔镜通过腋窝的小切口完成乳腺癌的乳腺部分切除术,但位于乳房内侧象限的肿瘤则难以手术,因为手术器械需要通过狭长的隧道才能到达手术部位,而且从腋窝或腺体外入路需要多种辅助设备,及更多的人力和时间。因此,Tamaki等采用经乳晕腔镜乳腺切除术,即通过乳晕周围弧形切口切除任何象限的小肿瘤,可保持乳房的自然形状,手术时间也比经腋窝入路要短,并且在切口处使用带宽边的硅环,既可保护皮缘和乳头,避免损伤,而且在将肿瘤标本通过切口取出时,避免癌细胞种植。经乳晕周围弧形手术切口在术后并不易察觉。随着腔镜技术的改进,切口的长度还有望进一步缩短。更短的手术切口和良好的治疗效果将会有更好的美容效果和更高的生活质量。

采用经乳晕或腋窝下入路或辅助乳腔镜的隐蔽小切口完成保乳手术进一步改善了常规保乳手术的功能和美容效果,乳房皮肤没有切口。腋窝下方的切口极为隐蔽,通常不易暴露。乳房各部位的肿块大多能通过乳晕切口完成手术。乳晕部肤色深暗,该部做切口缝合良好,切口瘢痕同样不明显,乳房皮肤上没有切口瘢痕。若肿块位于乳房尾状叶,则取腋下切口,腋下切口极为隐蔽、通常不易见,又远离女性性征器官——乳房,乳房上同样没有切口瘢痕。切口选择在腋下皱襞处,切口长度3~5cm,主要根据患者胖度和乳房大小,并用此切口进行开放腋窝淋巴结清扫。如果结合腋窝脂肪溶解抽吸技术,吸出腋窝部大量脂肪,使腋窝淋巴切除变得简单,手术时间大大缩短,出血减少,创伤减轻。或者,先用乳腔镜完全腔镜腋窝淋巴结切除,再扩大腋窝前上方的穿刺锥鞘孔,行腺的部分切除。如果肿块位于硕大乳房边缘且距离腋下也较远(比如在乳房外下、内下或内上的外周),经乳晕或腋下切口操作均相对困难。此时,可直接在肿块表面作切口。因为切口在乳房边缘,已对乳房整体的功能和美观影响不大。

(2)乳腔镜皮下乳腺切除术:乳腔镜皮下乳腺腺体切除一期假体植入术治疗乳腺癌在手术

的彻底性和保留乳房美观的效果上,已显示明显优势,尤其对肿瘤相对较大或乳房较小而保留乳房手术后美容效果不佳的患者是较合理的手术方式选择。在中国,保留乳房的乳腺癌手术发展较慢,除早期患者相对较少外,中国女性乳房形态和大小亦与西方人有明显差别,很多患者因乳房较小,勉强施行保留乳房的乳腺癌切除术后美容效果并不理想。另外,中国人的人文观与西方不同,行皮下全乳切除术手术更加彻底,可以减少患者担心术后局部复发等恐惧心理;且可避免术后辅助放射治疗,从而简化术后治疗方法,减少因放射治疗带来的副作用和经济负担,具有其特殊优点,其意义深远。

乳腔镜皮下乳腺切除术较以往单纯乳房切除和常规直视下皮下乳腺切除术切口更小、位置隐蔽,在美学效果上有较大的进步,更便于术后整形,但手术难度有所增加。主要适应证有:巨大男性乳房发育,乳房不大的女性乳腺多发性良性病变(如纤维囊性增生症、乳头状瘤病)及早Ⅱ期以下乳腺癌不愿或不宜保乳者。

①乳腔镜辅助皮下乳腺切除术:手术体位与选择的切口有关,切口大小一般为 5～7cm。如为恶性病变,切口可选病变处梭形切口,如为良性病变,切口选在乳晕或乳房外侧胸壁弧形切口,此时患者应取仰卧位或侧斜卧位,手术侧肩胛部稍微垫高 20°～40°,患肢消毒后包裹置于头架侧,术中可随时变换体位,必要时调节手术床的倾斜度以便于操作。

全麻后,先自切口处直视下尽可能向四周分离皮瓣。如为恶性病变,先局部切除肿瘤,保留较薄的皮瓣,良性病变只切腺体,保留全部皮下脂肪。当直视下无法继续分离时,改用腔镜辅助。应用拉钩牵开皮肤,建立开放式操作空间,经切口伸入腔镜、超声刀和分离钳进行皮下和乳房后间隙的分离,良性病变保留胸肌筋膜,恶性病变则连同筋膜一并切除,最后分次或整块切除全部乳腺组织,冲洗止血后放置引流管。恶性肿瘤如需行腋窝清扫,可经原切口或腋窝另作切口进行清扫,也可行腔镜腋窝清扫。

②全腔镜皮下乳腺切除术:患者取对侧斜卧位 20°～40°,患肢消毒后包裹置于头架侧。在胸侧壁距乳腺边缘 3～5cm 纵行作 3 个穿刺孔,观察孔位于一端,主操作孔和辅操作孔相互靠近,以便术毕将两切口连通后取出腺体组织。全麻:术前以记号笔标出手术分离范围。置入穿刺鞘前,先建立操作空间。操作空间的建立有两种方法,一是经穿刺孔直接以血管钳或剪刀在皮下分离出间隙,二是经穿刺孔注射溶脂剂后吸脂建立操作空间。置入穿刺鞘后,充气至 6～8mmHg 维持,以超声刀分别分离乳房后间隙和皮下脂肪层,整块切除全部乳腺腺体,分次经操作孔取出。冲洗止血后,放置引流管经穿刺孔引出固定,术后接持续负压吸引。

良性病变和早期恶性病变无需腋窝清扫和放疗的患者,在行腔镜皮下乳腺切除术后可行一期假体置入乳房成形。由于假体置于胸大肌后,体积有限,所以更适合乳房较小者,大乳房者在行皮下乳房切除术后由于皮肤过多,会造成下垂,影响美学效果。对不放置假体的患者和男性乳房发育的患者,要注意保持皮瓣厚薄均匀一致和修整皮瓣四周的皮下组织厚度,使术后保持平整的外观和良好的手感。

(3)乳腔镜辅助小切口乳腺癌改良根治术:我国保留乳房的乳腺癌手术的比率明显较西方

发达国家少。除该手术方式普及不够,多数医院保乳手术开展尚少,经验和技巧不足,医患双方对乳腺癌保乳手术是否增加复发率有一定顾虑外,尚有其他原因:我国多数女性乳房体积相对较小,部分患者保乳术后难以达到满意的美容效果;保乳术后需附加放疗,部分患者因经济原因放弃保乳等。同时,对于虽为早期病变,但属多原发肿瘤和广泛的导管内浸润难达切缘阴性者和多数进展期乳腺癌仍需行根治性切除手术。常规乳腺癌手术须经较大的梭形切口完成乳房切除和腋窝淋巴结清扫,术后胸部遗留巨大瘢痕,影响美观,并有上肢水肿等较严重并发症。根治肿瘤和保持乳房美观是外科医师要解决的一对矛盾。努力提高根治术效果的同时,减少并发症,改善患者生活质量是外科医师长期追求的目标。

采用乳腔镜辅助完成小切口乳腺癌改良根治术,仅距离肿瘤边缘 1~2cm 切开皮肤,切口两端不必再扩大,按标准游离皮瓣至无法直视手术时,借助现代外科腔镜技术辅助完成乳腺癌改良根治术。乳腔镜辅助小切口手术可以达到与传统改良根治术相同的肿瘤切除效果和淋巴结清扫范围,可以避免常规手术中对肿瘤的挤压,真正做到无接触"notouch"手术。因腔镜良好的照明和放大作用,可快速直视下建立腔镜操作空间,而且易于掌握手术层次和游离皮瓣厚度.同时又免除了 CO_2 充气造成高碳酸血症之虑。突出的美容效果使我们看到了乳腺癌手术最终摆脱胸壁巨大、丑陋切口瘢痕的可能性。且因保留了更多的胸部皮肤为二期整形手术创造了条件。患者术后精神和心理康复具有常规手术难以达到的突出效果,提高患者自信心和生活质量,已被患者很好的接受。乳腔镜辅助小切口乳腺癌根治切除手术的方法,可能改变部分传统外科治疗的理念,具有更加深远的意义。

(4)乳腔镜腋窝淋巴结清扫:腋窝淋巴结清扫是乳腺癌临床分期和判断预后的重要步骤。常规腋窝淋巴结清扫后不仅腋窝处有大大的切口瘢痕,而且并发症发生率相当高,主要有长期淋巴水肿、上肢肿胀、疼痛、感觉异常,以及肩部运动受限。其发生原因多与血管、淋巴管以及神经等的损伤有关。①腋窝处淋巴组织广泛切除会导致淋巴引流障碍;②腋窝解剖过程中对腋静脉有粗暴的机械刺激,导致内膜损伤或形成血栓;③静脉周围组织大块结扎或修复时缝合处遗有缩窄处压迫腋静脉可导致上肢水肿等都是淋巴水肿形成的重要原因。而且从胸前壁皮肤连续至腋窝附近的切口瘢痕不仅影响美观,也大大地影响了肩关节正常的活动。

鉴于目前在前哨淋巴结显示方法、注射部位以及检测手段等很多方面尚存在巨大差异,各抒己见,严重影响其在临床应用的确切价值。由于检查方式尚不能统一,也就不可能达成一致性的诊断标准。因此,SLNB 要真正指导临床,还须规范方法、统一标准。何况 SLNB 一旦阳性,还需 ALND,而且只能用于早期。借助腔镜显像系统的放大功能,乳腔镜腋窝淋巴结切除或清扫(MALND)手术解剖清晰,可以确认和保留腋窝重要的血管神经结构,最大限度地避免对腋窝血管淋巴管和神经的损伤。手术只需在腋下部位打三个小孔,MALND 术后全身情况和关节活动恢复明显加快,最大程度减少了常规腋窝淋巴清扫手术后一些并发症的发生和功能性损害。因此,MALND 在保证手术安全可靠和肿瘤切除的前提下,获得了良好的功能和外形效果。

基于脂肪抽吸术的乳腔镜新技术,吸出腋窝部大量脂肪,手术只需在腋下部位打三个小孔,充起气腔,实性的腋窝变得似蜘蛛网样结构,增大的淋巴结就像蜘蛛悬吊在网上,通过器械很容易完成操作,镜下考虑稍粗、血管神经类索带原则保留,特别是在重要血管神经沿途如肋间臂神经、胸前神经、胸外侧血管,只将附在其周围的脂肪淋巴组织剔除,最大限度地避免对血管神经的损伤。术后全身情况和关节活动恢复明显加快,最大限度地减少了常规腋窝淋巴清扫手术后一些并发症的发生。这一技术借助腔镜显像系统的放大功能,使手术解剖清晰,确认和保留腋窝重要的血管神经结构,手术时间和所清扫的淋巴结数量与传统手术方法相似,甚至短于后者。在保证手术安全可靠和肿瘤切除的前提下,获得了良好的功能和外形效果。乳腔镜腋淋巴清扫术还可使用气囊扩张或皮瓣提起装置建立操作空间,而不必做术前脂肪抽吸。我们的经验表明,脂肪抽吸使手术变得容易。乳腔镜腋窝淋巴结清扫术已逐渐应用于临床,并呈现出快速发展势头。

自从 Suzanne 等 1993 年报道采用脂肪抽吸术可完成 MALND 后,已有多个中心采用相同方法对了该技术的可行性和安全性进行了验证评价。该方法是将一定量的脂肪溶解剂注入腋窝皮下,待脂肪充分溶解后用吸引器将溶解的脂肪组织抽出,注入 CO_2 气体使之形成乳腔镜操作空间。为了探讨乳腔镜腋窝淋巴结清扫术的临床效果,Salvat 等进行了一项随机对照研究,比较了乳腔镜手术与常规手术进行乳腺癌腋窝淋巴结切除的结果。乳腔镜手术组将 150mL 的脂肪溶解液注入患者腋窝,待抽吸溶解的腋窝淋巴结周围脂肪组织后将 CO_2 注入其中,行乳腔镜腋窝淋巴结切除术。结果表明,乳腔镜操作组的手术时间明显长于常规手术组,前者平均手术时间为 60.9min,后者为 33.3min;但两组患者在住院时间、手术并发症、淋巴结大小、切除淋巴结数目等方面均无显著差异。乳腔镜手术组切口明显缩小,美容效果好,患者更易于接受。已有详细的研究证实,MALND 手术的切除淋巴结个数、术后症状、引流时间、引流液量等指标,与常规开放性腋窝淋巴结切除手术组相比均无显著差异,而长期并发症如上肢功能障碍、严重的疼痛、水肿以及与活动有关的并发症乳腔镜手术组比常规手术组明显减少。脂肪抽吸不会改变淋巴结的病理学特征,不会影响淋巴结切除的质量。此后,采用脂肪抽吸及乳腔镜进行腋窝淋巴结清扫的临床应用不断有新的报道。目前,这一技术已成为乳腔镜腋窝淋巴结清扫的最常用的方法。

国外有学者认为,MALND 手术太费时,为 60～150min,首都医科大学附属复兴医院乳腺疾病微创治疗中心的这种手术在开展伊始也较长,实施 10 例左右后,手术时间一般在 1h 之内。如果术者和扶镜助手相对固定,半小时即可完成手术,比常规开放性腋窝淋巴结切除的手术时间还要短。当然,正确的手术径路、术者对腋窝解剖的熟悉和腔镜下精细的操作技术才是基础。如果在腋窝淋巴结切除开始之前,合理安排脂肪溶解液注射和抽吸的时间,就不必浪费溶脂的等待时间。

验证一项新的外科技术,需要客观评价其实用性、长期效果及其并发症,并与常规手术方法相比较。有学者认为抽脂术可能会破坏淋巴结的完整性并增加肿瘤扩散的机会,同时脂肪溶解亦有一定的副作用。为避免由抽脂术引起的肿瘤扩散等问题,1999 年 Kamprath 等在未行抽脂的情况下进行了 MALND,采用锐性分离法代替脂肪抽吸术,结果表明,腔镜下腋窝锐性分离方法同样安全可靠。2001 年 Malur 等采用相同的技术对 100 例浸润性乳腺癌施行乳腔镜腋窝淋巴结清扫手术,结合文献资料,作者认为 MALND 有很好的美容效果,同时患者术后对手术局部的不良感觉影响较小。Kuehn 等比较了 53 例乳腔镜乳腺癌腋窝淋巴结清扫及 396 例常规手术方法切除的结果,并进行了较长时间的随访。其评价指标包括术中指标:手术时间、切除淋巴结个数、术前和术后症状,近期并发症:引流时间、引流液量及远期并发症:切口周围及上肢疼痛、麻木、上肢运动功能及水肿等情况,并对两组上肢并发症的发生率及严重性进行了比较。结果发现,平均淋巴结个数为 17 个(10~28),术后引流液的量平均 372mL,上肢水肿发生率为 23.5%(8/34),上述指标与常规手术组相比均无显著差异。而长期并发症如上肢功能障碍、严重的疼痛、水肿以及与活动有关的并发症乳腔镜手术组比常规手术组明显减少。由此得出结论,乳腔镜腋窝淋巴结清扫术美容效果好、远期并发症较少。

前哨淋巴结活检技术的日臻完善,使我们能更准确地判断乳腺癌患者的 TNM 分期,指导我们对患者进行综合治疗,预测疾病预后。传统 SLNB 受切口和腋窝脂肪等因素干扰,影响 SN 的识别,降低其检出率;且由于淋巴结所在位置的影响,高位淋巴结不易检出,同时影响患者的美容需要。最近一些学者报道了乳腔镜前哨淋巴结活检具有较高的辨认率和明显的美容优势。此外,当前哨淋巴结活检后需要进行腋窝清扫时,乳腔镜手术将是很有价值的方法。这一技术能够利用原切口而不需扩大切口完成手术。1999 年 Tsangaris 首次报道乳腔镜前哨淋巴结活检术,与传统前哨淋巴结活检术比较,其手术创伤小,术后手术瘢痕小,并发症少。经乳腔镜前哨淋巴结活检,因为术前充分吸除腋窝脂肪,建立腋腔后,由于无脂肪干扰及腔镜的放大作用使术野清晰,观察范围广泛,可以观察到全部 I、II 水平淋巴结,因此检出率较高。前哨淋巴结活检与乳腔镜腋窝淋巴结清扫都达到了解腋窝淋巴结转移状态、准确临床分期的同时取得与常规手术相同的手术疗效,且可减小手术创伤、减少并发症和更佳的美容效果,有可能成为 SLNB 的微创方法。通过最小的损伤以提高 SLNB 的敏感性是乳腺癌治疗的一大挑战。但是,这一技术开展的时间较短,尚不够完善。

正确的手术流程一方面可确保手术安全,另一方面可大大加快手术速度。以下"六步"的淋巴结清扫流程较为方便。①肋间臂神经→②腋静脉→③肩胛下血管和胸背神经血管→④胸长神经→⑤胸外侧动脉和腋静脉胸小肌后段→⑥胸大小肌间隙(Rotter 淋巴结)。

总之,乳腔镜腋窝淋巴结清扫特殊的手术视野,实现了腋窝解剖结构的清晰暴露,使原本十分隐蔽、但有用的腋窝解剖结构实现了理想又方便的保留,特别是肋间臂神经、胸内侧神经、胸外侧血管、胸上腹静脉。这是常规开放性腋窝淋巴结切除术所不易做到的,除非刻意去解剖保留,其过程也是复杂和费时的,因为这些结构均被大量脂肪纤维组织所埋藏,充分体现了乳腔镜腋窝淋巴结切除术的微创和功能效果,显著改观了腋窝淋巴切除手术的面貌。大大减少了常规腋窝淋巴结清扫手术并发症的发生,手术技术日臻成熟完善,达到了微创、功能和美观三重效果,受到医患双方欢迎。

乳腔镜腋窝淋巴结清扫手术的开展增强了手术技术功能,提高了外科治疗乳腺癌的手术技术含量。伴随着乳腔镜腋窝淋巴结清扫手术的成熟以及逐步推广和应用,在改变部分手术方法的同时,必将带来某些传统外科理念的变革。此外,腔镜下细致解剖结构的清晰暴露,督促我们对手术局部区域解剖结构的再认识,促进了常规开放性手术水平的提升,此点不仅仅反映在腋窝淋巴结清扫手术。

外科医生结合腔镜技术的特点,改变了传统乳腺外科的手术方式和程序,为外科手术治疗展示了新的方法,发展了新的手术理念。传统的乳腺癌手术是先切除乳房,然后行腋窝淋巴结清扫术。而乳腔镜乳腺癌手术的方法之一是运用整形外科的吸脂技术和腔镜技术的结合,于腋窝注射膨胀液后用吸脂技术吸出腋窝脂肪组织,先行腔镜腋窝淋巴结清扫术,然后切除乳房或进行保留乳房的乳腺癌切除术,完全改变了传统手术程序。同时,腋窝脂肪吸出后,腋窝内仅遗留血管、神经、纤维结缔组织和淋巴组织。在腔镜下淋巴结悬挂在结缔组织和血管间,可以方便地切除和摘除。乳腔镜乳腺癌手术与常规手术方法完全不同,是外科技术的创新发展。已有的临床研究表明,乳腔镜手术可达到常规手术相同的淋巴结切除的彻底性,对肋间臂神经、腋静脉伴行淋巴管和血管均能更好保护,不但术后美容效果好,而且与手术相关的并发症明显减少。虽然乳腔镜乳腺癌手术和乳腔镜腋窝淋巴结清扫术的适应证尚待进一步研究规范,其远期效果亦须循证医学论证。但乳腔镜手术先清除腋窝淋巴结,同时阻断了与肿瘤引流相关的静脉和淋巴管,从理论上更加符合恶性肿瘤的手术原则。

(5)乳腔镜内乳淋巴结清扫术:内乳淋巴结是肿瘤位于乳腺内侧和中央区乳腺癌淋巴引流的第一站淋巴结。核素法探测前哨淋巴结时常遇到"热点"位于内乳区,但不能判定其是否转移。2002 年新版《AJCC Cancer Staging Manual》强调内乳淋巴结转移状态对乳腺癌分期和预后的重要性。乳腺癌原发病灶被清除后,内乳淋巴结癌转移可能是锁骨上淋巴结和全身远处转移的来源之一。由于乳腺癌手术范围的缩小,用扩大根治术获取内乳淋巴结的方法已较少采用,目前临床上缺少对内乳区淋巴结转移状况的准确诊断方法,对仅根据肿瘤部位进行内乳区的放射治疗存在一定的盲目性。无内乳淋巴结转移的患者实施放射治疗显然不必要,并且增加了肺部并发症。如何用简便安全的方法明确内乳淋巴结的转移状态,是临床工作中迫切需要解决的难题。对经乳腺淋巴显像检查内乳前哨淋巴结显像的乳腺癌患者,采用经肋间隙内乳区前哨淋巴结切除术,发现如内乳前哨淋巴结位于肋间可通过常规手术方法切除活检,而位于肋骨后方的淋巴结不切除肋软骨常无法直视手术,手术难度较大。因此,结合腔镜技术行内乳前哨淋巴结活检术可以大大简化手术操作,活检率达到 100%,未出现任何并发症,初步解决了乳腺癌内乳前哨淋巴结转移的诊断问题。

有关乳腺癌内乳淋巴结的处理目前存在不同的意见。有人不主张行内乳淋巴结清扫,而对怀疑有内乳淋巴结转移的患者术后行放射治疗。但近年来,随着研究的深入,内乳淋巴结的转移和监测正受到更多的重视,对其处理也有了新的认识。一般认为腔镜内乳淋巴结清扫术适合于高度怀疑或已确诊内乳淋巴结有转移的乳腺癌患者,至于哪些患者应被高度怀疑内乳淋巴结转移,这一点目前虽无统一的看法,但可根据肿瘤的术前 TNM 分期和辅助检查结果来大致判断。乳腺癌如有下列情况之一者应高度怀疑内乳淋巴结转移:①内侧象限较大(≥4cm)肿块;②肿瘤侵及皮肤(含橘皮征)或胸肌;③体检腋窝淋巴结明显肿大或融合(≥N2a);④影像检查发现内乳淋巴结。由于前哨淋巴结探测的准确性问题,对仅有内乳区核素浓集持续不消、而肿瘤不在内侧象限或者病变较小者,应慎重考虑内乳淋巴结转移的可能性。

乳腔镜内乳淋巴结清扫手术的成功率较高,除个别因胸膜粘连无法完成手术外,尚无因其他原因而终止手术的报道。手术时间与操作熟练程度有关,Ogawa 报道 20 例平均手术时间 40min,无严重并发症发生。本院所作病例出血均不超过 100mL,除 1 例有胸膜转移者术后出现少量胸腔积液外,无其他并发症,住院时间较同类常规开刀手术无延长。清除淋巴结数目同常规开刀手术无明显差别。Ogawa 报道腔镜内乳淋巴结清扫术后随访 2 年,2 例内乳淋巴结转移阳性和 3 例阴性者术后乳腺癌复发,但均无胸膜播散,因此认为该术式是处理内乳淋巴结的有用方法。

乳腔镜内乳淋巴结清扫手术方法简便可行,因心脏大部位于左侧胸腔,故右侧手术较左侧容易。该术式的优点是:不切除肋软骨,保留了胸廓的完整性;切除范围可较常规开刀手术更大,尤其是靠近内乳血管根部的淋巴结转移也能清除,而这一点在常规开放手术是难以做到的。此外,手术时可探查胸腔,了解胸腔内有无转移。该术式的缺点是麻醉时需插双腔插管,手术进胸可能增加术后肺部感染、肺不张、肺和血管损伤、血气胸等并发症的概率。由于腔镜内乳淋巴结清扫手术开展时间不长,其远期效果如何、是否会导致术后胸腔种植、如淋巴结侵犯胸壁腔镜下能否切除干净等问题,有待进一步观察。

(6)乳腔镜辅助下乳房切除后的即时乳房重建在技术上日臻成熟:保留乳房的乳腺癌手术本身尚存在一定问题:如乳房手术留下的瘢痕可能会给乳房美容带来难以恢复的缺陷。保乳手术在相当一部分患者可能会引起乳房变形,影响美容效果;注重美容效果可能导致局部切除范围不足而增加局部复发率。因可能切除范围不足和可能存在多原发肿瘤等原因,保留乳房的乳腺癌手术后须进行放射治疗,而部分患者对于连续数周的预防性放疗仍会感到较大的痛苦甚至会难以接受。同时部分患者的乳房经放疗后可能发生程度不同的纤维化,从而影响远期的美容效果。有人认为约有 90% 的患者可通过较大范围的单纯手术切除获得局部治愈,而不需要进行辅助放疗。保乳手术的初衷是为了改善乳腺癌患者治疗后的美容效果,但上述问题的存在使部分乳腺癌患者保留乳房治疗后的美容效果并不尽如人意。乳腔镜辅助下的乳房外科发展可能成为改善乳房美容效果的有效措施。同时,目前的保留乳房的乳腺癌手术方式和观念可能随着新的乳腔镜手术的发展而发生变化。

乳腺癌的乳腔镜手术在已有临床研究的基础上,充分考虑肿瘤切除的彻底性和美容效果。对于有多发肿瘤或有广泛导管内扩散的乳腺癌,已有用乳腔镜进行皮下全部乳腺腺体切除加一期乳房重建的成功报道。2001 年 Sawai 等报道在乳腔镜辅助下行乳房切除后利用背阔肌肌瓣行一期乳房重建的方法,在乳腔镜辅助下经腋中线上作长约 5cm 的小切口行乳腺切除和腋窝淋巴结清扫。这一技术对不能接受部分乳腺切除的保乳手术治疗的原发乳腺癌患者有较好的美容效果。乳腔镜辅助乳房肿瘤切除后的乳房重建主要是基于切除较多的腺体后恢复乳房的完整形态,要求从其他部位转移组织去填充腺体切除后所留的空间,采用这种方法特别是利用肌瓣进行乳房重建的情况下乳腔镜辅助的手术优势可能会减低,采用转移的肌瓣进行乳房重建术操作复杂、创伤较大,且术后肌肉萎缩影响术前设计及术后美容效果。用乳腔镜行皮下全部乳腺腺体切除及一期假体植入则操作简单,盐水袋假体填充的方法可能是一期乳房重建的较好选择,美容效果好。KitamuraK 等在 1998～2001 年对 71 例乳腺癌患者进行了乳房切除,并采用胸大肌后植入盐水袋假体的方法进行乳房重建,其中 46 例采用常规手方法,25例采用乳腔镜辅助,并进行了 0.5～3 年的随访。结果发现,两组患者的临床病理特点无显著差异,两组均未发现明显的并发症。患者满意度在乳腔镜辅助组明显高于常规手术组(90.4%与 70.4%)。皮下乳房切除及假体植入乳房重建在早期乳腺癌应用逐渐增多,这一技术可以通过一个远隔部位的小切口进行乳房手术操作,完成手术后由于手术瘢痕部位隐蔽而不致引人注意。

4.纤维乳管镜的临床应用(FDS)

乳头溢液是女性乳腺病患者在门诊的常见主诉之一,约 5% 的乳腺疾病患者为自发性乳头溢液,而在常规的乳腺检查时,有 10% 左右的妇女可以被发现存在乳头溢液。多种乳腺的良恶性疾病均可表现为乳头溢液,如:乳腺小叶增生、导管扩张、乳汁潴留、导管内乳头状瘤或导管内乳头状瘤病以及乳腺癌(包括导管内癌、小叶原位癌在内的早期乳腺癌)等,其中导管内乳头状瘤病又是乳腺癌的前期病变。因此,乳头溢液的临床诊断是进一步治疗的前提,而现有的常规临床检查方法往往不能提供有效的帮助,故对于这一类疾病的正确诊治成为乳腺外科医师所面临的一项课题。

FDS 的问世极大地提高了乳头溢液的诊断准确性,使部分患者避免了不必要的手术,也克服了乳腺导管造影难以成功或只有间接证据缺点。FDS 在检查的同时还可进行乳管内活检(TCC)、洗涤细胞检查、分泌物 CEA 测定等,并实施一些相关的治疗,如乳管炎的冲洗、FDS下的激光治疗,尚可发现一些局限在导管上皮的早期微小癌。通过镜头对病灶的精确定位,指导乳腺癌保留乳房手术的准确进行。FDS 能够观察到的范围是从乳管开口至远端 5～6cm,插入最大深度平均为 4.5cm±1cm,基本能满足临床需要。

因此,FDS 作为一种微型内镜,操作简便、创伤小。纤维乳管镜的检查方法弥补了常规的乳头溢液诊断方法的局限性,具有独特的优势:①正常情况下,属于无创检查手术。②能够在直视状况下作检查,可以作为临床确诊的依据,使以乳头溢液为表现而无扪及肿块的乳腺病患者的手术指征明确化,使仅有导管扩张等症状的患者免除了手术;同时,为乳腺癌的早期诊断提供了可靠的依据。③提供了三维的手术定位,明确了手术的部位和范围,提高了手术的准确性和成功率,缩小了手术的范围。例如,可正确确定乳管内癌病灶距乳头的距离。④乳管镜能够更准确判断病变与乳头的距离和病变乳管的走行,为保乳手术提供解剖学依据。⑤借助乳管镜器械通道,使得一些手术和检查器械能直接进入乳管腔内,例如可利用细胞刷刷取病灶部位细胞(不再通过吸取腔内液体获取细胞样本)做细胞学检查,利用器械(如网篮)摘取单发性良性刺状瘤,完成一些局部的手术。⑥随着临床医学的发展,乳管镜将为应用激光技术直接摘除乳管内肿瘤开创有利的条件。临床实践证明,乳管内镜已成为乳腺外科医生进行诊断和治疗的不可或缺的手段之一。

5.乳腺原发肿瘤的消融治疗

保乳手术和前哨淋巴结活检的临床逐步推广,促使人们进一步探索如何采用非外科手段处理乳腺原发肿瘤。射频(RFA)、聚焦微波热疗、聚焦超声(FU)、冷冻治疗、激光组织间治疗和近距离放射治疗等新技术在乳腺癌治疗方面成功的临床试验已初见端倪,被称为"没有手术刀的外科手术"。较传统治疗,在心理和功能美观两方面更易被患者接受,其中射频消融乳腺癌目前最引人注目。

(1)射频消融:射频消融治疗(RFA),最初仅作为部分治疗棘手的中晚期肿瘤的姑息性治疗方法,在肝癌的治疗上取得显著疗效,应用相对广泛。现研究已涉及颅内肿瘤、肺部实体瘤以及乳腺癌等肿瘤的治疗,并有可能发展成为多种实体肿瘤的早期微创治疗方法。

RFA是通过改变流经组织的电流强度产生分子水平的摩擦力,提高细胞内的温度是局部间质加热,温度超过60℃时,肿瘤组织细胞迅速发生蛋白变性并凝固。超声引导的射频探头以及超声实时监测,癌灶消融区呈现高回声。当全部癌灶变成高回声时,治疗即可结束。冷冻探头在超声指引下放置到乳腺癌灶,降温达-40℃,消融病变。原则上,要求肿块直径<1cm、肿块距离乳房表面皮肤应有足够深度,起码还必须超声可见。

目前存在问题主要有:①治疗系统仅能显示电极针自身温度,不能测量治疗域内其他部位温度,B超虽能判断治疗范围,但不能报治疗区内温度;②对于较小病灶,由于受呼吸运动、穿刺针伪影等影响,如缺乏丰富的医学影像识别和定位知识可能因治疗不全导致肿瘤残留;③对于较大病变,肿瘤内部存在纤维隔,限制热量的扩散,使肿瘤内部亚病灶不能被有效破坏,而导致肿瘤残留;④恶性肿瘤几何外形多不规则,而RFA难以像激光、HIFU等方法对肿瘤进行适形立体定位精确治疗,是RFA治疗存在的不足;⑤尚无多中心大样本临床研究得出有力的循证医学结论,尚需对患者进行长期随访,与常规治疗比较各项研究指标,最终验证长期疗效。

(2)经皮微波凝固治疗乳腺癌:利用特殊设计的微波电极针,通过导向穿刺针经皮刺入肿瘤内,使用能发射2450MHz微波的组织凝固器进行治疗。微波作为非电离辐射的高频电磁波,能穿透生物组织,产生热效应,最大深度可达3～4cm,抑制DNA、RNA、蛋白质合成,血管、淋巴管凝固封闭,故大大减少出血量和输血量,减少延缓恶性肿瘤的复发和转移,提高患者生存率。作为一种微创治疗手段,正在被众多学者所接受。乳腺癌微波热疗最好采用乳腺压迫板,就像钼靶摄影一样。冷却两个对应的压迫板,可以减轻微波对皮肤的可能损伤。压迫乳腺可减少微波探头穿透深度,还可减少血供,加速组织的加热。消融治疗后,外科手术切除肿块,经病理证实绝大多数无癌细胞残留。

但治疗中仍存在:①肿瘤定位须准确;②热疗引起局部皮肤损伤;③热疗机的辐射范围同辐射器大小选择有关,超过照射范围肿瘤治疗效果差甚至无效;④温度精确测量迄今尚未解决,通常使用的方法是使用热电偶、热敏电阻、高阻导线或光纤温度传感器,属有创性检查,且难以反映被照射组织整体温度的实时变化情况。无损性测量并实时反映肿瘤组织温度变化是测量技术发展方向,但仍未取得实质性进展。

(3)高能聚焦超声治疗乳腺癌(HIFU):HIFU 利用超声波具有穿透性和可汇聚性的特点,将高强度超声波过皮肤汇聚于乳腺瘤内,在焦点处产生瞬态高温,引起肿瘤组织凝固性坏死,而不损伤周围正常组织从而完整保留乳房。

理论上讲,HIFU 属乳腺癌的无创治疗。作为一种非侵入性治疗,可反复多次对肿瘤组织进行聚焦治疗,完全破坏肿瘤组织,有望成为一种既不切开皮肤,又能选择性破坏乳腺癌组织的无创新技术,从而获得满意的治疗和美容效果。但目前临床治疗腺癌还不成熟,距离全面临床应用尚有一定距离。还需开展大量基础实验及临床研究,包括 HIFU 生物效应、物理治疗剂量与疗效关系、安全监测技术、无创测温技术、精密成像定位技术等,使 HIFU 无创治疗乳腺癌的理论和技术更趋完善。

(4)激光消融术:最初是用于眼科及皮肤浅表肿瘤的治疗。激光治疗的原理是将激光的能量转化为热能,使肿瘤碳化坏死。治疗时患者在基础加局麻下俯卧于立体定位床上,根据肿瘤的立体摄片计算从肿瘤中心到肿瘤边缘以外 0.5cm 球体的体积,按照以下原则选择治疗路径:①该角度肿瘤显示清晰,②避开血管,③从皮肤到肿瘤中心的距离最近。在探头经过的皮肤及组织周围给予局麻,在皮肤上作两个切口,分别将激光头及包含多个组织温度感应器的探头插入肿瘤中心及肿瘤周围,温度感应器的探头较激光头深 1cm。激光剂量达到 5W 前注入 1mL生理盐水。以 1400J/mL 为标准,按上述体积计算总剂量,当所有温度感应器的温度均达到 60℃时终止治疗,治疗时间大约需要 20min。采用 MG 或 MR 引导,激光光纤经 16G 针到病灶,病灶处温度 80～100℃,维持 15～20min。治疗的主要并发症是胸肌和皮肤烧伤。激光消融术在乳腺癌治疗的应用有几组小规模的临床试验报道,其结果是仅对小乳腺癌能完全消融,对较大的肿瘤消融不全。

(5)冷冻治疗或冷冻消融术:冷冻治疗的机制是:冷冻与解冻过程中细胞膜破裂导致细胞的死亡。温度降低和加深、重复冷冻与解冻过程均能增加疗效。治疗时用探针插入肿块内,该探针除末端外全长覆盖温度传导差物质,用液氮持续冷却后探针末端周围组织形成与周围组织分界清楚的冰球,导致局部组织坏死。Morin 等报道能在 15min 内将乳腺组织从 37℃ 降至－55℃,同时可以通过计算机准确地控制温度,但其存在的主要问题是由于缺乏对乳腺癌局部病灶浸润范围准确的判断,冰球形成及解冻的时间较长,影像图对冰球的监控欠准确,治疗区细胞坏死不完全,需更多前瞻性研究来证实其局部控制率。但是超声监测的不精确性和细胞损伤的不彻底性使得这个技术还有待成熟。

（6）电化学治疗乳腺癌（ECT）：电化学治疗（ECT）是一种利用局部电脉冲和化学抗癌药物相结合治疗肿瘤的方法，在直流和脉冲电流下恶性肿瘤发生一系列电化学、电生理改变，造成肿瘤细胞内、外环境改变，导致肿瘤细胞变性死亡。在瞬间高压下癌细胞膜形成暂时性可逆"微孔"，从而增强膜通透性，诱导局部高浓度化学药物进入细胞内，增加细胞毒性，达到杀死肿瘤目的。

凡是有手术禁忌或乳腺癌术后癌肿复发者，可选择电化学治疗，晚期乳腺癌患者接受治疗后肿瘤组织坏死将不能进行手术的患者转化为二期手术，从而改变患者的生活质量。ECT 的缺点是对较大的乳腺肿瘤组织疗效欠佳，本法技术操作要求准确，电极针一定要贯穿整个瘤体横径，使用中如果掌握不当可造成皮肤、血管、神经等周围组织损伤。此外对全身广泛转移或具有出血倾向及恶病质患者禁忌，对于早期乳腺癌治疗疗效评定还有待进一步临床观察。

（7）光动力治疗（PDT）：光动力疗法是一种治疗肿瘤的新型疗法。它是一种光激发化学疗法，实施时，将光敏剂注入患者体内，一段时间后，光敏剂会在肿瘤组织中形成相对较高的蓄积，与正常组织形成浓度差。这时给肿瘤组织照射特定波长的光，光敏剂吸收光子的能量后，产生一些氧化活性分子。氧化活性分子通过氧化作用来攻击肿瘤细胞，细胞便开始死亡，从而达到治疗目的。由于光敏剂选择性地在肿瘤组织聚积，治疗人员选择性地对肿瘤组织照光，双重选择性使得光动力疗法能够选择性地对肿瘤组织进行破坏，对正常组织损害很小。

光动力疗法与手术、化疗、放疗等常规治疗手段相比，其优势在于：它是一种微创治疗方法，对人体创伤小；毒副反应少，尤其是晚期肿瘤患者，体质一般较差，很难耐受手术、化疗、放疗等疗法，而光动力疗法对患者身体影响小，几乎没有毒性，患者能有很好的依从性；对肿瘤组织杀伤具有良好的选择性，可以选择性地杀伤肿瘤组织而对正常组织的损伤很小；适应证广泛，凡是激光可以照得到的身体部位，都可以进行光动力治疗；光动力疗法不存在耐药的问题，可重复使用；对晚期患者进行姑息治疗，可迅速缓解症状，提高生活质量；可以和其他疗法协同应用，提高疗效；可消灭隐性癌病灶；可保护容貌及重要器官功能。

当然，各种消融治疗尚不能使外科医生确信边缘无残留，其技术本身也无法肯定。况且，消融肿瘤转变成的脂肪坏死给治疗后复查带来极大不确定性。因为，脂肪坏死在临床物理检查、彩超、钼靶照片，甚至 CT 和 MRI 上不易与癌肿鉴别，无法早期诊断复发。因此，消融治疗技术亟待完善，目前还仅限于一些特定患者，如不能耐受手术或有特殊要求者。如同新辅助化疗，消融治疗在术前应用，可以使癌块大大缩小，肿瘤降级、降期。所以，消融治疗当前最实际、也最易被接受的用途还是配合保乳或较少创伤外科手术。

如今，乳腺癌患者可以和外科、放射以及病理的大夫们坐在一起，共同商讨治疗方案，从各种不同方案中选择最合适的一个，根治术也正在或将被乳腔镜保乳或其他保乳手术所取代，外科治疗乳腺癌正在向着更合理的方向发展，外科医生不应担心或恐慌。可以预言，未来十年内，局麻、当天的乳腺癌手术方式会被越来越多的人所接受，以保乳手术为代表的各种微创手术必将成为主流。我们有理由相信，乳腺癌的整体治疗策略将会继续朝着更加微创、更加有针对性的外科治疗与更加有选择性的全身性治疗相结合的方向发展,广大乳腺癌妇女的生存机会和生活质量必将越来越接近正常妇女,"完美"地回归社会。当前,对于乳腺癌微创手术的研究才刚刚开始,前方的路还很长,让我们大家共同携手,拓展微创领域的新空间。微创手术的不断发展,势必导致乳腺癌外科治疗上一场轰轰烈烈的技术革命。

三、乳腺癌的放射治疗

1.放射治疗物理学基础

(1)射线的种类:放射治疗的电离辐射包括电磁波辐射和粒子波辐射。临床用于放射治疗的电磁波主要是 X 射线和 γ 射线。用于放射治疗的粒子波包括电子束、质子束、中子束、α 粒子、负 π 介子及其他重粒子。X 射线和 γ 射线都是低能 LET(线性能量转换),中子和 α 粒子则都是高能 LET。高能 LET 射线与低能 LET 射线的生物学效应有所不同。

(2)照射方法及放疗设备:放射治疗照射的方法分为体外照射和体内照射两种。两种照射方式采用不同的放射治疗设备。

①体外照射:又称为远距离放射治疗。这种照射技术是将放射源在距离患者体外一定距离的情况下照射靶区。用于体外照射的放射治疗设备有 X 线治疗机、^{60}钴治疗机和加速器放射治疗等。^{60}钴治疗机和直线加速器一般距人体 80~100cm 进行照射。目前常用的放疗设备为直线加速器,它不仅能产生 X 线,也能产生电子束。

②体内照射:又称为近距离放射治疗。这种治疗技术是指将放射源置入被治疗的器管腔内或被治疗的组织内进行照射,前者也称为腔内照射,后者称为组织间照射。近距离放射治疗最初是使用放射性元素镭作为放射源,主要用于宫颈癌和其他表浅部肿瘤的治疗。后装放疗技术的出现和发展使近距离放射治疗获得了新的发展。现代后装机是在无放射源的情况下,把空载的施源器置入患者的体腔内,经精细摆位、固定、定位、制定优化的治疗计划等步骤,然后在有放射防护屏蔽的条件下,按优化的治疗方案远距离遥控将放射源输入施源器中所指定的位置。现代后装放疗技术不仅解决了放射防护问题,而且还因采用微小的高能量^{192}铱源,患者治疗时间缩短,痛苦减少,临床应用范围拓宽。保乳手术后应用组织间照射技术,可以提高局部的放射剂量,保护周围正常组织。

利用人体某些器官对某种放射性同位素选择性吸收作用,将该种放射性同位素用于治疗,如用^{32}磷治疗癌性胸腔积液和癌性腹水,这种技术也称为体内照射。

③辅助设备及新技术:近年来肿瘤放射治疗设备的另一重要进步是不断发展放射治疗的辅助设备,如模拟 CT 定位机、计算机辅助治疗计划系统、IMRT 立体定向放射治疗系统、模室技术、剂量监测系统等。改进放射治疗辅助设备对于提高和保证放射治疗质量十分必要。

(3)放射治疗剂量:放射治疗剂量统一采用组织吸收剂量,单位为 Gy,即每千克组织吸收的剂量,1Gy=100cGy。放射性同位素的放射活度单位用 Bq 表示,放射防护所用剂量当量单位为 Sv 表示。

2.放射治疗生物学基础

(1)射线的生物学作用:辐射可以直接和间接损伤细胞 DNA 分子。当一个细胞吸收任何形式的辐射线后,射线都可能直接与细胞内的结构发生作用,引起生物学损伤,这种损伤在高 LET 射线治疗时明显,用 X 射线和 γ 射线等低能 LET 射线治疗时,间接损伤作用更明显些,约 1/3 的损伤是由直接作用所致,其余 2/3 损伤是由间接作用所致。直接作用是射线对 DNA 分子链作用,使其出现氢键断裂、单链或双链断裂及形成交叉链。间接作用是射线对水分子(大多数细胞含水量约 70%)电离产生自由基,自由基再与生物大分子相互作用,最后作用于 DNA 链。组织实际吸收放射线能量很少,而主要是引起放射生物学效应。电离辐射所引起的潜在损伤是通过能量传递产生大量化合物,并引起生物学性损伤等间接作用所致。

放射生物学研究评价肿瘤细胞放射后存活的标准,是细胞是否保留增殖能力。丧失增殖能力,不能产生后代的细胞称为非存活细胞。而保留增殖能力,能产生子代的细胞称为存活细胞。用细胞存活曲线可以反映照射剂量与细胞存活数目之间关系。线性二次方程模式所反映的放射生物学效应,除了考虑照射剂量外,还应考虑到阳性细胞存活的其他因素。肿瘤组织和急性反应组织的 α/β 值较大,一般在 10Gy 左右,晚反应组织的 α/β 值较小,一般在 1.5～4Gy 之间。放射敏感肿瘤的 α/β 值高于放射抗拒性肿瘤的 α/β 值。α/β 值低的肿瘤对分次治疗剂量和剂量率的依赖性高于 α/β 值高的肿瘤。

(2)放射治疗的 4 个 R:放射治疗后肿瘤细胞的存活曲线受乏氧细胞再氧合、亚致死损伤细胞的修复、细胞周期的再分布、细胞再增殖等 4 个 R 的影响。

①氧和再氧合作用:氧在放射治疗中的作用已受肯定。氧在辐射产生自由基的过程中扮演重要角色,氧在足够的状态下产生放射增敏作用。氧压低于 20mmHg 时,细胞将明显避免放射性损伤。大多数正常组织的氧压为 40mmHg,因此不能保证避免出现放射性损伤。肿瘤组织常有供血不足及乏氧细胞比率高的问题,其乏氧细胞比率可达 1%～50%。氧含量与细胞远离血管的距离相关,直径＜150～200μm 的毛细血管以远的组织,氧压为 0,细胞将死亡。在氧充分与乏氧坏死区之间的区域,氧的浓度足以使细胞增殖,但不足以使细胞避免放射损伤,这是肿瘤放射治疗后再生长及复发的常见原因之一。放射治疗过程中,由于肿瘤缩小,乏氧细胞与毛细血管的距离缩短,氧消耗减少等变化,原来乏氧的细胞可能获得再氧合的机会,从而对放射治疗的敏感性增加。

②放射损伤的修复:细胞在受到辐射时,可能出现亚致死性损伤,在给予足够时间、能量及营养的情况下,其亚致死损伤可能得到修复。亚致死损伤修复与临床放射效应相关,修复与分割照射及剂量率有关,肿瘤组织与正常组织的修复能力有差异,肿瘤组织及早反应组织与晚反应组织的修复有差异。

③细胞周期的再分布:肿瘤细胞周期分布与肿瘤治疗及预后密切相关。细胞周期中对放射治疗最敏感的是 M 期细胞,G_2 期细胞对射线的敏感性接近 M 期,S 期细胞对射线敏感最差。对于长 G_1 期的细胞来讲,G_1 早期对射线的敏感性差,但 G_1 晚期则较敏感。不同周期细

胞对射线的敏感性差异与细胞氧合程度无明显关系。据研究,不同周期细胞内自由基清除剂的含量有差别,这种天然的放射保护剂在 S 期含量最高,接近 M 期含量最低。照射后 M 期细胞数明显减少,G_2 期细胞比例增加。G_2 期细胞增加的时间和程度与照射剂量及射线的质相关。

④细胞再增殖:分次放射治疗期间,皮肤黏膜等正常组织对损伤的反应可表现为非活性状的干细胞复活,细胞增殖周期缩短,这种增殖对减少正常组织放射性损伤有益。对于肿瘤组织,射线使细胞分裂比治疗前加快,故称为加速增殖。为补偿加速增殖对放疗造成的影响,疗程延长需要增加总照射剂量,才能达到相同的治疗效果。由于细胞有再增殖及加速增殖问题,临床放射治疗中总疗程明显超过标准时间、因急性放射反应中断放射治疗时间过长等情况下,都可能影响放射治疗的疗效。

(3)时间、剂量、分次治疗:人们使用的每周 5 次照射的标准分次放射治疗方法,很大程度上是基于20～30 年代临床放射治疗的经验所制定。那时人们发现,X 线治疗在不对皮肤造成明显损伤的情况下,单次照射不能达到治疗的作用。80 年后的今天,人们用放射生物学的试验结果来解释分次治疗的作用。分次照射可以允许分次治疗期亚致死损伤的正常组织修复和增殖,乏氧的肿瘤细胞可能再氧合,肿瘤细胞周期再分布,从而使正常组织修复,使肿瘤组织的损伤增加。然而这种推论存在许多疑问,分次照射时肿瘤在再氧合的同时能否避免再增殖及修复等问题尚无法准确评估。在放射治疗中,照射剂量、时间及治疗次数对组织造成的生物学作用相互依赖和相互影响。实际上,临床常用的分次照射方案大多是基于大量临床经验、减轻急性放射反应及工作习惯而设计,还缺乏令人信服的放射生物学研究依据。研究超分割照射、加速分割照射及低分割照射等不同的剂量、时间及分割方案,虽然积累了不少经验,但尚未取得突破性进展。

(4)放射增敏剂及放射保护剂:多年来,为提高肿瘤组织对射线的敏感性,降低正常组织对射线的耐受性,人们一直在研究寻找肿瘤放射增敏剂和正常组织放射保护剂。目前,还未研究出理想的放射增敏剂和放射保护剂。

3.放射治疗计划

精心制定放射治疗计划的目的是有效控制肿瘤,保护正常组织。在制定放疗计划之前,首先要明确拟行放射治疗的目标。根治性治疗应尽可能使放疗达到控制肿瘤的目的,尽量减少周围正常组织受量,避免出现严重的放射并发症;姑息性治疗以减轻患者痛苦及提高生存质量为主要目的。

制定放疗计划时,需要尽可能精确地了解肿瘤的体积及治疗靶区,了解照射范围内有无放射敏感的重要组织器官。对靶区和毗邻重要器官定位是制定放射治疗计划的重要步骤。X 线模拟机是经济实用的定位设备。在条件允许的情况下,采用 CT 等现代影像扫描技术定位及三维重建技术效果更好。

在制定放射治疗计划时,要根据具体情况选择适当种类及能量的射线,机器治疗床的角度,照射野位置及大小、是否需要用楔形板等。计算剂量分布是制定放疗计划的重要内容。在了解照射剂量分布情况的基础上,可根据患者的具体情况调整并优化其治疗方案,制定个体化治疗方案。

近年,逐步广泛使用的治疗计划计算机辅助系统为临床放射治疗计划提供了极大的方便。利用该系统,可以在精确定位和组织器官三维重建的基础上,设计射野、射束入射方式、计算剂量分布,计算肿瘤及重要器官受不同剂量水平照射的体积等一系列复杂的计算工作。精心设计个体化放射治疗计划,并将其计划贯穿于整个治疗过程,是提高放射治疗质量的必要保证。

4.放射治疗的一般原则

(1)放射治疗的分类:按治疗的目的分类:根治性放疗和姑息性放疗。

根治性放疗:即通过放疗可能达到治愈目的的放疗。根治性放疗的范围除包括原发病灶外,还包括原发病容易出现的扩散及转移淋巴结区域,照射野面积要大,所给的剂量必须足够。

姑息性放疗:是以姑息治疗为目的,只需控制肿瘤生长,减轻疼痛和一些症状即可。因此,照射野不宜太大,剂量也不必太高。但在有时,经过姑息性放疗后疗效显著,估计可能达到根治的,应改为根治性放疗。

放射治疗与手术、化疗联合应用。作为综合治疗的一种手段,可分为术前放疗、术中放疗、术后放疗。

(2)临床剂量学的原则

①肿瘤剂量要求准确:放射治疗和手术治疗一样,是局部治疗方式。因此肿瘤区的剂量一定要准确。

②治疗的肿瘤区域内:剂量分布要均匀,剂量变化梯度不能超过 $\pm 5\%$,即要求达到 90%的剂量分布。

③射野设计应尽量提高治疗区域内剂量,降低照射区正常组织受量。

④保护肿瘤周围重要器官免受照射,至少不能超过其允许的耐受量范围。

(3)放射线的合理选择:为了达到以上临床剂量学的原则,在工作中对射线的合理选择和应用很重要。根据 X(γ)射线和电子束的物理特征,对于浅表肿瘤一般选择低能的 X 线或电子束治疗。对于偏侧的深部肿瘤,可先用高能 X 线或高能电子束,当用高能 X 线治疗时,皮肤剂量较低,但肿瘤后剂量较高;当用高能电子束治疗时,肿瘤后剂量较小,但肿瘤前皮肤剂量较高。为了达到最佳效果可将两者联合进行,使肿瘤前后的正常组织受量均不致过高。对于靠近体中线的肿瘤一般采用高能 X 线对穿野照射。

除以上因素外,在选用哪一种或几种射线时,还要综合考虑照射的半影、骨吸收、肺和空腔脏器的影响等。

(4)放射治疗禁忌证

①骨髓抑制:周围血白细胞数低于 $3 \times 10^9/L$,血小板计数低于 $70 \times 10^9/L$;

②急性或亚急性炎症未控制期;

③肿瘤广泛转移、恶病质、尿毒症；

④急性肝炎、精神病发作期、严重心血管疾病未控制期。

5.乳腺癌的放射治疗

放射治疗在乳腺癌的治疗中既可以作为根治乳腺癌的主要方法，也可以用于乳腺癌根治术后辅助治疗，还可以用于卵巢去势治疗及姑息治疗。

（1）早期乳腺癌的放射治疗

①导管内癌和小叶原位癌的放射治疗：随着乳腺癌普查的开展，以及诊断技术的不断改进和提高，导管内癌和小叶原位癌的发病率日益增多。导管内癌和小叶原位癌若不经过治疗均可发展成浸润性癌。由于导管内癌可以表现为多中心的病变，但较少侵犯对侧乳腺及腋下淋巴结。因此导管内癌的治疗方法选择全乳切除术或肿瘤局部切除加胸壁放疗，一般不主张行腋窝淋巴结清扫术。两者疗效相似，而且对于肿瘤局部切除加胸壁放疗的患者出现局部复发再行乳房切除术仍然可以取得很好的疗效。在行肿瘤局部切除后，胸壁放疗的剂量为 4600～5000cGy，然后对于原发部位缩野加量照射 1000cGy。

小叶原位癌较常见多中心发生，此类型乳腺癌发展为浸润性乳腺癌的概率较低，且即使发展为浸润性乳腺癌也多为预后较好的病理类型。因而此类患者首选单纯观察（2A 类证据）。服用他莫昔芬可使此类妇女发生乳腺癌的风险降低，故建议观察组的妇女应考虑使用他莫昔芬治疗（1 类证据）。因为此类妇女双侧乳腺发生浸润性乳腺癌的概率相同，故也可考虑行双侧乳房切除术和术后乳房重建术。局部切除术后加放疗意义也不大。

②Ⅰ、Ⅱ期乳腺癌的放射治疗：Ⅰ、Ⅱ期乳腺癌以手术治疗加胸壁和区域淋巴结放疗为主。手术治疗后加胸壁和区域淋巴结放疗可以明显降低其局部复发率。但是能否提高生存率意见尚不一致。有学者观察到对于淋巴结阴性的患者，放疗可以降低局部复发，但对远处转移和总生存率无影响；对于淋巴结阳性的患者，放疗不仅降低局部复发，而且也降低远处转移（$P = 0.02$），并有可能提高生存率（$P = 0.21$）。在对死因进行分析时发现，放疗患者乳腺癌的死亡率低于没有放疗的患者，但是缺血性心脏病的死亡率在放疗组中较高。这一研究提示术后放疗能够降低乳腺癌的死亡率和增加心血管疾病的死亡率。适型调强放疗技术的应用有望降低放射治疗导致的心脏并发症。

乳腺早期浸润癌患者以前以根治性手术为主，现在越来越多的研究显示保留乳房手术加局部放疗的疗效与根治性手术的疗效相似，而且可以减少根治术的并发症，保留乳房的外形。

进行保留乳房手术加局部放疗是有一定要求的，其适应证为：a.乳腺肿瘤位于乳晕区以外的部位，肿瘤为单发病灶，肿瘤直径≤3cm；b.腋下无肿大淋巴结或有单个活动的淋巴结；c.行肿块切除后乳房的外形无明显的畸形；d.患者乳房发育好，有保留乳房外形的要求。另外，应该在有条件和经验进行术后放疗的单位才能进行保留乳房的手术和放射治疗。

保乳手术及放疗的禁忌证：

绝对禁忌证：a.既往有胸壁或乳腺区放疗史者；b.切缘持续阳性；c.妊娠期妇女；d.乳房摄

影提示为显微钙化的弥散性恶性肿瘤或为多中心病灶。

相对禁忌证:a.有结缔组织疾病史,特别是硬皮病;b.肿瘤直径大于5cm(2B类证据),或肿瘤大小与乳房比例失调;c.大乳及下垂乳房。

照射剂量:乳腺切线野为4500~5000cGy/4.5~5周,如原发肿瘤已彻底切除,原发肿瘤区缩野追加剂量1000cGy;如原发肿瘤切除不彻底,则追加剂量1500~2000cGy。区域淋巴结引流区放疗剂量为4500~5000cGy。

目前关于保乳调强放射治疗的报道比较多见。2006年ASTRO报道一项随机研究比较保乳术后乳腺调强放疗和常规楔形板技术放疗的临床结果,发现调强放疗显著降低了乳腺皮肤,特别是乳腺下部皮肤皱褶处的2~4级湿性反应的发生率。类似报道也得出一致结论,认为调强放疗对比常规楔形板技术放疗,显著降低乳腺急性放射性皮炎、水肿和色素沉着,并显著降低乳腺晚期水肿发生率。

(2)乳腺癌根治术后放射治疗:Ⅰ、Ⅱ期乳腺癌,原发灶在乳腺外象限,腋下淋巴结病理检查阴性,根治术后不放疗。对 $T_{3\sim4}$,皮肤有水肿、破溃、红斑、与胸肌固定;或腋窝淋巴结转移>20%或≥4个,术后放疗靶区应包括胸壁加锁骨上下淋巴结区。如果 $T_{1\sim2}N_0$,但手术切缘≤1mm或伴有脉管癌栓,则考虑仅行胸壁照射。近年研究表明,术后照射腋窝对降低复发意义不大,对生存率也未能增加,且术后腋窝区的放射治疗会导致同侧上肢水肿,故不建议术后行腋窝放疗。尽管内乳淋巴结受侵率较高,但临床内乳淋巴结复发率约0%~7%,且内乳淋巴结照射还可导致心血管病变和肺损伤,故是否应将内乳淋巴结区作为术后放射治疗靶区至今争议很大,目前,对内乳淋巴结的处理有3种可行方案:①不作内乳区照射;②改善照射技术,在不增加心肺并发症的前提下行内乳区照射;③缩小内乳区照射范围,只包括同侧第1~3肋间。

照射剂量:5000cGy/5周(以3~4cm深度计算组织量)。

目前研究资料证实乳腺癌细胞的α/β与正常晚反应组织相当。因此有学者开展了低分割照射的研究。2008年ASTRO报道了一项乳腺癌低分割照射的临床研究(START),比较低分割照射(分次量3~3.2Gy,总剂量39~41.6Gy)和常规照射(分次量2Gy,总剂量50Gy)在根治术后分期为 $T_{1\sim3}N_{0\sim2}$ 乳腺癌中疗效和不良反应。中位随访时间为5.1~6年,结果显示两组局部复发率均为3%左右,无显著差异,但低分割照射组乳腺硬结、毛细血管扩张及乳腺水肿的发生率明显降低。

(3)乳腺癌的术前放疗:适应证:①原发灶≥5cm,估计手术有困难者;②皮肤受累或与胸壁有粘连;③炎性乳腺癌;④新辅助化疗肿瘤缩退不理想的病例;⑤肿瘤生长迅速,短期内明显增大者。一般认为术前放疗能够降低局部复发率,提高5年生存率。术前放疗也存在一些弊端,如经术前放疗后对术后的正确分期、组织学诊断及激素受体的检测均有影响,同时对术后伤口的愈合也有影响。目前,由于化学治疗的发展和广泛应用,化疗不仅可以控制局部肿瘤,而且对可能出现的远处隐匿的微小转移灶也具有效果。因此术前放疗有被术前新辅助化疗取代的趋势。

照射方法：T_3N_0 病例行患侧全乳切线照射，肿瘤量 $30\sim40Gy/3\sim4$ 周；皮肤有侵犯或腋下淋巴结有转移的 Ⅱ、Ⅲ 期病例，术前行患侧全乳房切线照射，根据病情设或不设腋下照射野。一般在放疗结束 2 周后行手术治疗。

（4）局部晚期乳腺癌的放疗：局部晚期的乳腺癌包括乳腺局部肿块较大（$T_{3\sim4}$）或腋下淋巴结肿大并与周围组织粘连（N_2）；同侧锁骨上、下淋巴结转移或肿瘤导致上肢水肿（N_3），但远处尚未发现转移。这些患者以后出现远处转移的可能性非常大。因此对局部晚期乳腺癌患者以全身化疗为主，辅以手术治疗和放射治疗等。经化疗和（或）放疗后，如果肿瘤局部肿瘤明缩小，可以行根治性手术的应尽量手术。

（5）卵巢功能的去势放疗：乳腺癌为雌激素依赖性肿瘤，减少体内雌激素的产生就可以限制肿瘤的生长。绝经前的患者卵巢功能正常，可分泌雌激素。因此卵巢的去势治疗可以取得一定的疗效。卵巢的去势治疗可行卵巢切除术，卵巢放疗和药物去势。一般认为，去势治疗对 ER 阳性患者的疗效要优于 ER 阴性患者。绝经后的患者不需使用卵巢的去势治疗。

多数主张卵巢功能的去势治疗主要在复发和远处转移时进行，首次治疗的患者一般不行预防性去势治疗。由于卵巢一般位置变化较大，在放疗时多采用前后对穿野照射，最好先用 B 超或 CT 确定卵巢的位置。照射剂量为 $2500\sim3000cGy$。

（6）乳腺癌常规放疗技术

①乳腺及胸壁的放疗技术：乳腺癌进行乳腺及胸壁放疗的情况有：a.前放疗；b.期乳腺癌作单纯乳房切除或单纯肿块切除后；c.部晚期肿瘤单纯放射治疗；d.腺根治术后某些情况需行胸壁照射者。一般选用 ^{60} 钴射线或 $4\sim6MVX$ 射线进行切线野照射，然后针对原发部位给予缩野追加剂量照射。

切线野照射的范围：上界一般在第二前肋水平；下界在乳房皱襞下 2cm；外切野在腋中线或腋后线；内切野按是否包括内乳淋巴结而位于不同的位置，如包括内乳淋巴结则位于体中线健侧 3cm，如不包括内乳淋巴结则位于体中线。由于进行切线野照射时不可避免地要照射到一部分肺组织，在进行设野时，肺组织受照射的越少越好，一般肺组织受照射的厚度在 3cm 左右。切线野的定位应在模拟定位机下进行。因胸廓的上下径不一致，上部较小，而下部较大，在设切线野时应使切线野的底边与胸廓的平面平行。具体的方法为：a.患者背部放置一楔形垫板，使患者胸廓上部垫高；b.整治疗机小机头的角度。

在进行切线野照射时，为减少肺组织的照射量，最好使内外切线野在肺组织的边缘相重合，为达到这一目的可以在模拟机定位时使内外切线野的交角稍大于 $180°$，也可以使用独立准直器实现。学者在实际工作中认为使用独立准直器较为方便。

在内、外切线野治疗时必须使用组织补偿块或楔形滤过板技术，以使胸壁及乳腺的受量均匀，减少皮肤受照剂量。

局部缩野追加剂量照射可以采用适当能量的电子线或 ^{192} 铱作组织间插植近距离放疗。低能量 X 线由于使肺组织的受剂量较高,一般很少使用。电子线应用较广泛,其使用简单方便,易于掌握,但其照射剂量一般应控制在 1500cGy 以下,剂量过高可能引起皮肤及皮下组织的晚期放射损伤,而影响美容效果。[192]铱组织间插植近距离放疗是局部追加剂量较好的方法,可以给予局部较高的剂量,而皮肤剂量较小,但是[192]铱组织间插植对技术设备要求很高,对患者也有一定的创伤。

②内乳照射野与胸壁切线野的相邻技术:照射方法:内乳区照射野内界在体中线,外界在体中线患侧 5～6cm 处,上界与锁骨野下缘相接,下界包括第五肋间。内乳淋巴结一般采用内乳野的垂直照射技术,该技术应用简便,内乳区受照剂量准确。为使内乳淋巴结得到足够的剂量,使皮肤及纵隔器官避免受到过高剂量的照射,一般选用 4～6MVX 线或[60]钴与电子线的混合照射,也可使用 4～6MVX 线或[60]钴与深部 X 线和单纯电子线照射。

当内乳垂直野与切线野联合应用时,在与内切线野相交的胸壁处可能出现低剂量区,特别是体胖和胸廓较宽的患者,从而影响治疗的效果。如果将内切线野与内乳野部分重叠可以解决低剂量区的问题,如重叠过多又可能出现高剂量区。

可以将内乳野作一偏角照射,应用偏角照射可以解决与内切野相交导致的剂量不均匀性的问题。一般偏角照射技术选用电子线照射,否则肺组织受照射的体积就会增加。该技术应用中比较复杂,需要一定的技术条件和治疗精度作为保证。

当用内切线野代替内乳野照射内乳淋巴结时,虽然解决了内乳野与切线野衔接问题,但不可避免地使肺组织受照射的体积增加而加重肺组织的损伤,同时要求患者内乳淋巴结的位置较浅,一般为胸廓较窄、体瘦的患者。

在临床应用过程中应根据每个患者的具体情况选用不同的照射技术。乳腺原发灶位于外象限胸廓较宽者可用内乳单独一野垂直照射;原发肿瘤位于内象限,胸廓较窄者可用内乳野偏角照射;如原发肿瘤很接近体中线时宜用内切野包括内乳淋巴结的技术。

③锁骨上、下野与胸壁切线野的相邻技术:锁骨上、下野上界平环甲膜,内缘在中线,外界在肱骨头外缘,下界在第 2 肋软骨上缘。也可以将锁骨上、下野内缘定在中线健侧 1cm 处,机架向健侧偏 15°,以保护气管、食管和脊髓。由于锁骨上、下野与胸壁切线野为非共面照射以及射线散射的特点,在两野相交的部位可能产生剂量重叠,而造成皮下组织及肺尖部的放射损伤。为了消除两野联结处的剂量重叠处可以采用以下的方法:①可用半野照射技术消除锁骨上下野的散射;②通过用悬挂的垂直挡块来消除切线野的扩散;③通过转动治疗床的位置,使切线野的上界与锁骨上下野的下界重合。

四、乳腺癌的化学治疗

乳腺癌是女性常见的恶性肿瘤。迄今,乳腺癌仍以手术切除为主要手段,因其为体表的肿瘤,加之人们防癌意识的提高和诊断方法的进步,使早期诊断率及手术切除率均高于其他一些肿瘤。然而,即使加以放疗仍为局部治疗,亦未见明显改善治疗效果,对于乳腺癌的转移及复发不能有效地控制,应用抗癌药物化疗和或内分泌治疗和或靶向药物治疗作为综合治疗手段越来越具有重要的地位。20 世纪 90 年代以来,北美和英国等国家的乳腺癌虽然呈上升趋势,但死亡率均下降。据认为其原因与早诊和综合治疗的进步,特别是术后辅助治疗的进步有关。

1.单药化疗

单药化疗早已不常见,偶用于个别不能耐受联合化疗副反应者,或姑息性单药治疗,目前近 20 多种药物对乳腺癌有一定疗效,其有效率为 20％～50％,分别叙述如下:

阿霉素(ADM):是蒽环类抗肿瘤抗生素药物,是目前治疗乳腺癌最为有效的药物之一。其作用机制是通过它嵌合于 DNA 碱基之间并紧密地结合到 DNA 上,致其空间结构障碍,而抑制了 DNA 以及依赖性 RNA 的合成。作为细胞周期非特异性药物,细胞毒作用可发生于各周期中的细胞,但 S 期细胞更为敏感。另外蒽环中也可能有一个电子还原成游离基,它具有高度活性,也可能是杀死癌细胞的机制之一。阿霉素对乳腺癌的有效率为 30％～50％。常用方法:50mg,静脉注射,每周一次;或 60mg/m²,每 3 周一次;或 20mg/(m²·d),连用 3 天,每 3 周重复。主要毒副作用为骨髓抑制、脱发、心肌损害,尤其总量超过 500mg/m²,易发生心肌受损,应注意其"终身剂量"为 450～500mg/m²。常用于联合化疗方案。

表柔比星(E-ADM):是阿霉素的一个衍生物,其抗癌作用与阿霉素相似,但其心脏毒性副作用较轻,用量可比阿霉素提高 1/3。吡柔比星(THP-ADM):是阿霉素的另一个衍生物,其抗癌作用亦相似,而心脏毒性、脱发也较轻,应用剂量、方法与阿霉素相同。

环磷酰胺(CTX):是烷化剂中较早和较为有效的抗乳腺癌药物之一。其作用机制是环磷酰胺在体内,在肝线粒体酶类的作用下,转化为中间产物,如具有活性的丙烯醛及磷酰胺芥,与DNA 键交联,而阻止细胞分化。对各期增殖细胞均有杀伤作用,对 S 期有更强的细胞毒活性。单药有效率为 24％～35％。常用方法:50mg/次,每日 2～3 次,口服;或 200mg,静脉注射,每日或隔日一次;或 600mg,静脉注射,每周一次,总量 8～10g。主要毒副作用是骨髓抑制,白细胞、血小板减少,出血性膀胱炎,胃肠反应和脱发等。常用于联合化疗方案。

异环磷酰胺(IFO):是环磷酰胺的同分异构体。其作用与环磷酰胺相同,毒副作用相似,但异环磷酰胺对骨髓的抑制较环磷酰胺略轻,而发生出血性膀胱炎的概率较 CTX 高,用量较CTX 大,对 CTX 抗药者仍有效。常用方法:1.0～1.5g/(m²·d),静脉滴注,连用 3～5 天为一疗程,每 4 周重复。需同时配用巯乙磺酸钠(Mesna 亦称美司钠),剂量为异环磷酰胺的 1/2(分 3 次给药:用在 IFO 前和后 4、8h),可以防止出血性膀胱炎,不影响其疗效。

氟尿嘧啶(5-FU):是抗代谢类较为有效的抗乳腺癌药物之一。其作用机制是 5-FU 在细胞内转化为 5-氟尿嘧啶脱氧核苷酸(5-FU-dump),而抑制脱氧胸腺苷酸合成酶,阻止脱氧尿苷酸(dump)甲基化转变为脱氧胸苷酸(dTMP),从而影响 DNA 的生物合成,主要为 S 期特异性药物,但 5-FU 在体内转化为 5 氟尿嘧啶核苷酸(5FUR)后,也能渗入 RNA 中干扰蛋白质合成,故对其他各期细胞亦有作用。其有效率为 26％～30％。常用方法:500～750mg,静脉注射,每周 1～2 次,或 10～12mg/(kg·d),每日一次,3～5 天后剂量减量,隔日一次,总量 5～

10g 为一疗程,1～2 个月重复。主要毒副作用为骨髓抑制、食欲减退、恶心、呕吐、腹痛、腹泻和血便等。常用于联合化疗方案。

呋喃氟尿嘧啶(FT-207),是氟尿嘧啶的衍生物,其作用机制是经肝内酶的降解,释出 5-FU而起作用,干扰、阻断 DNA、RNA 及蛋白质的合成。本品化疗指数为 5-FU 的 2 倍,而毒性为5-FU 的一半左右,与 5-FU 有交叉耐药性。常用方法:每日 800～1000mg,分 4 次口服,总量20～40g 为一疗程。15～20mg/kg,加于 5％葡萄糖液 300～500mL 中,静脉滴注,每日一次,或 60～120mg/kg,每周 2 次。栓剂 500～1000mg/d,每日一次,总剂量同口服。

甲氨蝶呤(MTX):是抗代谢类抗肿瘤药物,其作用机制是 MTX 对二氢叶酸还原酶有强大而持久的抑制作用,使二氢叶酸(FH_2)不能变成四氢叶酸(FH_4),从而 5,10-甲基四氢叶酸产生不足,使脱氧尿苷酸生成脱氧胸苷酸的过程受阻,而致 DNA 及 RNA 合成障碍。主要作用于 S 期细胞,为周期特异性药物。其有效率为 23％～34％。常用方法:20～40mg,静脉注射或肌内注射,每周 1～2 次,5～10 次为一疗程。主要不良反应:胃肠道反应、骨髓抑制、黏膜溃疡、脱发、皮炎和色素沉着等,长期或大量用药可有肝、肾损害。常用于联合化疗。

长春新碱(VCR)是植物类长春花提取出来的一种生物碱,其作用机制尚未完全明了,据认为主要作用于 M 期,为周期特异性药物,可能与微管或其组蛋白巯嘌呤有关,以及可抑制RNA 的合成。其有效率为 14％～21％。常用方法:1～2mg,静脉注射,每周 1～2 次,5～10mg 为一疗程。其主要毒副作用为末梢神经损害,神经轴索的变性,可有神经抑郁和胃肠道症状,而骨髓抑制轻。有时用于联合化疗。

长春地辛(长春酰胺,VDS):是一种长春碱衍生物,作用机制与长春新碱相似,其有效率为4％～30％。常用方法:3mg/m²,静脉注射,每周一次,4～6 周为一疗程,其毒副作用与 VCR相似,但神经毒性比较轻。

长春瑞宾,其他名称,去甲长春碱、去碳长春碱、Navelbine,诺维本、酒石酸长春瑞滨胶丸,简称 NVB、NVR。本品是一种新的半合成长春碱类化合物,其药理作用是通过阻滞微管蛋白聚合形成微管和诱导微管解聚,使细胞分裂停止于有丝分裂中期,因此属于细胞周期特异性药物。NVB 对轴索微管的亲和力差,高浓度时才对轴索微管产生影响,因而神经毒性较低。法国和意大利一项多中心研究,用单药 NVB 每周 30mg/m²,治疗转移性乳腺癌,一线治疗的有效率为 40％～60％,在二、三线治疗中也获满意疗效,有效率为 30％。Fumoleau 等报道,采用NVB 每周 30mg/m² 一线治疗 25 例晚期转移性乳腺癌,总有效率 60％,其中 CR20％。另一项多中心研究组治疗初治晚期或转移性乳腺癌 145 例,NVB 30mg/m² 治疗至病情进展,总有效率为 41％(CR7％、PR34％),稳定 30％,中位进展期 6 个月,中位生存期 18 个月。常用方法:只能静脉用药,单药化疗剂量 25～30mg/m²;联合用药通常每次 25mg/m²,每周 1 次,连用2 次为一个周期,给药时需要用生理盐水 50～100mL 稀释,并在短时间内(6～10min)静脉滴注或静脉冲入,随后沿此静脉冲入地塞米松 5mg,再用生理盐水 250mL 静脉滴注,可以减轻对血管的刺激。主要毒副反应:①血液毒性:粒细胞减少,Ⅲ～Ⅳ度占 11％～50％,中度贫血,血小板减少少见,无积累性毒性。②神经毒性:周围神经毒性,一般限于腱反射消失,感觉异常少见,长期用药后可发生下肢短暂性感觉异常。可有胃肠自主神经麻痹所致的便秘。麻痹性肠梗阻罕见。③胃肠毒性:轻度恶心、呕吐、便秘少见。④支气管肺毒性:偶有呼吸困难和支气管痉挛,可在注射药后数分钟或几小时后发生。⑤其他:中度脱发、注射部位局部反应、静脉炎、谷丙转氨酶升高,下颌痛偶见。

丝裂霉素(MMC):是抗生素类抗肿瘤药物。其作用机制:在细胞内通过还原酶活化后起作用,可使 DNA 解聚,同时阻断 DNA 的复制。高浓度时对 DNA 和蛋白质的合成亦有抑制作用。主要作用于晚 G_1 期和早 S 期。其有效率为 37%～38%。常用方法:2mg,静脉注射,每日一次或 6～8mg,静脉注射,每周 1～2 次;总量 40～60mg 为一疗程;或 8～10mg/m^2,静脉注射,每 3 周一次或与其他药物联合。主要毒副作用为骨髓抑制明显,白细胞和血小板严重减少,其他尚有恶心、呕吐、食欲缺乏等胃肠道症状,偶有肝、肾和肺毒性。

氮芥(HN_2):是烷化剂最早问世的抗肿瘤药物,其作用机制是烷化基团于细胞的主要生物学成分如氨基、巯基、羟基、羟酸基、磷酸基和咪唑基等发生烷化作用,细胞组成出现变异,影响细胞分裂而导致死亡。HN_2 为细胞周期非特异性药物,但对 M 和 G_1 期最敏感。常用方法:每次 0.1～0.2mg/kg,每周一次,或 0.1mg/次,隔日一次,4～6 次为一疗程。腔内注射每次 5～10mg,每周 1～2 次。此药不稳定,易分解,溶解后应于 10min 内用完。主要毒副作用:胃肠道反应、骨髓抑制、乏力、脱发、局部刺激作用,外漏可引起疼痛、水疱、溃烂和坏死。

硝卡芥(硝瘤芥,AT-1258):是烷化剂,作用机制与氮芥相同,有较好的疗效,其有效率为37%。常用方法:20～40mg,静脉注射,隔日一次,200～400mg 为一疗程;腔内注射 40～80mg,每周 1～2 次。主要毒副作用:骨髓抑制、恶心、呕吐、食欲不振、乏力和脱发等。

卡莫司汀(卡氮芥,BCNU):是烷化剂亚硝脲类,作用机制似氮芥,抑制 DNA 的修复,可以通过血脑屏障的少数几个抗癌药物之一。其有效率为 21%。常用方法:125mg,静脉滴注,连用 5 天,每 6～8 周重复。主要毒副作用:骨髓抑制、胃肠道反应,少有肝肾功能受损。

洛莫司汀(环己亚硝脲,CCNU)和甲基环己亚硝脲(Me-CCNU)与 BCNU 同属亚硝脲类,可通过血脑屏障。常用方法:每次 100～150mg/m^2,睡前口服,每 6～8 周重复,服前可酌用止吐剂和镇静剂。Me-CCNU 毒性较 BCNU、CCNU 轻。

顺铂(顺氯氨铂,DDP):是金属类化合物。其作用机制为抑制蛋白合成,它可引起 DNA 链间交联,影响 DNA 的模板功能,进而抑制 DNA 和 RNA 的合成,属周期非特异性药物,但在 G_1 期最敏感。其有效率为 9%～52%。常用方法:15～20mg/m^2,静脉滴注,每日一次,连用 5 天,每 3～4 周重复,多饮水;或 50～100mg/m^2,静脉滴注,每 3～4 周重复。主要毒副作用是肾脏损害。(后种给药方法需加"水化",即用药的前一天和用药的 1～3 天内,每天需补液体不少于 2000mL,并加氯化钾及甘露醇或呋塞米等,以减轻肾脏毒性),胃肠道反应较重,骨髓抑制、耳神经毒性、重听甚至失听等。

卡铂(CBP):是铂类第二代络化物,抗癌作用、疗效与顺铂相当,毒副作用如肾毒性、胃肠道反应、神经毒性等比顺铂明显低,故用药时无需水化利尿等,但其骨髓抑制比顺铂明显。常用方法:100mg,静脉滴注,每日 1 次,连用 5 天,每 3～4 周重复;或 500～600mg 静脉滴注一次,每 3～4 周重复。

紫杉醇(泰素,PTX):是十几年来较新且很有效的抗癌药,它是从紫杉树中分离出来的紫杉烷环及侧链化合物,可使微管聚合,形成稳定无活性的微管聚合物,影响有丝分裂,造成癌细胞死亡。单药治疗乳腺癌的有效率为 32%～62%,二线治疗的有效率为 26%～33%。用法:为防止发生过敏反应,在用紫杉醇治疗之前 12h 给予地塞米松 10～20mg 口服,治疗前 30～60min 给予苯海拉明 40mg 肌内注射或 50mg 口服。单药用量一般为 135～200mg/m²,配合用 G-CSF 时,剂量可达 250mg/m²,联合用药时剂量酌减。一般紫杉醇用生理盐水或 5% 葡萄糖稀释至浓度为 0.3～1.2mg/mL 后静脉滴注 3h。联合用药为 135～175mg/m²,3～4 周重复。毒副作用:①过敏反应:发生率为 39%,其中严重过敏反应发生率为 2%。多为Ⅰ型变态反应,表现为支气管痉挛性呼吸困难、荨麻疹和低血压。几乎所有的反应都发生在用药后最初 10min 内,严重反应者常发生在用药后 2～3min。②骨髓抑制:表现为中性白细胞减少,血小板减少较少见,一般在用药后 8～10 日发生,15～21 日恢复。③神经毒性:周围神经症状发生率为 52%,表现为轻度麻木及感觉异常,严重症状发生率为 4%。可发生闪光暗区为特征的视神经障碍。剂量＞170mg/m² 时,会发生瞬间肌痛。为防止神经毒性,在治疗期间可配以维生素 B₆ 10mg 和维生素 B₁ 10mg,口服,每日 3 次。④心血管毒性:可有低血压和无症状的短时间心动过缓,后者发生率为 29%。有 30% 病例出现心电图异常。⑤关节和肌肉痛:见于 55% 病例,出现于用药后的 2～3 日内,数日内恢复。⑥胃肠道反应:恶心和呕吐、腹泻、黏膜炎的发生率分别为 59%、43% 和 39%,一般为轻中度。⑦其他:肝脏毒性、脱发、放射部位可有炎性皮肤反应。

泰索蒂(TXT;多西紫杉醇,Doc):是紫杉类药物,其作用机制与紫杉醇相同。稳定微管作用比紫杉醇大 2 倍,并能诱导微管束的装配,但不改变泵丝数量。本品是细胞周期特异性药物,能将细胞阻断于 M 期。对增殖细胞作用大于非增殖细胞。一般不抑制 DNA、RNA 和蛋白核酸合成。实验研究证实,泰索蒂与紫杉醇之间具有不完全交叉耐药。单药治疗晚期乳腺癌的有效率为 59%,二线治疗的有效率为 46%,对曾用蒽环类为主方案治疗的复发转移者的有效率为 41%。用法:单药剂量及用法为 100mg/m²,国内用 75mg/m²,联合用药 60mg/m²,静脉滴注 1h,每 3 周重复。毒性副作用:主要剂量限制性毒性是中性白细胞减少,但与紫杉醇不同的是白细胞减少呈剂量依赖性而非时间依赖性。可有轻度血小板减少(12.9%),贫血常见(85.5%)、Ⅳ度贫血(2.4%)、皮肤毒性反应(36.9%)、脱发(54.5%)、恶心呕吐(41.6%)、腹泻(31.8%)、口腔炎(18.4%)、咽炎(5.5%)、厌食(14.5%)、头痛(5.9%),感觉、运动与视神经毒性(分别为 27.8%、12.5% 和 1.6%),还可有便秘(3.5%)、体液潴留(25.9%)、体重增加(9.4%)、乏力(20%)、注射局部反应(13.3%)、肝转氨酶类升高(12.9%)、肌痛(8.6%)、味觉异常(7.8%)、呼吸困难(6.7%)、咳嗽(4.7%)、心律失常(5.1%)、低血压(4.3%),轻度过敏反应表现为瘙痒、潮红、皮疹,严重过敏反应约4%,表现为低血压、恶心、支气管痉挛、弥漫性荨麻疹和血管神经性水肿,严重过敏反应不多见,但临床上仍采用预防用药,方法同紫杉醇前、后用药。

吉西他滨(GEM,商品名健择):本品和阿糖胞苷一样进入人体内后由脱氧胞嘧啶激酶活化,由胞嘧啶核苷脱氨酶代谢,为嘧啶类抗肿瘤药物。其作用机制和阿糖胞苷相同,其主要代谢在细胞内掺入 DNA,主要作用于 G_1/S 期。GEM 还能抑制核苷酸还原酶,导致细胞内脱氧核苷三磷酸酯减少;与阿糖胞苷另一不同点是它能抑制脱氧嘧啶脱氨酶减少细胞内代谢物的降解,具有自我增效的作用。与阿糖胞苷的抗瘤谱不同,对多种实体瘤有效。单药临床试验,最初研究结果是由 Carichacl 等发表于 1995 年,44 例晚期乳腺癌入选单一应用吉西他滨治疗的 II 期试验,40 例可评价疗效,其中 3 例 CR、7 例 PR,总有效率(ORR)25%、中位生存期 11.5 个月。常用方法剂量:$800\sim1200mg/m^2$,静脉滴注,$30\sim60min$,第 1、8 天,每 3 周为一个周期。毒副作用:其剂量限制性毒性是骨髓抑制,中性粒细胞和血小板减少较常见,有轻、中度消化道反应,如便秘、腹泻、口腔炎等。可引起发热、皮疹和流感样症状。少数患者可有蛋白尿、血尿、肝、肾功能异常和呼吸困难。

卡培他滨(希罗达):本品化学名称为 5-脱氧-5-氟-N-[(戊氧基)羟基]-胞(嘧啶核)苷。在肠道内吸收较好,经肠黏膜吸收后透过肝脏的羧酸酯酶转化为 5′-脱氧-5-氟胞苷(5′-DFCR),然后经肝和肿瘤细胞中的胞苷脱氨酶转化为 5′-脱氧-5-氟尿苷(5′-DFUR),最后经胸腺嘧啶磷酸化酶(TP,该酶在肿瘤组织中的浓度较高)转化为氟尿嘧啶(FU)。北美一组多中心 II 期临床研究中,对 163 例乳腺癌对蒽环类和紫杉醇药物治疗后进展的患者,用卡培他滨每日 $2510mg/m^2$,分 2 次口服,连用 14 天,停药 7 天,3 周后重复。结果有效率为 20%,包括 3 例 CR、病变稳定者 43%。法国一组研究:44 例 ADM 治疗失败的乳腺癌患者随机分为卡培他滨组和紫杉醇组,前组有效率为 36%,其中 3 例 CR;而后组有效率为 21%,无 CR 病例。用法:每日 $2500mg/m^2$,分 2 次早晚饭后半小时用水送服,连用 2 周,停 1 周后重复。应据患者情况和不良反应调整剂量。毒性副作用:①消化道反应:常见腹泻、食欲缺乏、恶心、呕吐、腹痛、口腔炎等。②手足综合征:约有半数患者有不同程度的手足综合征,3~4 度者有 10% 左右。表现为麻木、感觉迟钝和异常、针刺感、疼痛;皮肤肿胀或红斑、脱屑、水疱或疼痛,严重者可脱皮、脱指(趾甲)。脱发常见,但较轻。③心血管系统,少数患者可有下肢水肿。④骨髓抑制,主要是粒细胞减少,多为 1、2 度,可引起贫血和血小板减少,但均不多见。

以上是对乳腺癌较常用而较为有效的几种抗癌药物,尤其前后数种更常组成联合化疗方案应用于临床。

2.辅助化疗

乳腺癌的辅助化疗是指手术或放疗后给予的化疗,目的是清除隐性转移灶,延期复发。临床经验表明,未接受辅助化疗闭经前妇女的复发率是接受辅助化疗妇女的 1.5 倍,但是对于闭经后妇女,其淋巴结阴性的患者,是否用辅助化疗尚有争论。另有报道,当淋巴结数目≥4 个时,比较其辅助化疗组与对照组的 5 年生存率,前者为 64%,而后者为 25%,两组差异显著

（P＜0.03）。Bonadonna 报道了 386 例的患者中，179 例在根治术后为接受辅助化疗，207 例以 CMF 辅助化疗 12 个月，结果后组中数复发间期为 84 个月，对照组为 40 个月，复发大多在术后前 3 年内，二组平均中数生存期分别为 137 个月和 107 个月。即使是早期、淋巴结阴性者，仍有 10％左右的患者于 1～2 年内因远处转移而死亡。一组 90 例患者观察结果，比较了 6 年后 CMF 辅助化疗组死亡了 6 例，而对照组是 17 例；另有三组前瞻性对照试验，包括 2300 例淋巴结（－）、PR（－）者，以各种细胞毒药物治疗，其生存率均有提高，3～4 年后分别为 69％～84％、77％～80％、73％～77％。因此，辅助化疗对乳腺癌延缓复发和延长生存期或治愈是一种合理、可行的手段。

（1）早期乳腺癌术后辅助化疗：早期乳腺癌术后辅助化疗加用蒽环类药物显著提高疗效，而且常规剂量并不增加心脏毒性。蒽环类基础上加紫杉醇药物可进一步提高早期乳腺癌术后辅助化疗的疗效。

2005 年 St.Gallen 会议共识：并对早期乳腺癌辅助治疗的基本原则，提出首先要考虑肿瘤对内分泌治疗的反应性，将其分为对内分泌治疗有反应、无反应和反应不确定型；再按照其他因素分为：低度危险、中度危险和高度危险：

①低度危险：淋巴结阴性，同时具备以下 5 条：标本中病灶大小（pT）≤2.0cm；病理分化为Ⅰ级；肿瘤周围脉管未见癌细胞侵犯；HER2/neu 基因没有过度表达或扩增；年龄≥35 岁等。

②中度危险：a.淋巴结阴性，以下 5 条至少具备 1 条：标本中病灶大小（pT）≥2.0cm；病理分化为 2～3 级；肿瘤周围脉管肿瘤细胞侵犯；HER2/neu 基因过度表达或扩增；年龄≤35 岁等。b.淋巴结 1～3 个阳性，未见 HER2 过度表达和扩增。

③高度危险：a.淋巴结 1～3 个阳性，HER2 过度表达和扩增；b.淋巴结≥4 个阳性。

上述情况应注意以下问题：a.组织学分级/核分级；b.瘤周脉管侵犯存在争议，它只能影响腋淋巴结阴性患者的危险度分级，但并不影响淋巴结阳性者的分级；c.HER2 的测定必须是经严格质量把关的免疫组化（IHC）或荧光免疫原位杂交法（FISH）、显色免疫原位杂交法（CISH）和检测。

乳腺癌术后全身辅助治疗的选择原则：

①低危者：ER/PR 阳性-内分泌治疗或不用；内分泌反应不确定-内分泌治疗或不用；ER/PR 阴性-不适用内分泌治疗。

②中危者：ER/PR 阳性-单内分泌治疗或化疗→内分泌治疗；内分泌反应不确定-化疗→内分泌治疗；ERlPR 阴性-化疗。

③高危者：ER/PR 阳性-化疗→内分泌治疗；内分泌反应不确定-化疗→内分泌治疗；ER/PR 阴性-化疗。

全身术后辅助化疗方案的选择：

①低度危险者的化疗方案：CMF（C：环磷酰胺，M：甲氨蝶呤，F：5-氟尿嘧啶）×6 周期；AC（多柔比星/环磷酰胺）×4～6 周期或 EC（表柔比星/环磷酰胺）×4～6 周期。

②中度危险的可选择的方案有:FAC(氟尿嘧啶、多柔比星、环磷酰胺)×6 周期,或 FEC (氟尿嘧啶、表柔比星、环磷酰胺×6 周期)。

③高度危险者可选择方案有 AC×4→T×4(AC 序贯紫杉醇);FEC×3→T×3(FEC 序贯紫杉醇);FEC×3→T×3(FEC 序贯多西他赛);TAC×6(多西他赛/多柔比星/环磷酰胺)。也可以在重组人粒细胞集落刺激因子(thG-CSF)支持下采用每两周一次的剂量密度化疗: ddAC×4→ddT×4;或 A→T→C(多柔比星序贯紫杉醇序贯环磷酰胺,每两周为 1 周期方案)。

术后辅助化疗的代表方案:(NCCN 推荐)

CMF 方案

CTX	$500mg/m^2$	Ⅳ	d1、8
MTX	$50mg/m^2$	Ⅳ	d1、8
5-FU	$500mg/m^2$	Ⅳ	d1、8

28 天为一个周期,共 6 个周期

AC 方案

| ADM | $60mg/m^2$ | Ⅳ | d1 |
| CTX | $600mg/m^2$ | Ⅳ | d1 |

21 天为一个周期,共 4 个周期

CE 方案

| E-ADM | $100mg/m^2$ | Ⅳ | d1 |
| CTX | $600mg/m^2$ | Ⅳ | d1 |

21 天为一个周期,共 4～6 个周期

CAF 方案

CTX	$500mg/m^2$	Ⅳ	d1
ADM	$50mg/m^2$	Ⅳ	d1
5-FU	$500mg/m^2$	Ⅳ	d1

21 天为一个周期,共 6 个周期

FEC 方案-1

CTX	$500mg/m^2$	Ⅳ	d1
E-ADM	$60mg/m^2$	Ⅳ	d1、8
5-FU	$500mg/m^2$	Ⅳ	d1、8

28 天为一个周期、共 6 个周期

FEC 方案-2

CTX	$500mg/m^2$	Ⅳ	d1
E-ADM	$100mg/m^2$	Ⅳ	d1
5-FU	$500mg/m^2$	Ⅳ	d1、8

28 天为一个周期,共 6 个周期

TAC 方案

DOC	75mg/m²	IV	d1
ADM	50mg/m²	IV	d1
CTX	500mg/m²	IV	d1

21 天为一个周期,共 6 个周期(所有周期均用 G-CSF 支持)

AC→T 方案

| ADM | 60mg/m² | IV | d1 |
| CTX | 600mg/m² | IV | d1 |

21 天为 1 个周期,共 4 个周期续以

| TAX | 175mg/m² | IV | d1 |

21 天为 1 个周期,共 4 个周期

FEC→DOC 方案

5-FU	500mg/m²	IV	d1
E-ADM	100mg/m²	IV	d1
CTX	500mg/m²	IV	d1

21 天为 1 个周期,共 3 个周期

续以

| DOC | 75～100mg/m² | IV | d1 |

21 天为 1 个周期,共 3 个周期

ddAC→ddTAX 方案

| ADM | 60mg/m² | IV | d1 |
| CTX | 600mg/m² | IV | d1 |

14 天为 1 个周期,共 4 个周期

续以

| TAX | 175mg/m² | IV | 3h,d1 |

14 天为 1 个周期,共 4 个周期

(所有周期均用 G-CSF 支持)

ddA-T-C 方案

ADM	60mg/m²	IV	d1	Q2WX4 周期
TAX	175mg/m²	IV	d1	Q2W×4 周期
CTX	600mg/m²	IV	d1	Q2W×4 周期

(所有周期均用 G-CSF 支持)

Ⅰ期乳腺癌术后需不需要辅助化疗一直有争议。由于 25%～30% 的Ⅰ期乳腺癌最终要

复发并死于该病,因此Ⅰ期患者什么情况下需或不需要辅助化疗成为焦点。在众多危险因素中,预示术后复发概率的最可靠因素是腋窝淋巴结状态。在淋巴结阴性的前提下,目前最具可重复性的预后因素是原发肿瘤的大小,若原发肿瘤直径<1cm者,10年的无病生存率(DFSR)为92%;而直径在1.0~1.9者,DFSR为78%;直径>2cm者,其DFSR为69%。因此,腋窝淋巴结阴性且原发肿瘤直径<1cm者,可以无需术后化疗。但NSABP最新一项对10302名乳腺癌患者的回顾性调查表明,其中1259例淋巴结阴性原发病灶小于1.0cm者,若ER阴性也能从化疗中增进无复发生存(RFS)。因此,不管原发病灶多大,都应对浸润性乳腺癌进行全身辅助化疗。

对于腋窝淋巴结>3个以上阳性者的辅助化疗,意大利米兰肿瘤研究所Bonadonna等做了一系列研究,在证实CMF→ADM优于CMF后,又进一步在403名可评价患者中对比了ADM→CMF(ADM 75mg/m², D1、Q3W×4→CTX 600mg/m², D1;MTX 40mg/m², D1;5-FU 500mg/m², D1;Q3W×8)序贯给药和CMF=ADM交替给药方法。结果证实了10年无复发生存率(RFSR)为42%:28%(P=0.002),10年后总生存率(ORS)为58%:44%(P=0.02),均是ADM-CMF序贯给药明显占优势。这是一个疗效好,耐受性好和备受关注的方案。

英国伯明翰大学癌症研究所,ChristopherJP.等2006年报道了全国E-ADM辅助治疗试验(NEAT)和BR9601试验,检验了蒽环类抗生素在早期乳腺癌辅助治疗中的效果。在NEAT试验中,4个周期E-ADM后,再用4个周期CMF(CTX、MTX、5FU),与单纯用6个周期CMF的效果比较。在BR9601试验中,E-ADM×4周期后,再用CMF×4周期,与CMFX每3周/周期×8个周期的患者比较。主要观察终点为无复发生存率(RFSR)和总生存率(OSR)、次要不良反应、剂量强度和生活质量。两项试验纳入2391例早期乳腺癌术后患者,中位随访48个月。结果:E.ADM+CMF组的RFSR和OSR显著高于CMF组,其2yRFSR分别为91%:85%、5yRFSR分别为76%:69%;2yOSR分别为95%:92%、5yOSR分别为82%:75%。P<0.001。其独立的预后影响因素包括淋巴结状态、肿瘤分级、肿瘤大小和ER、PR状态(所有四种状态分析P<0.001)以及是否存在血管和淋巴管受侵袭(P=0.01)。这些因素与E-ADM-I-CMF的效果不发生有意义的相互作用。总的不良反应发生率在接受E-ADM+CMF者中高于单纯用CMF者。但对其生活质量并无显著影响。其结论是:早期乳腺癌术后辅助化疗方案E-ADM+CMF优于CMF方案。

有关AC→T方案的研究,在CALGB9344研究计划中试图解决2个问题:一是否增加AC方案中ADM的剂量(60、75、90mg/m²)能够增加生存期?结果是否定的;二是否增加序贯使用4个周期的紫杉醇能达到同样的目的,结果是肯定的。因为发现减少了复发率22%和减少死亡率26%。而主要受益者是ER阴性患者,ER阳性患者的紫杉醇作用可能被他莫昔芬掩盖了。若真是这样,紫杉醇可以留待以后复发转移时使用。近年的随访证实该方案可以减少17%的5年复发率(P=0.0023)和18%的5年死亡率(P=0.0064)。由于紫杉醇的使用使乳腺癌的辅助化疗又近了一步；因此对于 ER 阴性、经济条件较好的患者，AC→T 方案不失为较好的方案选择。此外，腋窝淋巴结多于 3 个者也应选择此方案。但 NSABPB-28 研究计划也试图解答同样的问题，其结果只增加了无病生存率（DFSR），即复发风险下降了 17%（$P = 0.008$），而未见总生存率有统计学意义上的差异。原因可能是本组老年患者较多，相当多数服用了他莫昔芬，紫杉醇的作用被他莫昔芬所抵消。

国际乳腺癌研究组在 1491 例患者参加的随机Ⅲ期试验（BCIRG 001 号）证实，TAC（Tax、ADM、CTX）方案比标准方案 FAC（5-FU、ADM、CTX）占有明显优势。经 33 个月的随访，3 年无病生存率（DFSR）为 82%：74%（$P = 0.0011$）。复发的相对风险值（RR）为 0.68，即 TAC 组有 119 例复发，而 FAC 组有 170 例复发。如果按淋巴结状态分，1～3 个阳性者，其 DFSR 分别为 90%：79%（$P = 0.0002$），而 4 个或以上阳性者两组无差别。3 年总生存期（OS）两组无差别，为 92%：87%（$P = 0.11$），但其中淋巴结 1～3 个阳性者两组比为 96%：89%（$P = 0.006$），明显显示 TAC 方案优于 FAC 方案。4 个以上阳性者两组 OS 无差异。值得注意的是，与 CALGB9344 号不同的是不管 ER 状态阳性还是阴性，TAC 方案均比 FAC 方案好，分别为 $P = 0.02$ 和 $P = 0.005$。此外，HER2 阳性者 TAC 方案更好（$P = 0.02$），阴性者也接近有意义（$P = 0.006$）。TAC 血液毒性、腹泻、口炎和乏力较 FAC 重，但恶心、呕吐等较 FAC 轻。因此，淋巴结阳性者术后用含紫杉类方案更好些。

（2）辅助化疗的开始时间和疗程，根据许多学者的研究发现，原发肿瘤灶的存在，转移灶受到抑制，当原发灶肿瘤切除后，体内残留的微小转移灶癌细胞的倍增时间（DT）缩短，生长加速，同时药物较容易累积在转移灶上，对化疗较敏感，因此，术后及早开始化疗有利于药物杀伤肿瘤细胞的作用，一般主张在术后 7～14 天开始化疗为宜。

辅助化疗的疗程应该进行多长时间系列研究结果提示较短的治疗期与较长的治疗期之效果是一样的。据 Bonadonna 报道，乳腺癌术后用 CMF 方案治疗 12 个周期和 6 个周期的 6 年无病生存率（DFSR）分别为 62.9% 和 69.4%，无明显差异。作者认为，术后给予 6 个周期化疗已足够消灭可能存在的敏感肿瘤细胞，余下不敏感的肿瘤细胞，即使继续给药也无济于事。而延长化疗给药期限并不能提高疗效，只能增加药物的毒性反应，降低机体的免疫力。我国有的学者建议术后辅助化疗 6 个月至 1 年。Levin 等报道应用 CMFVP 方案辅助化疗 4 个月，初步结果比过去一年的效果毫无逊色。Skipper 认为化疗对乳腺癌细胞的杀伤力在 6 个月以内。从抗药观点看 6 个周期不能消灭的肿瘤细胞，已对该方案产生耐药，继续用原方案不可能再起作用。乳腺癌的倍增时间为 4 个月，所以辅助化疗 6 个月（周期）是合理的。

（3）辅助化疗的联合方案国内外临床经验表明，联合化疗方案明显优于单药治疗。CMF、CAF 或 CA、AC-T、TAC 等方案，凡接受足量者，其无瘤生存率均提高。米兰组用 CMF 方案辅助化疗后，5 年无瘤生存率比对照组提高 15%。美国 MD.Andeson 医院，术后采用 CAF＋BCG8 个疗程，以后用 MTX 代替 ADM，改用 CFM 化疗，用药 2 年，122 例 3 年无瘤生存率为 78%，对照以往 155 例为 55%；3 年生存率用药组为 89%，对照组为 58%。JonesS.E 等对 138

例Ⅱ期,淋巴结阳性乳腺癌患者分两组,82 例用 AC 方案 8 个周期 6 个月,56 例用 AC 方案＋放疗,观察 6 年以上,此 138 例与小心配对的 540 例采用单纯手术后的对比,其无复发生存 RFS 显著延长($P<0.001$)。

(4)辅助化疗的影响因素:腋下淋巴结越多,预后越差。从肿瘤组织学上看,低分化癌对化疗敏感,而原来肿瘤的大小与化疗敏感性无关。多组试验结果表明,ER(＋)者的无瘤生存率的提高比 ER(－)者较明显,有统计学意义。Tancini 等观察用 CMF 方案辅助化疗,5 年无瘤生存率在绝经前妇女 ER(＋)者为 64.9%,ER(－)者为 48.7%;绝经后妇女 ER(＋)者为 62.5%,ER(－)者为 59.8%。

辅助化疗的同时合并各种形式的免疫治疗是否增加疗效?多数学者认为不能增加化疗疗效,免疫治疗无增效作用的报道不少,因此,一致认为辅助化疗加免疫治疗并无价值。

Paterson 等报道,术后辅助化疗的患者,脑转移作为首次复发部位增多,115 例有 5 例,占 4.4%,对照组无 1 例。Arner 认为辅助化疗能促进广泛转移、肝转移也较高。其原因是辅助化疗后存活期长,抑或由于免疫抑制而改变了转移方式尚待研究。米兰组 854 例接受 CMF 辅助化疗的患者,10 年随访结果未产生一例白血病,第二原发肿瘤未超过对照组。但美国乳腺癌外科化疗综合研究组(NSABP)用 L-PAM(丙苯酸氮芥)达 2 年,10 年后白血病发生率由 0.06% 上升到 0.5%,某些用 MMC 辅助化疗的日本方案,其第二原发肿瘤发生率增加,特别是生存期长者。

早年大量研究证明,化疗剂量及方案与疗效关系至关重要,用量低于标准剂量的化疗与用标准剂量的化疗比较,降低了无瘤生存和生存期。Wood 等比较了 6 个周期标准 CAF(CTX 400mg/m², 第 1 天、第 8 天;ADM 40mg/m², 第 1 天;5-FU 400mg/m², 第 1 天、第 8 天,每 4 周重复)和低剂量 CAF(CTX 300mg/m², ADM 30mg/m², 第 1 天;5-FU 300mg/m²)化疗的患者,前组的总生存率和无瘤生存率明显高于后者。因此辅助化疗强调要足量,多数学者认为用量不能低于标准剂量的 85%。不足量化疗是术后复发和转移的危险因素之一。

辅助化疗加内分泌治疗(TAM)联合用于 ER(±)和不明的患者日益增多,多数报道可使有效率提高,而且能降低对抗癌药物的耐药性,使疗效增加而毒性减轻。据有关资料证实,用 TAM 可延长早期患者生存率,8 年后生存率提高 10%～15%,死亡率下降 30%。但是,近些年来,乳腺癌 cNCCN 认为,ER(＋)或 PR(＋)者辅助化疗,一般不与内分泌治疗,或放疗同时进行,可在化疗结束后再开始内分泌治疗。

早期乳腺癌术后化疗和放疗顺序。1996 年 Recht A 等报道了 122 例Ⅰ、Ⅱ期有全身转移危险的患者,术后用化疗 12 周前后分别放疗的对照方法观察研究。生存患者中数随访 58 个月。5 年复发率和远处转移率(先放疗、先化疗)组分别为 38%：31% 和 36%：25%($P=0.05$);总生存率为 73%：81%($P=0.011$)。5 年部位统计复发率,先放疗比先化疗的局部复发率低(5%：14%),但远处或区域性复发率或两者并存者先放疗比先化疗高(32%：20%)($P=0.07$)。结果:有全身转危险的早期乳腺癌患者,术后先化疗后放疗为宜。

3.新辅助化疗

新辅助化疗,亦称术前化疗,或先期化疗已是近 20 年来的发展趋向,近些年来的资料表明、术前辅助化疗的疗效显著提高,其主要意义在于:①及早控制微小转移灶;②使原发病灶及其周围组织扩散的癌细胞发生蜕变或部分被杀灭,以减少术后复发及转移;③进展期乳腺癌和炎性乳腺癌先行化疗,可以使肿瘤缩小,以便于手术切除或切除范围缩小;④可以根据切除肿瘤标本来评价化疗药物的效果和肿瘤细胞对化疗方案的敏感性,作为术后或复发时再次化疗的选择。

2007 年乳腺癌 cNCCN 认为:新辅助化疗的适应人群:①一般适合临床Ⅱ、Ⅲ期患者。Ⅰ期患者行术前化疗的意义尚不肯定。Ⅳ期患者化疗为姑息性解救治疗手段,而非新辅助治疗适应证。②对隐性乳腺癌(定义:找不到其他原发灶的腋窝淋巴结的转移性乳腺癌,尽管临床体检和现有的影像学检查均不能发现乳腺肿块,甚至术后病理也未发现乳腺癌的原发灶,但是可以诊断这是一类特殊类型乳腺癌,手术处理也是合理的)行新辅助化疗是可行的。

新辅助化疗的方案及疗程:为了提高缓解率,一般多采用联合化疗方案。早年意大利米兰癌症研究所,应用阿霉素加长春新碱的联合化疗方案,取得了较好的结果。此后临床上有很多联合化疗方案,都取得了一定的效果。在一些非随机化临床实践中,如美国 NSABPB-18 实验采用 4 个周期 AC 方案,及 EORTC10902 临床实验采用 4 个周期 FEC 方案等,其总的有效率可达 47%～88%,病理完全缓解率(pCR)为 3.7%～13.7%,转移的区域淋巴结经新辅助化疗后 23%～37% 可转为阴性。因而含蒽环类的联合化疗方案,也是目前新辅助化疗的标准方案,近些年来随着新药的研制和在临床上取得较好的临床缓解率,如紫杉类(紫杉醇、多西他赛)以及长春碱类药物(诺维本;长春瑞滨)等相继作为新辅助化疗方案,取得了满意的效果,其中紫杉类药物对一些蒽环类无效的局部晚期乳腺癌仍有效。Aberdeen 试验(Tax 301)中对应用蒽环类无效病例改用泰素蒂(酒石酸长春瑞滨胶丸),提高了临床缓解率;即对用 4 周期蒽环类方案无缓解后的病例分为两组:一组再用相同方案 4 个周期,其 pCR 为 2%,而另一组改用泰素蒂的 pCR 则为 34%。新辅助化疗的最适宜疗程,目前尚无一致的意见,根据 NSABP 和 EORTC 的临床经验,一般新辅助化疗通常以 3～4 个周期比较适宜。但一些非随机化的临床试验发现,如果在不增加化疗毒性的前提下,化疗至 6～8 个周期可以明显提高肿瘤的完全缓解率,也就有助于提高患者的生存率。

新辅助化疗方案的选择:据乳腺癌 cNCCN 推荐,宜用联合方案,常用的有①以蒽环类为主的化疗方案,例如 CAF、AC、CEF 方案[C:环磷酰胺;A:多柔比星(或同等剂量的吡喃阿霉素 THP-ADM);E:表柔比星;F:氟尿嘧啶]。②蒽环类与紫杉醇联合方案,例如 A(E)T、TAC(T:多西他赛)。③蒽环类与紫杉类序贯方案,例如 AC→P(P 紫杉醇)。④其他含蒽环类的化疗方案,如 NE(长春瑞滨、表柔比星)。具体化疗方案、剂量、用法、周期等可参阅术后辅助化疗的相应方案。

疗效评价以及化疗的周期:①化疗第 1 个周期的最后一天,即计划第 2 个周期化疗之前,进行细致的体检,初步了解化疗的反应,如明显增大,考虑早期进展的可能。②一般情况下,建议在化疗第 2 个周期的最后一天,即计划第 3 个周期化疗之前全面评价疗效。③应当从体检和影像学两方面,全面评价乳腺原发灶和腋窝淋巴结转移灶对化疗的疗效。评价结果按照 RECIST 标准或 WHO 标准分为 CR、PR、SD 和 PD。④无效的患者建议更改化疗方案,重新进入评价程序,或改变总体治疗计划,改用手术、放疗或者其他全身治疗措施。⑤对 CR 或者 PR 患者的处理尚有争议。一般可以根据个体情况而作以下选择:A.直接手术切除;B.继续 2～4 个周期的相同方案(总计 4～6 周期)化疗后,评价化疗的效果及手术;C.若采用 AC→P 方案,则再继续 2 个周期的 AC 方案,然后更换为 4 个周期的 P(紫杉醇)方案化疗后,评价化疗的效果及手术。

关于行术前辅助化疗的乳腺癌术后的辅助治疗:①术后辅助化疗,尚有争议。一般可以根据术前化疗的周期数、疗效以及术后病理结果,而再继续选择相同化疗方案或更换新的化疗方案以及不辅助化疗,鉴于目前尚无足够证据,故无法统一。②术后辅助放疗:尚有争议。一种意见认为,无论化疗反应如何都应该根据化疗前的肿瘤临床分期,来决定是否需要辅助放疗以及辅助放疗的范围;另一种意见认为应当根据术后的病理分期来决定。该指南倾向按照化疗前临床分期予以处理。③辅助内分泌治疗、辅助分子靶向治疗。

1989 年张斌等报道 81 例术前化疗近期结果,以 CMF 方案(CTX $500mg/m^2$,MTX $30mg/m^2$、5-FU $500mg/m^2$),每周一次,2～4 次,3 周后手术。总有效率为 59%(CR7 例 8.6%、PR41%、SD40%),绝大多数(92%)在化疗过程中无不适或仅轻度恶心、呕吐,但不影响进食,未见因化疗而引起心、肝、肾功能改变。2/3 白细胞减少,化疗停止后恢复正常,81 例根治术后切口一期愈合。1997 年原作者张斌等又报道了 537 例患者分两组,术前化疗(A 组)253 例,术后化疗(B 组),结果:Ⅲ期患者 A 组 5 年总生存率 59% 和无瘤生存率 54.9%,均高于 B 组的 28.3% 和 20.8%($P<0.05$)。Ⅱ期患者 A 组 8 年总生存率 46.9% 和无病生存率 40.6%,也高于 B 组的 20.7% 和 13.3%($P<0.05$)。作者认为可手术的Ⅲ期乳腺癌,术前化疗可提高 5 年、8 年生存率,明显改善Ⅱ期患者的远期疗效。其方案除 CMF 外,另方案为 CAF(CTX $500mg/m^2$,ADM $30mg/m^2$、5-FU $500mg/m^2$),CF 在第 1、2、3、4 周,ADM 在第 1、3 周给药。

1993 年 EllisG 报道手术前采用加强剂量的 CAF 方案连续化疗:5-FU $500mg/(m^2 \cdot W)$、静脉滴注,ADM $30mg/(m^2 \cdot W)$、静脉滴注,CTX $600mg/(m^2 \cdot d)$、口服,共 8 周或直至最大疗效或恶化,作者认为此法可行。全程 6 个月(26 周)大多用于辅助化疗。1996 年 PisanskyT.M.等报道,71 例局部晚期乳腺癌采用 ADM 与 CMF 方案交替化疗各 2 个周期后再手术。方法:ADM $75mg/m^2$、静脉滴注,3 周后再用 CMF:CTX $600mg/m^2$,MTX $40mg/m^2$、5-FU $600mg/m^2$,静脉滴注,第 1、8 天,每 4 周一个周期,交替各 2 周期。结果 71 例中 CR＋PR 46 例(65%),5 例恶化(7%),68 例(92%)随后进行了手术切除。中数随访 52 个月,5 年无瘤生存率为 42%,总生存率为 57%,局部肿瘤复发 14 例(14%)和 28 例(39%)发展为远处转移。

1996 年 Wall DVD 等报道,对高危乳腺癌患者的术前化疗,采用 5-FU、CTX、E-ADM 方案,前两药按标准剂量,后种药加强了剂量,证实为有效且可行。方法:5-FU 500mg/m²,E-ADM 120mg/m² 和 CTX 500mg/m²(FEC),每 21 天为一个周期。每周期据血细胞调减剂量或延缓一周,至出现疗效或恶化。70 例淋巴结阳性患者,全部在 60 岁以下,以往未曾化疗和放疗。66 例可评价临床疗效,62 例作了组织病理学的检查。13 例取得临床 CR(20%),切除的肿瘤标本镜检,2 例未见到恶性肿瘤细胞,另外有 2 例为导管内原位癌(DCIS)。此外 47 例为临床 PR,病理学检查有 1 例仅为硬化,而 4 例为原位癌。本结果,全部病例 CR 有 3 例(5%)和 10% 未见有癌浸润,化疗期间无患者恶化,最大毒性是骨髓中度抑制,其他毒性轻微,70 例中 66 例按计划给全量,无需延缓给药。作者认为本方案作为术前化疗,患者可以耐受而且有很高的疗效。对于年轻高危乳腺癌,其临床有效率为 90%(可信限 74%~98%)。

有学者报道,应用内乳动脉及锁骨下动脉置管方法行术前后区域性动脉化疗 Ⅱ、Ⅲ 期乳腺癌 50 例,Ⅱ 期 18 例,Ⅲ 期 32 例,年龄 29~71 岁。用 ADM 50mg/m²、CDDP 80mg/m²、MMC 12mg/m²、5-FU 1000mg/m²、分 2~4 次经导管灌注化疗。位于内侧者用药以内乳动脉为主,位于外侧者以锁骨下动脉途径为主。化疗结束后 1~2 周行根治术或改良术,术后皮瓣愈合良好,血象恢复,可再灌注化疗 3~5 次,术后 2~3 个月拔管,并继续随访化疗,部分患者辅以放射治疗或内分泌治疗。结果该组乳腺癌患者术前区域动脉灌注化疗有效率为 96%(48/50)。随访 1、3 和 5 年生存率分别为 95.8%、78.8% 和 66.7%。作者认为区域灌注化疗,能够在癌灶组织中获得较高的抗癌药物浓度,提高切除率,全身毒副作用明显低于静脉化疗。术后转移复发的因素中除血行转移外,创面肿瘤细胞残留,以及淋巴结引流区域的癌细胞存在是重要因素,术后保留导管化疗数次,仍可使手术创面、内乳、锁骨上下及腋窝淋巴引流区保持高浓度抗癌药,故仍优于静脉化疗。

Mossell LE 等报道,对局部进展期乳腺癌(LABC)行术前辅助化疗的 Ⅱ 期试验。按传统习惯这种患者被认为不宜首先外科治疗,此研究目的是探讨多种方法治疗的程序,以减少远处转移和局部病变复发的效果。55 例可以或不可以手术的 Ⅲ 期乳腺癌,中数肿瘤最大体积 7cm×8cm,采用 MVAC 方案作术前化疗。方法:MTX 30mg/m² 静脉注射,第 1 天,VLB 3mg/m² 静脉注射,第 2 天,ADM 30mg/m² 静脉注射,第 2 天,CDDP 70mg/m² 静脉滴注 2h 以上,第 2 天,以及 MTX 30mg/m² 静推,第 15 天、第 22 天,VLB 3mg/m² 静推,第 15 天、第 22 天,在用 MTX 后 24h 内,口服四氢叶酸钙(CF4)10mg,每 4h 一次,共 6 次;每 28 天为一个周期。在获得临床最大效果后,随之作改良根治术,辅助化疗 6 周期和胸壁放射治疗。这些患者中,37 例为 Ⅲ_A 期和 18 例 Ⅲ_B 期或炎性乳腺癌。结果术前化疗 49 例有效,包括 16 例临床完全缓解(CR)。全部病例进行了组织病理学评价,其中 9 例病理消失和 6 例仅有腺管内残留。中数访 47 个月后(8~76 个月),有 24 例复发转移、6 例局部复发和 18 例远处转移。5 年无病生存率和总生存率分别为 51% 和 63%,发现转移淋巴结的数量不能作为复发的预示。作者认为此法取得良好的局部控制率和 5 年无远处转移率。术前化疗后的腋窝淋巴结切除,为提供判定预后的信息以及对下一步治疗 LABC 患者的计划亦有重要意义。

4.晚期乳腺癌的化疗

晚期（进展期）或复发、转移性乳腺癌，目前仍为姑息性治疗。主要是采用化疗和（或）内分泌、靶向、免疫和中医中药等治疗。有时亦可综合姑息性放疗。

肿瘤临床实践指南（cNCCN）推荐晚期乳腺癌化疗方案：①首选单药：蒽环类-多柔比星、表柔比星、脂质体多柔比星；紫杉类-紫杉醇、多西他赛、白蛋白结合的紫杉醇；其他如卡培他滨（CAP）、长春瑞滨（NVB）、吉西他滨（GEM）等。②首选联合用药方案：CMF（CTX、MTX、5-FU）；CAF/FAC（5-FU、ADM/THP、CTX）；FEC/CEF（CTX、E-ADM、5-FU）；AC（ADM、CTX）；EC（E-ADM、CTX）；AT（ADM/DOC、ADM/PTX）；GT（GEM、PTX）和 XT（CAP/DOC）等。③其他可选药物：顺铂（DDP）、卡铂（CBP）、鬼臼乙叉苷（口服；VP-16）、长春碱（VLB）和氟尿嘧啶（5-FU）持续静脉滴注。

药物方案选用原则：①辅助治疗仅用内分泌治疗而未用过化疗的患者可以选择 CMF（CTX、MTX、5-FU）或 CAF（CTX、ADM、5-FU）或 AC（ADM、CTX）等方案，不过目前临床上已少见到。②辅助治疗未用过蒽环类和紫杉类化疗的患者首选 AT 方案（蒽环类联合紫杉类）。如 CMF 辅助治疗失败的患者：部分辅助治疗用过蒽环类和（或）紫杉类化疗，但临床未判定耐药和治疗失败的患者也可使用 AT 方案（ADM、PTX）。③蒽环类辅助治疗失败的患者，可以选择的方案有：XT（CAP、DOC）和 GT（GEM、PTX）方案。④紫杉醇治疗失败者，目前尚无标准方案，但可考虑的有卡培他滨、长春瑞滨、吉西他滨和铂类，采用单药或联合治疗。

cNNCN 推荐晚期乳腺癌的代表性联合化疗方案。

联合方案

（1）CMF/AC/FAC/CEF 方案，同辅助治疗

CMF 方案

CTX	100mg/m²	po	d1～14
MTX	40mg/m²	Ⅳ	d1、8
5-FU	600mg/m²	Ⅳ	d1、8

28 天为一个周期

CA 方案

| ADM | 60mg/m² | Ⅳ | d1 |
| CTX | 600mg/m² | Ⅳ | d1 |

21 天为一个周期

CAF 方案

CTX	100mg/m²	po	d1～14
ADM	30mg/m²	Ⅳ	d1、8
5-FU	500mg/m²	Ⅳ	d1、8

28 天为一个周期

FEC 方案

CTX　　400mg/m²　　Ⅳ　　d1、8

E-ADM　50mg/m²　　Ⅳ　　d1、8

5-FU　　500mg/m²　　Ⅳ　　d1、8

28 天为一个周期

(2)AT 方案

ADM　　50mg/m² 或 E-ADM 75mg/m²　Ⅳ　d1

TAX　　175mg/m² 或 DOC 75mg/m²　　Ⅳ　d1

21 天为一个周期

(3)XT 方案(DOC/CAP)

DOC　75mg/m²　　Ⅳ　d1

CAP　950mg/m²PO　Bid　d1～14

21 天为一个周期

(4)GT 方案

TAX　　175mg/m²　　Ⅳ　　d1

GEM　　1250mg/m²　　Ⅳ　　d1、8(首日在 TAX 后)

21 天为一个周期

单药方案

多柔比星 50～60mg/m²　Ⅳ　d1,21 天为 1 个周期

或

多柔比星 20mg/m²　Ⅳ　d1,每周 1 次

表柔比星 75～100mg/m²　Ⅳ　d1,21 天为 1 个周期

脂质体多柔比星 35～45mg/m²　Ⅳ　d1,28 天为 1 个周期

紫杉醇 80mg/m²　Ⅳ　1h,每周 1 次

或

紫杉醇 175mg/m²　Ⅳ　3h,d1,21 天为 1 周期

多西他赛 60～100mg/m²　Ⅳ　1h,d1,21 天为 1 个周期

或

多西他赛 40mg/m²　Ⅳ　1h,每周 1 次,共 6 周,休 2 周,再重复

长春瑞滨 25mg/m²　Ⅳ　每周 1 次

卡培他滨 1000mg/m²　PO　Bid　d1～14,21 天为 1 周期

吉西他滨(2B 类)800～1200mg/m²　Ⅳ,d1、8、15,28 天为 1 个周期

白蛋白结合的紫杉醇 240mg/m²　Ⅳ,30min,21 天为 1 个周期

含贝伐单抗的方案

紫杉醇 90mg/m²　Ⅳ　1h,d1、8、15

贝伐单抗 10mg/kg　Ⅳ　d1、15

28 天为 1 个周期

与曲妥珠单抗联合化疗方案

临床上最常用的联合化疗方案仍是 CMF、CAF、AC 等经典方案。Wittes RR 等综合文献评价三个联合方案的效果,有效率为 50%～70%,有效间期为 6～12 个月。许多化疗方案有相似的结果,含 ADM 方案似有稍高的有效率,但其生存期并无差异。20 世纪 90 年代中期以来,含紫杉类、长春瑞滨、卡培他滨、吉西他滨等及其联合方案颇受重视和推崇。

紫杉醇药物为主方案紫杉醇为主方案使治疗晚期乳腺癌的疗效又有较大提高,是较好的二线治疗方案。Glanni 用泰素(Tax)250mg/m²、150mg/m²、175mg/m²、200mg/m²,静脉滴注 3h,加 ADM 60mg/m² 静脉滴注,于 Tax 后 15min 或前 15min 给药,每 3 周重复为一个周期。共治疗 22 例晚期乳腺癌患者,平均用药 4 个周期,其有效率为 95%(CR32%,PR63%)。作者认为 Taxol 静脉滴注 3h 比静脉滴注 24h 的骨髓抑制轻,ADM 的给药先后与毒性无关,白细胞减少和黏膜炎为剂量限制性毒性。Tolcher 等用 Taxol＋DDP 行Ⅰ/Ⅱ期试验研究,每 2 周重复,平均用 8 个周期。治疗 27 例晚期转移性乳腺癌,其结果:CR11%,PR67%,总有效率为 78%,中位缓解期 CR 患者为 25 周,PR 患者为 23 周。先用 Taxol,后用 DDP 的毒性小。McCaskill-Sterens W 等用 Taxol 90mg/m²,静脉滴注 3h,第 1 天,加 DDP 60mg/m²,静脉滴注,第 1 天,14 天重复,共用 8 个周期。可评价既往未治患者 25 例,结果:CR12%,PR48%,总有效率为 60%。FountzilasG 等用 PC 方案:Taxol 175mg/m²,静脉滴注 3h,第 1 天,加 CB-PAUC6,静脉滴注,第 1 天,21 天重复,可评价既往未治患者 66 例,结果:CR12%,PR41%,总有效率为 50%。MartinM 等用 PN 方案:Taxol 135mg/m²,静脉滴注 3h,第 1 天,加 NVB 25mg/m²,静脉滴注,第 1 天,21 天重复,最多 6 个周期。可评价既往未治患者 33 例,结果:CR10%,PR38.5%,总有效率为 48.5%。

多西紫杉醇(DOC)为主方案:多西紫杉醇为主方案是治疗晚期乳腺癌较好的二线方案。GralowJR 等用 DN 方案:DOC 60mg/m²,静脉滴注,第 1 天,加 NVB 27.5mg/m²,静脉滴注,第 8、15 天,加用 G-CSF 支持,21 天重复,HER(＋)患者使用赫塞汀(占 13%)。治疗 36 例,84% 有内脏转移,既往用过紫杉醇和阿霉素,可评价既往未治患者 32 例,结果:CR10 例,PR9 例,有效率为 59%,中位病变进展时间为 10 个月。LaufmanL 等用 DG 方案:DOC 100mg/m²,静脉滴注,第 1 天,加 GEM 800mg/m²,静脉滴注,第 1,8,15 天,4 周为 1 周期。治疗晚期乳腺癌 39 例,结果:CR2 例,PR29 例,SD3 例,PD3 例,失访 2 例,有效率为 79%。一线治疗病例的中位生存期大于 29 个月,1 年生存率为 74%,2 年生存率为 65%;二线治疗病例的中位生存期为 10 个月,1 年生存率为 44% 和无 2 年生存率。

长春瑞滨(NVB)为主方案 NVB 为主联合方案对乳腺癌有较好疗效。Van Parargh 等用

NA 方案：NVB $25mg/m^2$,静脉滴注,第 1、8 天,加 ADM $50mg/m^2$,静脉滴注,第 1 天、21 天重复,治疗 58 例,CR9 例,PR24 例,有效率为 57%。又用 NEM 方案：NVB $25mg/m^2$,静脉滴注,第 1、8 天,加 E-ADM $35mg/m^2$,静脉滴注,第 1、8 天,加 MTX $20mg/m^2$,静脉滴注,第 1、8 天,28 天重复,治疗 16 例,CR1 例,PR9 例,有效率为 62%。王燕等用 NP 方案：NVB $25mg/m^2$,静脉滴注,第 1、8 天,DDP $80mg/m^2$,静推,第 1 天,(配合水化)21 天为一个周期,共用 2~3 个周期。治疗晚期乳腺癌 26 例,结果：CR3 例(11.5%),PR12 例(46.1%),有效率为 57.6%,中位缓解期 6 个月。孙清等用 NA 方案：NVB $25mg/m^2$,静脉滴注,第 1、8 天,E-ADM $35mg/m^2$,静脉滴注,第 2、9 天,28 天 1 周期,全部病例用 2 个周期以上,治疗晚期乳腺癌 24 例。结果：CR8.3%,PR58.3%,SD25%,PD8.3%,总有效率为 66.7%,中位病变缓解时间(TTP)为 13.5 个月。姜秋颖等,用 NC 方案,治疗 28 例晚期转移性乳腺癌。方法：NVB $6mg/m^2$,锁骨上静脉穿刺中心静脉持续泵入,第 1~5 天;CAPl $250mg/m^2/天$,一天两次,口服,第 1~14 天,每 21 天为 1 周期,共用 2~4 周期。结果：28 例均在 1 年内未接受过 NVB 的治疗,其 CR1 例(3.57%),PR6 例(21.43%),MR7 例(25.0%),SD7 例(25.0%),PD7 例(25.0%),有效率为 50.0%。封元清等用 NA 方案治疗 94 例晚期乳腺癌患者,32 例为初治,62 例为术后化疗后复发转移者。方法：NVB $25mg/m^2$,静脉滴注,第 1、8 天,THP-ADM(吡柔比星)$40mg/m^2$,静脉滴注,第 1 天,每 21 天为 1 周期,共 2~4 周期。结果：32 例初治者 CR4 例(12.5%),PR28 例(87.5%),62 例复发转移者中 CR17 例(27.4%),PR28 例(45.2%),总有效率为 72.6%。中位缓解期 13 个月,最长者 46 个月。不同部位转移灶的有效率：软组织78.3%、肺 71.4%、骨 50.0%、胸膜 50.0%、肝 42.9%等。

吉西他滨(GEM)为主方案：吉西他滨单药或与其他药物联合使用治疗晚期或复发转移乳腺癌是有效的。无论是否曾接受过治疗的患者,单药的 ORR 为 18%~42%,联合用药的 ORR 为 22%~92%。而且毒性可耐受。

吉西他滨与蒽环类联合：PesezManga 等进行了吉西他滨和阿霉素联合治疗晚期乳腺癌的 Ⅱ 期临床试验,GEM $1000mg/m^2$,静脉滴注,第 1、8、15 天,阿霉素 $25mg/m^2$,静脉滴注,第 1、8、15 天,每 4 周重复。因毒性反应较大的 36 例患者将 GEM 剂量改为 $800mg/m^2$。全组 42 例中,ORR 为 55%,3 例 CR,20 例 PR。中位 TTP11.5(7.2~18.1)个月,中位生存期 27(13.4~30.0)个月,1 年生存率 80%,2 年生存率 42%。Campone 等用 GA 方案治疗 20 例晚期乳腺癌患者,用法：GEMl $500mg/m^2$,静脉滴注,第 1、8 天,E-ADM $90mg/m^2$,静脉滴注,第 1 天,每 21 天重复,其 ORR 为 33%,有 90%患者出现 Ⅲ、Ⅳ 度粒细胞减少,而将 GEM 减至 $1250mg/m^2$,阿霉素剂量不变,在接受此剂量的 15 例中,6 例曾接受过蒽环类药物化疗,治疗中位周期数为 5 个周期,9 例 PR,ORR60%。Gomez 等采用 GA 方案作为 36 例 ⅢB 期乳腺癌的新辅助化疗：GEM $1200mg/m^2$.ADM $60mg/m^2$,静脉滴注,第 1 天,每 3 周重复。其结果：ORR 为 95%,包括 7 例 CR(其中病理 CR3 例),30 例 PR。28 例(71.8%)患者可以行保乳术。

吉西他滨与紫杉类联合：SanchezRovira 等用 GT 方案治疗经蒽环类药物化疗无效的患者

52 例。用法:Taxol 135mg/m²,静脉滴注 3 小时,第 1 天;GEM 2500mg/m²,静脉滴注,第 15 天,每 4 周为一个周期。5 例 CR(9.6%),16 例 PR(30.8%), ORR40.4%。中位 TTP7.8 (5.6~10)个月,中位生存期 12.5 个月,1 年生存率 42.5%。Murad 等的研究中,29 例曾接受过干细胞移植支持下的大剂量化疗的转移性乳腺癌患者。用法:GEM 1000mg/m²,静脉滴注,第 1、8、15 天,Taxol 175mg/m²,静脉滴注 3 小时,第 1 天,每 28 天重复一个周期。因为血小板减少,仅 5 例未完成治疗,其余患者减去了吉西他滨第 15 天的用药。结果:ORR 为 55%,包括 5 例 CR,11 例 PR。中位生存期 12 个月。Fountzelas 等将吉西他滨和多西紫杉醇联合化疗作为二线化疗方案,治疗一线失败的 39 例乳腺癌患者,用法:吉西他滨 1000mg/m²,静脉滴注,第 1、8 天,DOC 75mg/m²,静脉滴注,第 1 天,每 3 周重复一个周期,共 6 个周期。结果:CR3 例,PR11 例,ORR 为 36%,中位 TTP7 个月,中位生存期 12.7 个月。Mavroudis 等应用吉西他滨和多西紫杉醇联合治疗均曾接受过蒽环类药物的 52 例转移性乳腺癌患者。用法:吉西他滨 900mg/m²,静脉滴注,第 1、8 天,DOC 100mg/m²,静脉滴注,第 1 天,每 3 周重复一个周期,共 6 个周期,并在第 9~16 天给予 G-CSF 支持。结果:CR7 例,PR21 例,ORR 为 54%。

吉西他滨和铂类联合:Nagourney 等根据吉西他滨和顺铂的协同作用,设计了 II 期临床试验,31 例曾接受过大剂量化疗的乳腺癌患者,在第 1、8 天同时给予吉西他滨 600~750mg/m² 和顺铂 30mg/m²,每 21 天重复一个周期,第 9~14 天给予 G-CSF 支持。在 30 例被统计的患者中,CR3 例,PR12 例,ORR 为 50%。其中 4 例经过干细胞移植支持下的大剂量化疗过的患者仍有 2 例有效。Doroshow 等采用吉西他滨和顺铂治疗曾经接受过大剂量(31 例)和小剂量(24 例)化疗的患者。用法:吉西他滨 1000mg/m²,静脉滴注,第 2、8 天,DDP 25mg/m²,静脉滴注,第 1、4 天,每 21 天重复一个周期。结果:既往大剂量组 23 例可评价疗效者的 ORR 为 26%,包括 2 例 CR 和 4 例 PR;既往小剂量组 21 例可评价疗效者的 ORR 为 43%,包括 2 例 CR 和 7 例 PR。Ruiz 等将吉西他滨和顺铂联合作为 31 例转移性乳腺癌患者的一线方案,用法:吉西他滨 1200mg/m²,静脉滴注,第 1、8 天,DDP 75mg/m²,静脉滴注,第 1 天,每 21 天重复一个周期。结果:ORR 为 80%,包括 CR4 例。13 个月后,64% 患者仍然生存。

吉西他滨与长春碱类联合:Cazzangia 等用吉西他滨和长春地辛(VDS)联合方案治疗 42 例曾经接受过治疗的晚期乳腺癌患者,用法:GEM 1000mg/m²,静脉滴注,第 1、8 天,VDS 3mg/m²,静脉滴注,第 1 天,每 21 天重复一个周期。25 例可评价疗效,其中 8 例 PR,ORR 为 32%。在 Mariani 等的 I、II 期临床试验中,采用吉西他滨和长春瑞滨联合治疗曾接受过治疗的转移性乳腺癌患者。在第 1、8 天同时用 GEM 800~1400mg/m² 和 NVB 15mg/m²,每 21 天重复一个周期。由于剂量限制性毒性反应而血小板减少,II 期试验的剂量为 GEM 1200mg/m² 和 NVB 30mg/m²。I 期试验的 ORR 为 22%,19 例中,1 例 CR,4 例 PR,中位生存期为 20(1~45)个月。II 期试验有同样的 ORR,27 例中 2 例 CR,4 例 PR。LoboF 等采用 GEM 和 NVB 作为二线联合方案治疗 25 例晚期乳腺癌患者,其中 10 例在辅助化疗时曾用过蒽环类药物,11 例在转移后用过紫杉类药物。用法:在第 1、8 天同时给予 GEM 1200mg/m²

和 NVB 30mg/m²，静脉滴注，每 3 周重复，其 ORR 为 44％。Haides 等在 G-CSF 支持下应用
GEM 和 NVB 联合方案治疗 60 例晚期乳腺癌患者，其中 15 例曾接受过化疗。45 例未曾治疗
过。用法：GEM 1000mg/m²，静脉滴注，第 1、15、21 天；NVB 40mg/m²，静脉滴注，第 1、21
天，每 35 天重复一个周期，第 2～6 天和第 22～26 天给予 G-CSF 支持。ORR 为 51.7％，其中
未经治疗组的 ORR 为 55.5％（CR5 例，PR3 例）；既往曾经治疗组的 ORR 为 40.0％，PR6 例。
两组的中位生存期分别为 14 个月和 12.2 个月。

以希罗达为主的联合方案：如 O Shaughnessy J 等在一个总数为 511 名患者的大型随机
Ⅲ期临床研究中，比较了希罗达加泰索帝（XD）联合方案和泰索帝（D）单药作为蒽环类治疗的
二线方案的疗效。XD 方案：Xelodal 275mg/m² · d，口服，每日两次，d1～14；DOC，75mg/m²
Ⅳ d1，每 21 天为一个周期，直至病情进展。DOC 单药方案用量，用法同联合方案中的 DOC。
结果：有效率为 42％∶30％（$P=0.006$）；中位 TTP 为 6.1 个月∶4.2 个月（$P=0.0001$）；中位生
存期为 14.5 个月∶11.5 个月（$P=0.0126$）。这一生存优势在治疗早期就显示出来，表现两条曲
线明显分开。不良反应主要是胃肠道反应，如腹泻、口角炎，以及手足综合征。但一般均能耐
受和可处理。此后，Miles D 等经 15 个月的随访又证实生存期 3 个月的差别优势并未受后续
性治疗方案的影响。因此 XD 方案是作用明显的优秀二线或三线方案。已被国际广泛认可。

NCCN（2007）对于临床局部复发性，转移性乳腺癌病灶的处理是：脑转移、软脑膜转移、脉
络膜转移、胸腔积液、心包积液、胆道梗阻、脊髓压迫、局限性疼痛的骨转移或软组织转移、胸壁
转移等局限性病灶，均适用于手术治疗、放疗或局部化疗，如鞘内注射甲氨蝶呤。

5.小结

乳腺癌的化疗已是综合治疗的重要手段之一，联合化疗优于单药化疗。术后辅助化疗，首
先应该根据患者的年龄、肿瘤大小、细胞学分化程度、血管是否受侵、淋巴结是否转移和 ER、
PgR 及 HER2 状态等情况，来确定其为低度危险因素、中度危险因素和高度危险因素等。如
低危者可选择 CMF 方案，每 4 周为 1 周期，共 6 个周期；或 AC/EC 方案，每 3 周为 1 个周期，
共 4～6 周期。而中危者可选择 CAF/CEF 方案，每 4 周为 1 个周期，共 6 个周期。若是高危
者，应选择 AC～T（紫杉醇）方案（ACQ3W×4→TQ3W×4）共 8 个周期；或 FEC→T 方案
（FECQ4W×3→TQ3WX3）共 6 个周期；或 A→T→C 方案（ADMQ2W×4→TaxQ2WX4→
CTXQ2WX4）共 12 个周期；以及 TAC 方案（DOC、ADM、CTX；Q3W）共 6 个周期。术后辅助
化疗期间，对于那些应该使用内分泌治疗者是否同时加用雌激素受体抑制剂或芳香化酶抑制
剂，意见尚不一致。早些年认为加上为优，可以提高疗效，减轻副反应。但 2007 年 NCCN 认
为化疗与内分泌治疗同时应用可能会降低疗效，故主张待化疗结束后再应用内分泌治疗。需
放疗者也应在化疗结束后进行，不主张同时进行。20 世纪 90 年代以来，术前辅助化疗已成趋
势，并取得一定成果，对Ⅱ、Ⅲ期乳腺癌行新辅助化疗的临床实践资料显示，其总生存率和无瘤
生存率均高于术后化疗。其方案较多，与术后辅助化疗方案相同。有关复发、转移、进展或晚
期乳腺癌的化疗较困难，尚无标准方案，除前面一些方案外，新世纪以来，吉西他滨（GEM）、卡

培他滨(Cap、希罗达)、长春瑞滨(NVB)等,及其联合方案,亦被列入本病治疗方案行列,但并未显现突破性进展。近些年来靶向治疗药物逐渐纳入乳腺癌治疗领域,较早年的赫赛汀(曲妥珠单抗)及近年的贝伐单抗等对提高难治性乳腺癌的治疗效果颇有帮助。目前看来,要求有更多新的化疗药物进入化疗领域颇有困难,我们应该利用现有的有效手段,把握时机,计划安排好各种手段进行综合治疗。

五、乳腺癌的内分泌治疗

内分泌治疗是乳腺癌主要全身治疗手段之一。早在 19 世纪末,人们已经开始应用双侧卵巢切除治疗绝经前晚期乳腺癌。20 世纪 70 年代,他莫昔芬的问世成为乳腺癌内分泌治疗的新的里程碑,20 世纪 90 年代第三代芳香化酶抑制剂的问世则使乳腺癌内分泌治疗进入一个新时代。内分泌治疗对激素依赖性复发转移乳腺癌和早期乳腺癌术后辅助治疗起到非常重要的作用,甚至可以用于高危健康妇女预防乳腺癌发生。

1.内分泌治疗的生物学基础

正常乳腺上皮细胞含有多种激素受体,如雌激素受体(ER)、孕酮受体(PR)、雄激素受体等。乳腺的正常发育生长有赖于多种激素的协调作用。乳腺发生癌变后,部分乳腺癌可以保留全部或部分激素受体,并具有功能,其生长与发育受激素环境的影响,即为激素依赖性肿瘤。促进激素依赖性乳腺癌生长的主要激素是雌二醇(E_2),其次是雌酮(E_1),两者的生物活性之比为 10:1。E_2 在进入循环后,多数与血液内性激素结合使游离状态的 E_2 能对靶细胞具有生物活性。已证实,乳腺癌具有将雌激素前体及 E_1 在细胞内转变成为 E_2 所必要的酶系统,使癌的酶内 E_1 及 E_2 水平高于血清内水平。内分泌治疗的机制是改变激素依赖性肿瘤生长所需要的内分泌微环境,使肿瘤细胞增殖停止于 G_0/G_1 期,从而得到肿瘤的缓解。雌二醇可以经弥散进入癌细胞与 ER 结合,E_2-ER 复合物激活后移位至细胞核内与 DNA 结合,促进特定的 mRNA 产生并合成相应的功能蛋白,从而使癌细胞增殖。E_2 在细胞水平的生物效应还可以通过癌细胞的自分泌和旁分泌机制,促进多种生长因子分泌(如胰岛素样生长因子、表皮生长因子、肿瘤生长因子-α 等),可以进一步促进癌细胞(包括非激素依赖性癌细胞)增殖,并对乳腺癌恶性表型的维持起重要作用。

(1)雌激素受体的分子生物学结合特性:主要表现如下。

①受体与配体的高亲和力结合,甾体激素受体与激素的亲和力高于其他结合蛋白与激素结合的亲和力,雌激素受体与雌激素结合的平衡解离常数 Kd 值一般为 $10^{-9} \sim 10^{-11}$ mol/L。

②受体与配体结合有饱和性,受体在细胞内浓度极低,每一个受体与一分子激素结合计算,每个细胞受体含量为 2000~50000 个分子,因此在一定的浓度下,受体与激素的特异结合具有饱和性。

③受体具有与相应激素结合的特异性,其亲和力较高,在体内首先与相应受体结合,从而产生特异性的效应。

根据雌激素受体的分子生物学结合的特性,它们之间有相应的甾体激素受体与激素的高亲和力,而且受体与激素结合有饱和性,利用占据受体上的雌激素结合位点从而阻止雌激素进入细胞。这一结合还可能使受体无法改变形态,不能与协同激活剂蛋白相互作用(两者协作形成正常转录复合物)。有学者研究比较与雌激素结合后的受体结构,发现雌激素使受体的螺旋形区域(helix 12)发生旋转,将其结构氨基酸定位使这些氨基酸能与特异协同激活剂结合。相反,与三苯氧胺结合的受体 helix 12 不能正确旋转。进一步发现三苯氧胺与受体上的第351氨基酸结合。在用三苯氧胺治疗逐渐无效时,其原因是在于肿瘤改变了受体的结构,第351氨基酸被其他氨基酸取代。这种替换氨基酸使 he-lix12 发生正常旋转,从而使受体与三苯氧胺结合时,发生像与雌激素结合的反应,使肿瘤生长。

(2)孕酮受体的合成:孕酮受体(PgR)是甾体激素受体超家族的一个成员,由934个氨基酸残基组成。雌激素与其受体复合物促进靶基因转录后合成的新蛋白中包括 PgR,所以说 PgR 的合成必须有雌激素作为启动,同时必须有 ER 存在才能完成。PgR 是雌激素作用的最终产物,因此乳腺癌中如果有 PgR 的存在说明 ER 具有活力。已证明,在人乳腺癌细胞株 MCF-7 的培养液中加入雌二醇并孵育3天,该细胞中 PgR 的 mRNA 含量增加100倍。从不同的方法检测受体的结果看,胞质与胞核内均存在 ER 与 PgR,可以观察到 ER 及 PgR 在组织与细胞内的分布。ER 在细胞内分布不均匀,可划分为不同生物特性的5型。根据免疫电镜技术,从形态上观察到 ER 的复合物,由胞质进入胞核,结合在染色体上,与细胞周期同步,促进细胞生长。促进激素依赖性乳腺癌生长的主要激素是雌二醇,雌二醇可以进入细胞与 ER 结合,雌二醇与 ER 复合物激活以后移位至细胞核内与 DNA 结合,促进特定的 mRNA 产生并合成相应的功能蛋白,从而使癌细胞增殖。

2.乳腺癌内分泌治疗基本药物

乳腺癌内分泌治疗药物有抗雌激素、芳香化酶抑制剂、促黄体生成素释放激素类似物、雌/雄激素类和孕激素。

(1)抗雌激素:与雌激素受体结合,阻断雌激素对受体的作用。最常见的是三苯氧胺,可以用于复发转移乳腺癌的解救治疗、术后辅助治疗和高危健康妇女预防乳腺癌。

(2)芳香化酶抑制剂:通过抑制芳香化酶的活性,阻断卵巢以外的组织雄烯二酮及睾酮经芳香化作用转化为雌激素,达到抑制乳癌细胞生长,治疗肿瘤的目的。芳香化酶抑制剂适用于绝经后,据作用机制不同分为两类:①非甾体类药物,通过与亚铁血红素中的铁原子结合,和内源性底物竞争芳香化酶的活性位点,从而可逆性地抑制酶的活性。有第一代的氨基导眠能、第二代的 fadrozole、第三代的瑞宁得(阿那曲唑)和弗隆(来曲唑)。②甾体类药物,与芳香化酶内源性作用底物雄烯二酮和睾酮结构相似,可作为假底物竞争占领酶的活性位点,并以共价键形式与其不可逆结合,形成中间产物,引起永久性的酶灭活,从而抑制雌激素的合成,有第一代的 Testolactone、第二代的兰他隆、第三代的阿诺新。

(3)LH-RH 类似物:通过负反馈作用于下丘脑,抑制下丘脑产生促性腺激素释放激素

（GnRH/LH-RH）；同时还能竞争性地与垂体细胞膜上的 GnRH 受体或 LH-RH 受体结合，阻止垂体产生 FSH 和 LH，从而减少卵巢分泌雌激素。代表药物为 Zoladex（诺雷德），可以代替卵巢切除术，治疗绝经前复发转移乳癌。

（4）雌激素和雄激素：治疗剂量的雄激素和雌激素可以改变人体内分泌环境，抑制肿瘤细胞的生长，但也出现明显的不良反应，目前临床应用较少。

（5）孕激素：通过改变身体内分泌环境，经负反馈作用抑制垂体产生 LH 和 ACTH，或通过孕激素受体作用乳癌细胞。常用的有甲孕酮（MPA）和甲地孕酮（MA）。

3.乳腺癌内分泌治疗的常用药物

（1）他莫昔芬（TAM）：他莫昔芬常用剂量 10～20mg/d，口服。增加剂量不增加疗效，反而增加不良反应。评价：他莫昔芬是选择性雌激素受体调节剂，是目前最常用的非甾体类抗雌激素药，也是研究得最成熟的一种内分泌治疗药物。与 ER 形成可逆性结合从而阻断雌激素诱导的蛋白质合成。它起的是细胞稳定性作用而不是细胞杀伤性作用。在早期乳腺癌，作为辅助性治疗它可减少 42% 复发的危险性；在绝经期前或后的 ER 阳性肿瘤患者中可减少绝对死亡风险 22%。如果配合化疗使用，与单独化疗相比时可减少复发 25%～30%；可减少对侧乳腺癌发生率约 50%。NSABP 在 13388 名妇女的一个大型乳腺癌预防性研究中证实，他莫昔芬可以减少 40% 的典型性增生风险（RR＝0.60，P＝0.001）和 32% 的非典型性增生风险（RR＝0.69，P＝0.04），可减少总活检率 22%（P＜0.001）。近来，Cuzick 等总结国际上 4 项大型随机对照研究的 70000 多名妇女随访的结果，发现他莫昔芬减少 38% 乳腺癌发生率（P＜0.001）。这是循证医学的证据水平 I a 级。因此，他莫昔芬无论是在治疗还是预防乳腺癌中都是常用的内分泌药物。长期用药可能出现的不良反应，如乏力、颜面潮红、皮疹、阴道干燥、阴道流血，少见不良反应还有纳差、恶心、腹泻、出汗、体质量增加和静脉血栓等。另外，还可引起暂时性血小板减少、深部血栓形成，少数有更年期紊乱症状。他莫昔芬的不良反应一般很轻微，如头痛、热潮红等，一般无需处理。

（2）甲地孕酮（MA）或甲羟孕酮（MPA）：研究证明，孕激素类药物治疗乳腺癌，其血药浓度须超过 80～100mg/mL 才有效。一些文献报道，高剂量孕激素类药物疗效好于低剂量者，但也有报道认为，大剂量与常规剂量在疗效上并无显著差异。目前，推荐剂量为 MAP 300～500mg/d、MA 160mg/d，每日口服直到进展或不能耐受其不良反应。增加剂量疗效并不增加，而不良反应反而增加明显。

评价：孕酮类药物在绝经期后受体阳性的晚期乳腺癌似乎与他莫昔芬有相同的活性。但由于有效时间（DR）较他莫昔芬略短，故常作为次选或三选。他莫昔芬失败后转换到 MA 或 MPA 者仅有 14%～22% 的有效率。反之，用完孕酮类再转换到他莫昔芬者也仅有 5%～23% 的有效率。因此，迫切需要发展较好的二线药物。孕酮类对于促进食欲、改善恶病质是较好的选择。

CALGB 曾对 368 名转移性乳腺癌患者随机分入每日 160mg、800mg 与 1600mg MA3 组观察,有效率分别为 24%、24% 和 28%,但有效时间(DR)却为 14.2 个月、13.9 个月与 7.8 个月,高剂量组最短,因此 MA 的标准剂量推荐为每日 160mg。

MA 和 MPA 的不良反应相似,包括体质量增加、体液潴留、乳房疼痛、血压升高、血糖升高、类库欣综合征、阴道出血及血栓性疾病等。因此,常用作 TAM 治疗失败后的二线用药,一般不用做乳腺癌术后预防复发转移的辅助治疗。

(3)福美坦:是第二代芳香化酶抑制剂,为载体类芳香化酶抑制剂。主要用于绝经后或绝经前卵巢去势后患者。推荐剂量 250mg/2 周,以生理盐水稀释后作深部肌内注射。

评价:欧洲 5 项开放研究报道,单用福美坦治疗绝经后复发转移乳腺癌 240 例,客观缓解率为 26%,稳定 25%,疾病进展 49%。

(4)依西美坦(EXE):临床推荐剂量为 25mg/d,每日口服直到疾病进展。评价:不像非甾体类芳香化酶抑制剂瑞宁得或来曲唑的可逆性芳香化酶阻断作用,EXE 是从雄烯二酮衍化而来,具有甾体类结构,是天然的芳香化酶的底物。它与芳香化酶结合导致该酶的不可逆性失活。

在二线和三线治疗的临床Ⅱ期研究中,有效率为 7%~28%,并且与他莫昔芬、孕酮类和非甾体类芳香化酶抑制剂无交叉耐药性。在 EORTC 的一项随机Ⅱ期研究中与他莫昔芬相比,作为一线治疗的有效率为 42%:16%,中位达峰值时间(TTP)为 8.9 个月:5.2 个月。Kaufmann 等进行的在他莫昔芬治疗失败后与甲地孕酮相比作为二线治疗的 769 名绝经期后患者的Ⅲ期双盲随机临床研究中,发现有效率虽无差别(15.0%:12.4%),但中位 TTP 为20.3 周:16.6 周($P=0.037$),中位 TTF 为 16.3 周:15.7 周($P=0.042$),中位生存期到总结时尚未达到 123.4 周($P=0.039$),均显示出 EXE 的优越性。因此,EXE 可以作为他莫昔芬失败后的二线内分泌治疗药。

依西美坦主要不良反应为潮热、恶心、呕吐、头痛、阴道出血等。长期应用依西美坦可显著降低总胆固醇、三酰甘油和高密度脂蛋白水平,也可导致骨质疏松、骨折、骨关节炎等骨相关事件发生率增加。

(5)阿那曲唑:临床推荐剂量阿那曲唑 1mg/d,每日口服直到疾病进展。

评价:阿那曲唑是新一代非甾体类芳香化酶抑制剂,具有耐受性好、较强的选择性等特点,能在肿瘤组织内和外周血中最大程度地抑制雌激素。在他莫昔芬治疗失败的绝经期后的晚期乳腺癌患者中使用,生存期明显超过甲地孕酮。

近来总结的两个大型国际研究共 1021 名绝经期后的晚期乳腺癌患者一线治疗的结果表明:经过中位 18.2 个月的随访,阿那曲唑至少和他莫昔芬具有相同的 TTP(8.5 个月:7.0 个月),相似的有效率(29.0%:27.1%)和相似的临床受益率(CR+PR+SD≥24 周)(57.1%:52%)。其中北美的试验组与 TAR-GET 试验组相比时由于 90% 的受试患者都是 ER、PR 阳性,中位 TTP 明显超过他莫昔芬(10.7 个月:6.4 个月,$P=0.022$)。因此,阿那曲唑作为一线药物,可以替代 TAM 用于绝经后、ER 阳性早期乳腺癌的辅助治疗。

阿那曲唑主要不良反应为恶心、呕吐、皮疹、潮红、食欲减退、头痛、阴道出血等,长期应用可致骨质疏松、骨折等相关事件发生率增加,且可影响血脂代谢平衡。

(6)来曲唑:临床推荐剂量为来曲唑 2.5mg/d,口服直到疾病进展。

评价:来曲唑是一个高度选择性的强有力的芳香化酶抑制剂,近来已被批准用于绝经期后晚期乳腺癌患者的一线内分泌治疗。在一个 907 名患者参加的大型国际性芳香化酶抑制剂研究中表明:与他莫昔芬相比,中位 TTP 为 41 周∶36 周,减少肿瘤进展风险 30%,$P=0.0001$;总有效率为 30%∶20%,$P=0.0006$;临床受益率为 49%∶38%,$P=0.001$;中位生存时间为 34 个月∶30 个月。可能与药物相关的不良反应 2 组近似,约 5% 的患者发生热潮红、恶心、毛发稀疏等。因此,经济条件较好的患者可以首选来曲唑。也可以用于他莫昔芬失败的患者作二线治疗。此外,血清 HER-2/neu 高于 15ng/mL 的患者虽然来曲唑组疗效较好,但两组比较差异无统计学意义。表明 HER-2 在内分泌治疗中可能是一个阴性预后因素。

来曲唑常见不良反应为恶心、呕吐、皮疹、潮红、食欲减退、头痛等。长期应用来曲唑可显著增加总胆固醇、低密度脂蛋白和载脂蛋白 B 的浓度,也可致骨质疏松。

(7)促性腺激素释放激素类似物:戈舍瑞林和亮丙瑞林同属促性腺激素释放激素类似物(LHRH-a)。用于临床的新型内分泌药物,现已逐渐替代卵巢去势治疗(手术或放疗)成为绝经前或围绝经期、ER 阳性乳腺癌的内分泌治疗主要治疗方式。戈舍瑞林临床常用腹壁脂肪注射,每次 3.6mg/4 周。亮丙瑞林 1mg/4 周,皮下注射。

评价:戈舍瑞林缓释剂是黄体生成激素释素(LHRH)类似物,可以占据 LHRH 有关受体后阻断 LH 生理脉冲,从而影响雌激素的产生而达到去势目的,戈舍瑞林已被批准用于 ER+ 的绝经期前的转移性乳腺癌的治疗,有效率与卵巢切除术相似。在对 134 名患者的观察中发现对局部区域性转移、骨转移、内脏转移和多部位转移的有效率分别为 62.5%、46.7%、45% 和 35.1%。总有效率为 45%,包括 10% CR 和 35% PR。

目前,正在研究对于转移性绝经期前的妇女是否用戈舍瑞林完全抑制雌激素再加他莫昔芬会效果更好。这一联合治疗似乎有更强的活性。关于戈舍瑞林应用时间问题,第 5 届 EBCTCG 会议及 NIH 会议一致认为,戈舍瑞林治疗绝经前、进展期乳腺癌至少应用 2 年。但对于戈舍瑞林辅助治疗早期乳腺癌的最佳治疗时间,由于缺乏可观测的指标,难以评估其真实疗效,现尚未明确。

(8)己烯雌酚及炔雌醇:临床前试验及临床试验均证实体内高雌激素水平可抑制乳腺癌细胞的生长,其抑癌机制尚不清楚。雌激素治疗乳腺癌既可用于绝经前患者,又可用于绝经后患者。己烯雌酚及炔雌醇同属雌激素类药物,主要用于 ER 阳性、绝经后晚期乳腺癌患者,尤其是既往曾使用内分泌治疗,病情仍进展的患者,可获得一定程度的缓解。雌激素治疗疗效与 TAM 相似,且药物便宜,限制其临床应用的因素主要是较明显的不良反应和患者对药物较差的耐受性。

己烯雌酚常用剂量为 15mg/d,炔雌醇常用剂量为 3mg/d。主要不良反应有恶心、呕吐、厌食、乳头乳晕色素沉着、乳房肥大、皮肤松弛、阴道出血及渗液增多,长期使用还可引起体液潴留、血栓形成危险增加及高钙血症,严重者可致永久性肾损伤。因此,长期使用者以间断用药为佳,且应以小剂量开始,2～3周内逐渐增加剂量以减轻胃肠道反应,提高患者耐受性。

(9)雄激素:临床试验证明,对于乳腺癌骨转移患者,雄激素治疗可使55%～75%的患者症状缓解,对于绝经前患者,雄激素治疗在症状缓解与缓解期方面远不如绝经后患者。因此,其主要适用于绝经后、乳腺癌骨转移患者。雄激素的疗效较 TAM、AM 和芳香化酶抑制剂差,但对于经济条件和良好耐受性有较高要求的患者而言,是一个不错的选择。

常用剂量:氟甲睾酮 20mg/d 或甲睾酮 100mg,每日肌内注射,连续 5 天,以后每周 3 次,可以用 2～4 个月。主要不良反应是男性化,如出现痤疮、多毛、脱发、声音嘶哑、闭经、性欲增强等,其次也可能出现恶心、呕吐、高钙血症、红细胞增多和体液潴留等。

(10)抗雌激素类药物:虽然 TAM 目前已经是绝经后、ER 阳性乳腺癌内分泌治疗的标准治疗用药,但其在抗雌激素作用的同时,本身亦具有弱雌激素作用。长期使用可增加子宫内膜癌的发病率和深部血栓形成的机会,限制了其广泛和长期应用。新药氟维司群是第一个完成Ⅲ期临床试验的单纯抗雌激素类药物,它是一种新型的甾体类雌激素受体拮抗剂,具有选择性下调雌激素受体水平的作用。氟维司群具有与天然型雌激素相似的化学结构,与 ER 有高度的亲和力,能与内源性及外源性雌激素竞争 ER,其亲和力较 TAM 强 100 倍。氟维司群目前主要用于绝经后、ER 阳性、既往内分泌治疗失败的晚期乳腺癌。

六、乳腺癌的靶向治疗

长期以来,在恶性肿瘤的治疗中,外科手术、化疗和放疗一直是主要方法,但均有其局限性,如手术切除率低,术后复发率高且无法预计和控制,放疗、化疗产生明显的免疫和造血系统的损害等。于是人们开始探索恶性肿瘤的发生机制,设法寻求一种安全、有效、选择针对性强、对正常组织无损伤的新的治疗方法。肿瘤生物治疗是应用现代生物技术及其产品进行肿瘤防治的新疗法,它通过调动宿主的天然防卫机制或给予天然(或基因工程)产生的靶向性很强的物质来取得抗肿瘤的效应。

随着医药生物技术的发展和对肿瘤发生发展分子机制的深入研究,生物治疗已经成为肿瘤综合治疗中的第四种模式,越来越受到国际及国内肿瘤学界的重视;与此同时,通过功能基因组学与蛋白质组学的深入研究,揭示出越来越多的与肿瘤相关的分子靶点,以细胞工程技术和基因工程技术为主体的抗体工程技术所研制的抗体药物,以及某些与细胞分化诱导有关的小分子化合物药物,在肿瘤分子靶向治疗的成功应用,是肿瘤治疗另一重大进展,并成为最令人瞩目、最鼓舞人心的焦点;另外,随着计算机、机电与生物工程等学科的交叉、渗透研究与发展,催生了许多应用于肿瘤临床防治的靶向治疗技术与先进设备,为人们防治肿瘤提供了新的途径和手段。临床资料证明,生物治疗在毛细胞性白血病、肾癌、恶性黑色素瘤、部分非霍奇金淋巴瘤和乳腺癌等起着重要的作用。但对于大部分实体瘤,由于瘤负荷大,加上肿瘤发生发展的复杂性和抗肿瘤生物药物种类太少,我们还要注意联合其他疗法进行综合治疗。

目前生物治疗主要包括:体细胞疗法、细胞因子疗法、肿瘤疫苗与树突状细胞、肿瘤分子靶向治疗、放射免疫靶向治疗、肿瘤基因治疗、免疫治疗、生物化疗等。

乳腺癌分子靶向治疗是指针对乳腺癌发生、发展有关的癌基因及其相关表达产物进行治疗。分子靶向药物通过阻断肿瘤细胞或相关细胞的信号转导,来控制细胞基因表达的改变,而产生抑制或杀死肿瘤细胞。近年来,乳腺癌的分子靶向治疗取得了令人瞩目的进展。

1.以 HER2 为靶点的治疗

HER2(c-erbB-2)为人表皮生长因子受体-2,是具有酪氨酸激酶活性的跨膜蛋白。由原癌基因 HER2/neu 编码,是 EGFR 家族的一员,其基因表达水平和基因拷贝数目在乳腺癌细胞中显著升高,研究发现在约 24%～30% 的乳腺癌的癌组织中有 HER2 受体基因的过度表达,其过度表达导致肿瘤细胞异常增殖、侵袭性和转移危险增加。HER2 阳性乳腺癌患者生存率下降,同时,预示对某些化疗和内分泌治疗药物耐药。因此 HER2 受体是乳腺癌预后不良的重要独立因素。由于 HER2/neu 蛋白位于细胞表面,易被抗体接近,故 HER2 可以作为分子靶向治疗的重要靶点。目前已经开发出多种针对 HER2 的靶向治疗药物。

(1)曲妥珠单抗(赫赛汀):曲妥珠单抗是目前针对 HER2 蛋白的靶向性治疗的最重要单克隆抗体,分子靶向治疗药物的代表。它是一种针对 HER2 受体的高度人源化的人-鼠嵌合型单克隆抗体,通过基因工程的方法将非特异性的人 IgG 的恒定区与鼠的抗 HER2/neuIgG 的 Fv 区嵌合在一起,不仅对 HER2 受体有高度的亲和力,还能减少体内 HAMA 的产生,降低了免疫原性从而可以成功地广泛应用于临床。该抗体 1998 年 10 月被美国 FDA 批准上市,是全球第一个用于临床的靶向治疗药物,用于 HER2(+)乳腺癌的治疗。研究表明,与其他治疗性的单克隆抗体类似,曲妥珠单抗的抗肿瘤作用主要为以下 2 种方式:①直接抗肿瘤作用:包括诱导凋亡、阻断配体介导的生物功能、下调受体数量、提高其他药物的细胞毒作用和抑制肿瘤细胞生长和存活重要蛋白的表达、拮抗生长因子对肿瘤细胞生长的调控以及加快过度表达 HER2 受体的降解;②间接作用:包括补体介导的细胞杀伤(CRC)和抗体依赖的细胞杀伤(ADCC)效应。曲妥珠单抗单用有效率为 11%～36%,该药与铂类、多西他赛、长春瑞滨有协同作用,与阿霉素、紫杉醇、环磷酰胺有相加作用,而与 5-氟尿嘧啶有拮抗作用。

曲妥珠单抗用于治疗乳腺癌的适应证是乳腺癌细胞中有 HER2/neu 的扩增/过度表达,故在给予曲妥珠单抗治疗前,应行分子病理检查,测定肿瘤组织中的 HER2 状态。实验室测定 HER2 状态的最常用的检测手段是免疫组化(IHC)和荧光原位杂交(FISH)。IHC 用于检测肿瘤细胞膜表面过度表达 HER2 蛋白,目前用于评价 IHC 结果的评估体系为 HercepTest(DAKO,CA)的一至+++评分系统,反映了>10% 的肿瘤细胞中 IHC 标记的方式和强度。FISH 方法则用于检测肿瘤细胞内扩增的 HER2/neu 基因片段。在原发肿瘤组织样本、淋巴结或转移灶中,IHC 和 FISH 在检测 HER2 扩增/过度表达方面均为很好的方法,有研究表明这两种方法之间的符合率在 90% 以上。IHC 检查结果为 HER2(++～+++)或 FISH 检查结果为(＋),则为曲妥珠单抗治疗的适应证。

目前曲妥珠单抗治疗的推荐用法为:首剂4mg/kg,静脉滴注,以后每周维持剂量2mg/kg,可一直应用至疾病进展为止。曲妥珠单抗的药代动力学呈剂量依赖型,非线性特点。在大多数病例中符合一室模型,随剂量增加,药物半衰期延长,血浆清除率下降,血谷和峰浓度增加。平均半衰期为(5.83±4.3)天,平均血清清除率为每天(5.15±2.45)mL/kg,血谷浓度在治疗后第20～32周达到稳态。曲妥珠单抗也有3周重复的用法,即首剂8mg/kg,以后每3周用1次6mg/kg。曲妥珠单抗主要的副作用包括:①输液相关反应:表现为寒战、发热,大多数出现在首次输液时或输注后,经对症治疗后可缓解;②心脏毒性:年龄、蒽环类药物史和心脏病史是三大危险因素,大多数患者经治疗后心功能不全的症状和体征明显好转。

①曲妥珠单抗单药治疗:曲妥珠单抗单药治疗HER2高表达转移性乳腺癌的总缓解率(OR)为15%,中位缓解期为9.1个月,中位存活期(MS)为13个月,中位疾病进展期(TTP)为3.1个月。在一线治疗的临床研究中,曲妥珠单抗治疗HER2(＋＋～＋＋＋)转移性乳腺癌114例,OR率分别为26%和35%,TTP为3.5个月,MS期为24.4个月,显示出良好的治疗效果。

②曲妥珠单抗联合化疗:曲妥珠单抗与多种化疗药物有协同作用,包括紫杉醇、多西紫杉醇、卡培他滨及紫杉醇类药物(诺维本、健择)等,多个转移性乳腺癌一、二线治疗的大型Ⅲ期临床试验证实,化疗药物加上曲妥珠单抗后可明显提高HER2(＋)患者的OR率、延长TTP和总存活(OS)。

Slamon等报道以H(曲妥珠单抗,先给予负荷量4mg/kg,然后给予2mg/kg,静脉滴注,1次/周)＋AC(ADM 60mg/m²,CTX 600mg/m²)或T(泰素,175mg/m²,静脉滴注3h)治疗469例晚期乳腺癌患者。对未曾接受AC治疗者随机分为AC或AC＋H治疗,曾接受AC治疗者,予泰素或泰素加H治疗,每3周为1个周期,共6个周期。结果表明,化疗＋H(235例)与单化疗(234例)组的有效率、中位肿瘤进展时间(TTP)、中位缓解期、中位治疗失败时间(TTF)、中位生存期分别为50.0%比32%、7.4个月对4.6个月、9.1个月对6.1个月、6.6个月对4.5个月、25个月对20个月,提示与单用化疗相比,化疗加曲妥珠单抗能明显提高疗效。

美国肿瘤临床协会(ASCO)年会上报道了BCIRG007试验的结果。该试验在HER2阳性的转移性乳腺癌患者中,比较了TCH(多西紫杉醇＋卡铂＋曲妥珠单抗)与TH(多西紫杉醇＋曲妥珠单抗)的疗效。该研究入组了263例HER2FISH检查阳性的转移性乳腺癌患者,分为两组,分别给予TH(T 100mg/m²)或TCH(T 75mg/m²和CAUC-6)治疗,每3周为1周期。H 2mg/kg每周1次(负荷剂量为4mg/kg)。共治疗8个周期,以后H 6mg/kg每3周1次,直到肿瘤进展。主要研究终点为肿瘤进展时间(TTP),次要终点为总生存(OS)、缓解率(RR)、缓解时间(DR)、临床受益(CB)和安全性。结果显示TH组和TCH组在中位TTP、OR、DR和CB方面差异均无显著性意义。TCH方案的血小板减少、贫血、腹泻等毒副反应发生率高于TH组,表明曲妥珠单抗联合多西紫杉醇是治疗HER2(＋)晚期乳腺癌的有效方案,加用卡铂治疗并不能使患者进一步受益,反而增加毒副反应。

③曲妥珠单抗术后辅助治疗:一些大规模随机分组临床试验也确立了曲妥珠单抗在乳腺癌术后辅助治疗中的地位。HER2(+)乳腺癌患者术后辅助化疗中联合应用曲妥珠单抗可明显提高患者无病存活(DFS)率和 OS 率。

在 NSABP B231 临床研究中,评估了 AC 方案(阿霉素+环磷酰胺)化疗后单用紫杉醇或紫杉醇联用曲妥珠单抗治疗 HER2(+)早期乳腺癌的疗效和安全性。结果显示,曲妥珠单抗联合化疗能显著提高 HER2(+)早期乳腺癌患者的 DFS 率及 OS 率,治疗 3 年随访 DFS 危险比为 0.48,OS 的危险比为 0.67,两者均 $P < 0.05$。试验中曲妥珠单抗联合化疗组较单纯化疗组使乳腺癌的复发风险降低 52%,死亡风险降低 33%。曲妥珠单抗联合化疗组不良反应基本与联合化疗组一致,仅充血性心力衰竭的发生率高于单纯联合化疗组(4.1%对 0.8%)。2007年 ASCO 会议上报道了 NSABPB231 在心脏毒副反应方面 5 年随访的结果,曲妥珠单抗联合化疗组充血性心力衰竭心脏不良事件发生率 3.8%,对照组为 0.9%。心脏不良事件发生率与吸烟史、肿瘤部位、是否接受放疗、糖尿病、高脂代谢以及心脏病家族史无关,仅与年龄、高血压、基线左室射血分数(LVEF)相关。年龄<50 岁,50～59 岁,≥60 岁心脏事件发生率分别为2.3%,5.1%,5.4%($P = 0103$)。无高血压患者心脏事件发生率为 3.0%,合并高血压患者心脏事件发生率为 6.8%($P = 0.02$)。LVEF 降低发生率明显增高($P < 0.001$),其低谷为接受曲妥珠单抗治疗 6～9 个月时。建议接受曲妥珠单抗治疗时,即使无心脏病史仍应警惕充血性心力衰竭的发生。

HERA 试验是乳腺癌国际组(BIG)的一项国际多中心 Ⅲ 期随机临床试验。该试验对HER2 阳性的早期乳腺癌患者,在完成局部治疗和最低 4 个周期化疗后,随机分为 3 组:第 1组接受曲妥珠单抗治疗 2 年,第 2 组接受曲妥珠单抗治疗 1 年,第 3 组为对照组(不用药)。中期结果显示,与对照组相比,曲妥珠单抗 1 年组校正后 3 年无病生存率危险比(HR)为 0.63(80.6% vs 74.0%,$P < 0.0001$),总生存率的 HR 为 0.63(92.4% vs 89.2%,$P = 0.0051$)。然而,对于使用 2 年曲妥珠单抗治疗组是否具有更好的疗效,还有待今后的随访观察。

上述结果提示:①曲妥珠单抗治疗后发生 LVEF 下降比发生心力衰竭常见,但在联用化疗药物,特别是蒽环类药物,是增加心脏毒副作用的危险因素;②蒽环类药物与曲妥珠单抗同时联用在心脏毒性方面有协同作用,因此不主张两种药物同时联用;③蒽环类药物与曲妥珠单抗在治疗过程中的应用要非常谨慎,因为曲妥珠单抗的半衰期约 28.5 天,6 个半衰期(约半年)后药物基本从体内清除干净,所以使用曲妥珠单抗后半年内应谨慎使用蒽环类药物;④ADM的累积剂量不宜超过 $360mg/m^2$。

④曲妥珠单抗联合内分泌治疗:对于激素受体阳性的内分泌治疗敏感乳腺癌患者,联合使用曲妥珠单抗可以进一步延长无进展存活(PFS)期和疾病进展期。2006 年圣安东尼奥乳腺癌峰会上报道了一项曲妥珠单抗联合阿那曲唑治疗 HER2(+)激素敏感性转移性性腺癌的临床研究结果。该研究共纳入 207 例患者,比较了单用阿那曲唑或阿那曲唑联合曲妥珠单抗的

疗效。研究结果显示,联合治疗组和单独内分泌治疗组两者客观缓解率(ORR)、临床获益率(CBR)、无进展存活(PFS)率、TTP 和 OS 期分别为:20.3% vs 6.8%,42.7% vs 27.9%,4.8 个月 vs 2.4 个月,4.8 个月 vs 2.4 个月,28.5 个月 vs 23.9 个月。除 OS 差异无显著性意义外,其他差异均有显著性意义。治疗毒副反应联合治疗组心脏毒性、Ⅲ~Ⅳ度毒性均高于单独内分泌治疗组。由于激素敏感性乳腺癌患者多为老年患者,因此在使用曲妥珠单抗联合治疗中应全面评估患者的获益和风险,个体化治疗更为适宜。

⑤曲妥珠单抗治疗抗拒:临床应用发现,仍有部分 HER2(+)患者治疗抗拒,其原因可能为存在分泌型受体或 HER2 下游信号转导通路不依赖于 HER2 配体介导的异常活化。此外,胰岛素样生长因子Ⅰ型受体(IGF-IR)信号转导通路的活化可能导致曲妥珠单抗耐药。p27 的下调也可能通过对细胞周期蛋白依赖蛋白激酶的影响导致曲妥珠单抗治疗抗拒。另一个可能的机制是肿瘤抑制基因 PTEN 的失活。给予曲妥珠单抗治疗后可使 PTEN 降解加速,通过反义核苷酸封闭 PTEN 活性,可以诱导出曲妥珠单抗耐药。在 PTEN 缺陷的乳腺癌患者对曲妥珠单抗治疗反应性明显低于 PTEN 正常患者。

对于曲妥珠单抗治疗抗拒的患者,使用新型的靶向药物或联合不同作用机制的靶向药物有望克服曲妥珠单抗耐药。其中 pertuzumab 单抗联合曲妥珠单抗治疗在曲妥珠单抗治疗失败的转移性乳腺癌患者取得了良好的疗效。

(2)Pertuzumab 单抗:pertuzumab 是另一种以 HER2 为靶位的人源化单克隆抗体。与曲妥珠单抗不同的是 pertuzumab 与 HER2 蛋白的结合区域是受体二聚化的结构域,可阻断 HER2 蛋白的同源和异源二聚化,抑制受体介导的肿瘤生发。研究显示,曲妥珠单抗只对 HER2 过表达的乳腺癌患者有效,而 pertuzumab 则对 HER2 低表达的乳腺癌患者带来了曙光。由于作用机制不同,联合用 pertuzumab 可增加曲妥珠单抗的疗效。

2007 年的 ASCO 年会上公布了 pertuzumab 的Ⅱ期临床研究结果。该研究纳入曲妥珠单抗联合常规化疗无效、HER2(+)的转移性乳腺癌患者,采用 pertuzumab 和曲妥珠单抗联合治疗。共入组 33 例患者,完全缓解(CR)1 例,部分缓解(PR)5 例,稳定(SD)7 例,ORR 为18.2%,CBR 为 39.4%。两种单抗联合治疗的毒副反应如腹泻、恶心呕吐、黏膜炎、皮疹、疲乏等发生率高于单一药物治疗,但仅腹泻为治疗相关的Ⅲ级以上毒副反应。其远期疗效和对生存期的影响正在观察中。

2.针对表皮生长因子受体(EGFR)的靶向治疗

研究显示,EGFR 在多种肿瘤中存在不同程度的过表达。EGFR 信号转导通路是调控细胞生长和增殖的重要信号通路,在肿瘤细胞的生长、增殖和凋亡等方面具有极重要的作用。目前以 EGFR 为靶点的分子靶向药物主要有两类:一类是小分子酪氨酸激酶抑制剂,这类小分子化合物可进入细胞内,抑制酪氨酸激酶的磷酸化,从而抑制 EGFR 介导的信号转导;另一类是针对 EGFR 的单克隆抗体,主要作用于 EGFR 胞外区,通过竞争性抑制配体与 EGFR 的结合,使受体失去活性,从而影响细胞的增殖。

（1）酪氨酸激酶抑制剂：EGFR 往往在进展期乳腺癌，ER 阴性且内分泌治疗抵抗的患者过度表达。酪氨酸激酶抑制剂（EGFR-TKIs）的抗肿瘤作用机制可能通过以下途径实现：抑制肿瘤细胞的损伤修复，使细胞分裂阻滞在 G_1 期、诱导和维持细胞凋亡、抗新生血管形成等。EGFR 过度表达常预示患者预后差、转移快，对化疗药物抗拒、激素耐药、生存期较短等。TKIs 还可通过下调肿瘤细胞的血管生成因子以及抑制 EGFR 对肿瘤血管内皮细胞的信号传导，EGFR 和血管内皮生长因子受体（VEGFR）两种信号传导通路的"交叉对话"，为临床同时抑制这两种传导通路提供了合理的依据。目前已经有多种小分子酪氨酸激酶抑制剂问世，并在非小细胞肺癌、胰腺癌、胃肠道间质瘤、肾癌等肿瘤治疗中取得了较好的治疗效果。应用于乳腺癌治疗的小分子酪氨酸激酶抑制剂主要有以下药物。

①吉非替尼：吉非替尼是第一个被美国 FDA 批准应用于临床治疗的强有力的 EGFR 酪氨酸激酶抑制剂，主要应用于非小细胞肺癌的二线治疗，尤其是在亚洲人群中疗效较好。

吉非替尼治疗乳腺癌的临床前期研究较多，但多数研究结果显示，吉非替尼单药治疗复发转移乳腺癌疗效较差。临床研究显示，在联合治疗中吉非替尼在体外与多西紫杉醇有协同作用。与芳香化酶抑制剂联合治疗雌激素受体（＋）和 EGFR（＋）的晚期乳腺癌也有协同作用，可抑制细胞增殖及肿瘤的生长。

在一项针对吉非替尼效果评价的 Ⅱ 期临床研究中，22 例经过化疗的转移性乳腺癌（16 例 ER 阴性，6 例 ER 阳性但他莫昔芬耐药）患者服用吉非替尼 500mg/d，用药 4 周后，2 例（9％）PR，10 例（45％）SD，5 例（23％）PD。另外，Robertson 等报道，吉非替尼对他莫昔芬获得性耐药的 ER 阳性以及 ER 阴性乳腺癌有效。这些结果提示，吉非替尼对 ER 阴性和他莫昔芬耐药的 ER 阳性乳腺癌可能有效。另一项临床试验显示，吉非替尼治疗 63 例经多程化疗和内分泌治疗的转移性乳腺癌，9 例（14.3％）获得疗效；12 例骨转移引起骨痛者中，5 例骨痛明显减轻。

一项吉非替尼与多西紫杉醇联合治疗转移性乳腺癌的 Ⅱ 期临床试验共纳入 41 例患者，口服吉非替尼（250mg/d）联合多西紫杉醇治疗 6 周。结果显示，ORR 为 54％（22 例）。有效患者继续接受吉非替尼单药治疗，其中 2 例患者由 PR 转为 CR。疗效分析显示与雌激素受体（ER）相关，ER（＋）患者缓解率 70％，ER（－）的患者缓解率仅 21％（$P=0101$）。副反应主要是粒细胞减少（49％）、腹泻（10％）、皮疹（5％）、贫血（2％）等，对生存的观察仍在随访中。

原发性乳腺癌中 10％～36％ 的 EGFR 和 HER2 表达阳性。吉非替尼可以通过抑制 EGFR 的酪氨酸激酶而抑制 HER2 的信号传导。因此，有人提出联合使用曲妥珠单抗和吉非替尼可能对抑制 HER2 阳性乳腺癌有协同作用。这些研究中吉非替尼疗效不佳的原因是否存在适应证人群的选择问题值得探讨，可能需要对多项分子指标进行分析，预测疗效以便指导个体化治疗。

②厄洛替尼：厄洛替尼是另一种被 FDA 批准应用于临床治疗的 EGFR 酪氨酸激酶抑制剂。通过在细胞内与三磷腺苷竞争性结合受体酪氨酸激酶的胞内区催化部位，抑制磷酸化反应，从而阻断向下有增殖信号传导，抑制肿瘤细胞配体依赖的 HER-1/EGFR 的活性，达到抑

制肿瘤细胞增殖的作用。在非小细胞肺癌的治疗中显示了良好的治疗效果。

ASCO 年会报道了一项吉西他滨联合厄洛替尼的 Ⅱ 期临床研究 N0234 结果。比较了吉西他滨联合厄洛替尼治疗既往蒽环类治疗失败、不同激素受体情况的转移性乳腺癌的疗效。给予吉西他滨 $1000mg/m^2$，第 1 天、8 天，厄洛替尼 $150mg/d$ 口服的 3 周方案治疗。结果显示，ER（－）/PR（－）/HER2（－）三阴性和非三阴性转移性乳腺癌两组 ORR、PFS 相似，但 OS 期三阴性患者明显小于非三阴性患者（227 天 vs 738 天，$P<0.001$）。显示化疗联合厄洛替尼治疗对蒽环类治疗失败转移性乳腺癌患者有一定疗效。

③拉帕替尼：对于过度表达人表皮生长因子受体-2（HER2）的晚期转移性乳腺癌，标准治疗是采用含有曲妥珠单抗的方案。然而，EGFR 受体的过度表达也与患者的不良预后相关。拉帕替尼是一种新型口服的小分子表皮生长酪氨酸激酶受体抑制剂，可以同时作用于 EGFR（HER-1）与 HER2。临床研究显示，通过降低两种受体同型二聚体或异二聚体的酪氨酸激酶磷酸化，阻断 EGFR 信号转导，可以抑制 EGFR（HER-1）或 HER2 过表达的乳腺癌细胞系生长，并诱导凋亡。在过度表达 HER2 的细胞，同时抑制 EGFR 和 HER2，有相加作用。与其他 EGFR 抑制剂不同的是，它与非活化状态的 EGFR 结合，导致了拉帕替尼有较慢的解离速度，从而获得更长的缓解期。该药已经在 2007 年 3 月份获美国 FDA 批准上市，用于治疗 HER2 过度扩增的晚期乳腺癌。

圣安东尼奥乳腺癌峰会上报道了一项拉帕替尼联合卡培他滨（希罗达）与单药希罗达比较的大型国际多中心 Ⅲ 期临床研究结果（EGF100151）。该研究入选既往曾接受过蒽环、紫杉醇和曲妥珠单抗治疗失败的复发转移乳腺癌患者。联合组接受拉帕替尼 $1250mg/d$，希罗达 $2000mg/m^2$，第 1～14 天。单药组希罗达 $2500mg/m^2$，第 1～14 天，每 3 周为 1 个周期。两组患者的基线特征相似，患者随机分组接受治疗，当收集了 324 例（联合组 163 例、单药组 161 例）进行中期分析后，因取得明确阳性结果，试验便提前结束。中期分析的结果证实，联合拉帕替尼和希罗达将疾病进展的风险降低 51%（$HR=0.51$，$P=0.00016$），联合组中位 TTP 为 36.7 周，单药组为 19.1 周（危险比为 0.49，$P=0.00004$），两组的 OR 差异无显著性意义（$P=0.113$）。根据 ICH 检测 EGFR 受体的状态分析对 PFS 无影响（$P>0.05$），根据 FISH 检测 HER2 受体状态分析对 PFS 差异存在显著性意义，HER2（＋）的联合组和单药组 PFS 分别为 37 周对 20 周，HER2（－）的联合组和单药组 PFS 分别为 22 周对 13 周（$P<0.05$）。此外联合治疗组脑转移的发生明显少于单药组（4 例对 11 例）。该项研究显示，拉帕替尼治疗 HER2（＋）乳腺癌患者具有潜在的临床价值。

EGF 30001 是 2007 年 ASCO 报道的 Ⅲ 期临床试验国际多中心临床试验结果，580 例患者入组，随机分组，一组为拉帕替尼 $1500mg$＋紫杉醇 $175mg/m^2$，另一组紫杉醇 $175mg/m^2$＋安慰剂，结果对已经完成试验的 492 例患者进行分析，HER2 阳性组有 91 例，治疗组 52 例，对照组 39 例，中位无事件存活期（EFS）分别为 7.9 个月和 5.2 个月（$HR=0.56$，$P=0.007$）；中位总生存期（OS）分别为 24.0 个月和 19.0 个月（$HR=0.64$，$P=0.16$）。HER2 阴性 401 例，治疗组

199 例,对照组 202 例,中位 EFS 分别为 5.8 个月和 5.3 个月(HR＝1.04,P＝0.747),中位 OS 分别为 22.8 个月和 20.7 个月(HR＝0.92,P＝0.576)。该研究显示,拉帕替尼联合紫杉醇对 HER2 过度表达患者的疗效优于单用紫杉醇化疗,但对 HER2 阴性者,加用拉帕替尼不能获益。

拉帕替尼在治疗伴有脑转移的 HER2 阳性晚期乳腺癌患者中的疗效令人振奋,EGF 105084 是一个 Ⅱ 期临床试验,入组患者为 HER2 过度表达的乳腺癌患者,新出现脑转移或者脑转移进展,既往曾接受全脑放疗和曲妥珠单抗治疗。患者进展后接受拉帕替尼 750mg 口服,每日 2 次治疗。主要的观察指标是临床疗效。计划入组 220 例,实际入组 238 例。在已经完成的 104 例患者的数据分析,8 例(7.7%)获得 PR,17 例(16.3%)获得 SD,病灶中位稳定时间为 16 周。脑内病灶的缩小有助于改善患者的生活质量。

在难治的炎性乳腺癌治疗中拉帕替尼也显示了良好疗效。EGF 103009 是国际多中心 Ⅱ 期临床试验,58 例患者均为难治性炎性乳腺癌(曾用过蒽环类药物或复发),接受拉帕替尼单药(1500mg/d,qd,d1～30),患者随机分入 A 组(HER2 过表达)和 B 组(EGFR 表达,HER2 不表达)。在最初报道的 36 例患者中,A 组 62% 获部分缓解(PR),21% 病情稳定。在 B 组中,8% 获 PR,17% 获 SD,毒性反应主要表现为 Ⅰ/Ⅱ 度皮肤和胃肠道反应。这表明拉帕替尼疗效与 HER2 过表达有密切关系,并且提示同时表达 IGF-1 和 HER2 是对曲妥珠单抗耐药的可能机制。

拉帕替尼是对 HER2(＋)乳腺癌治疗有效的靶向治疗药物,在对 HER2 过表达的进展期乳腺癌的一、二线治疗中都取得了较好的疗效,且与曲妥珠单抗无交叉耐药,与化疗具有协同作用;因为其结构为小分子,与曲妥珠单抗不同,能够透过血脑屏障,对于乳腺癌脑转移有一定的治疗作用。目前其他的临床试验研究拉帕替尼与化疗药、内分泌药物以及其他靶向药物联合治疗晚期乳腺癌的有效率正在进行中。而拉帕替尼对 HER2 过度表达患者作为术后辅助治疗的试验,包括与曲妥珠单抗对比,或联合曲妥珠单抗治疗研究,也在进行中。相信随着更多临床研究结果的报道,拉帕替尼有望在曲妥珠单抗之后成为治疗 HER2 过表达乳腺癌患者的又一种有效靶向治疗药物。

(2)EGFR 单克隆抗体:西妥昔单抗(爱必妥)是针对 EGFR(HER-1)的特异性单克隆抗体,与伊利替康联用,主要用于治疗 EGFR 阳性,含伊利替康方案治疗失败的转移性结直肠癌,单药用于不能耐受伊利替康的 EGFR 阳性晚期结直肠癌的治疗。近来,有不少研究机构也开始尝试用西妥昔单抗治疗乳腺癌。其中之一是将其他抗肿瘤药物做成脂质体,再将脂质体与西妥昔单抗联合,利用西妥昔单抗可以与 EGFR 特异性结合,将抗肿瘤药物直接、特异性的输送到 EGFR 高表达或突变的 EGFRvⅢ肿瘤细胞中,经体内实验证实,抗肿瘤药物的半衰期延长($t_{1/2}$＝21h),瘤体中的药物浓度上升到 15% ID/g。这些结果显示了西妥昔单抗将来可能应用于 EGFR 高表达的乳腺癌的治疗中。在乳腺癌治疗领域西妥昔单抗与化疗药物联合的临床研究正在进行中。

3.以肿瘤血管生成为靶点的治疗

肿瘤持续生长和侵袭转移离不开肿瘤新生血管的营养供给。血管生成本身又是一个包括内皮细胞增殖、迁移、血管再通等多个步骤的复杂过程。肿瘤血管形成受一系列促进或抑制的可溶性因子共同调节。高血管密度是乳腺癌的高危因子之一。如何抗肿瘤血管的生成已成为防治乳腺癌的研究热点之一，并逐渐成为一种新的靶向治疗模式。①直接作用于内皮细胞：主要包括血管抑素和内皮抑素。经动物实验初步证实，内皮抑素对肿瘤血管内皮细胞生长具有强烈的抑制作用，Ⅰ期临床试验已用于乳腺癌。但内皮抑素易失活，难以大量制备稳定的生物活性体。内皮抑素与血管抑素联合应用具有协同作用，与其他治疗方式如放疗、化疗联合应用亦具有明显的协同作用。已有Ⅰ期临床试验显示对乳腺癌具有较好疗效。②作用于血管生成因子：乳腺癌细胞高表达一系列促血管生成因子，如 VEGF、TGF 和 FGF 等。抗血管治疗可以通过选择性地抑制一种或几种血管生成因子或上调血管抑制因子等，从血管形成的多个环节联合用药，以达到抗血管继而抗肿瘤治疗的目的。

血管内皮生长因子（VEGF）在乳腺癌的发生、发展及预后方面起重要作用。多数研究显示，VEGF 与早期乳腺癌中部分患者的不良预后有关。贝伐单抗是针对血管内皮生长因子 A（VEGF-A）亚型的重组人源化单克隆抗体，通过与血管内皮生长因子（VEGF）竞争性结合 VEGF 受体（VEGFR），阻断 VEGF 介导的生物活性，从而抑制内皮细胞的有丝分裂，减少肿瘤新生血管形成，达到抑制肿瘤生长的作用。无论是单独或与其他化疗药物结合，贝伐单抗可减少肿瘤血管生成。FDA 于 2004 年 2 月 26 日批准该药上市作为结直肠癌的一线用药。贝伐单抗是第一个被美国 FDA 批准通过抑制血管生成发挥抗癌作用的新药。在复发转移性乳腺癌的治疗中，也显示了较好的疗效。2007 年 3 月，欧盟批准其用于治疗转移性乳腺癌。2008 年，贝伐单抗获得 FDA 加速批准，可与紫杉醇联合应用于未化疗的转移性乳腺癌。批准依据是此前发表 E2100 Ⅲ期临床试验结果。

ECOG 2100 研究是一项贝伐单抗联合紫杉醇（泰素）与单药泰素一线治疗晚期乳腺癌的Ⅲ期临床研究。研究中泰素治疗采用了每周治疗（90mg/m²），联合组在此基础上加贝伐单抗10mg/kg，每 4 周 1 次，持续 2 周。总计入组 715 例患者，结果显示，联合贝伐单抗治疗组的 PFS 为 11.3 个月，化疗组仅为 5.8 个月（$P<0.0001$）。总生存期从 24.8 个月延长至 26.5 个月。联合治疗 ORR 明显提高（28.2% vs 14.2%，$P<0.0001$）。其中，可测量病变患者的有效率分别为 34.3% 与 16.4%（$P<0.0001$）。以上结果表明，对晚期乳腺癌贝伐单抗联合紫杉醇的疗效显著优于单用紫杉醇。目前美国国家癌症综合网（NCCN）治疗指南已经将该治疗方案列入其中。

2007 年 ASCO 年会报道的另一项希罗达联合贝伐单抗作为一线治疗转移性乳腺癌的临床研究结果。共入组 106 例患者，希罗达 1000mg/m²，口服每日 2 次，连续 14 天，贝伐单抗15mg/kg 静脉注射，每 3 周重复。ORR 38%，中位 TTP 为 5.7 个月，中位生存期>16 个月。ER（＋）患者和 ER（－）患者的 ORR、TTP、OS 分别为 47% vs 27%，8.9 个月 vs 4.0 个月，16.6

个月 vs 7.5 个月,显示 ER(＋)患者治疗获益更高。

Miller 等开展了贝伐单抗(15mg/kg,d1,q3w)联合卡培他滨与单用卡培他滨治疗既往蒽环类和(或)紫杉类失败的复发转移性乳腺癌的Ⅲ期临床试验,入组 462 例,两组的毒副反应如腹泻、手足综合征、血栓和严重出血差异无统计意义。联合组的缓解率显著高于单用卡培他滨组,分别为 19.8％ vs 9.1％($P＝0.001$)。但两组的 PFS 和 OS 无显著差异,分别为 4.87 vs 4.17 个月和 15.1 vs 14.5 个月。该试验表明贝伐单抗联合卡培他滨未能改变生存期,很可能是因为所选择的晚期患者。早期使用贝伐单抗可能更有利于其发挥作用。因此,有必要对一些早期患者进行研究。寻找能预测贝伐单抗疗效的分子生物学指标。

综上所述,贝伐单抗在乳腺癌的临床应用仍处于起步阶段,贝伐单抗在乳腺癌中应用的最佳适应证,贝伐单抗与各种对乳腺癌敏感化疗药物联用的疗效和副作用,贝伐单抗和其他分子靶向药物(如曲妥珠单抗等)联用的可能性等,这些都是有待临床试验去解决的问题。但随着抗血管内皮生成因子的单克隆抗体的临床运用,为乳腺癌的临床治疗开拓了新领域。

4.针对 ER(－)/PR(－)/HER2(－)的靶向治疗

ER(－)/PR(－)/HER2(－)三阴性乳腺癌对常规标准化疗敏感性差,也缺少有效的靶向药物作用靶点,一直是困扰肿瘤内科医生的难题。随着新型靶向治疗药物进入临床研究,有望筛选出有效的靶向药物,为临床治疗 ER(－)/PR(－)/HER2(－)三阴性乳腺癌提供有效治疗手段。西妥昔单抗在临床前期研究中显示对于 HER2(－)乳腺癌有效,西妥昔联合卡铂治疗三阴性乳腺癌的一项Ⅱ期临床研究正在进行中。如前所述厄洛替尼的一项临床研究显示对于三阴性乳腺癌治疗有效。拉帕替尼和 pertuzumab 等多靶点的抑制剂也有潜在治疗作用,并已经进入Ⅱ期临床研究。C-Kit 在 30％的基底细胞来源乳腺癌中表达。关于 C-Kit 的酪氨酸激酶抑制剂伊马替尼的一项Ⅱ期临床研究显示,16 例转移性乳腺癌,伊马替尼未显示出明显抗肿瘤活性,但 13 例患者中仅 1 例 C-Kit 阳性,4 例血小板衍生生长因子受体(PDGFR)阳性,对于适应证人群的选择仍需探讨。其他已经进入临床研究的靶向药物有:作用于 BRCA1 缺陷的二磷酸腺苷核糖多聚酶 1(PARP1)抑制剂(Ⅰ期临床),以及作用于 Ras/Raf、mTOR 等靶点的小分子化合物等。

5.开发中的新型靶向治疗药物

目前已经进入临床前期的抗肿瘤靶向治疗药物有数十种之多,部分显示出具有一定抗乳腺癌活性或潜能。

(1)Sunitinib:是一种多靶点的小分子酪氨酸激酶抑制剂,可以靶向作用于 PDGFR、VEGFR、C-Kit 蛋白和 Flt3 蛋白,而发挥抑制肿瘤细胞生长、促进凋亡和抗肿瘤血管生成作用。其中,PDGFR、VEGFR 和 C-Kit 蛋白在乳腺癌发生发展中起重要的作用,因此 sunitinib 具有治疗乳腺癌良好的分子基础。一项Ⅱ期研究结果报道其单药有效率为 17％,进一步的研究正在进行中。

(2)PKC-α 抑制剂 Affinitak(LY900003):蛋白激酶 C(PKC)是一类 Ca^{2+}、磷脂依赖性的

蛋白激酶,在跨膜信号传递过程中起着重要作用。PKC 通过催化多种蛋白质上 Ser/Thr 磷酸化,调节多种细胞的代谢、生长、增殖和分化。PKC-α 是 PKC 家族的一员,与肿瘤的侵袭性有关,并可调节细胞对细胞毒性药物的敏感性。在乳腺癌细胞系 MCF-7 中过度表达可引起细胞增殖及促进无胸腺小鼠移植后的肿瘤发生。

PKC-α 抑制剂用于化疗失败的转移性乳腺癌,12 例可评价患者中,1 例于 4 个月时肿瘤无进展、5.5 个月时进展。尽管该药单用治疗乳腺癌疗效较低,但与标准化疗相结合或作为化疗增敏剂,可能获得最佳疗效。

(3)法尼基转移酶抑制剂(FTIs):是另一类开发中的小分子靶向药物。其作用于 Ras 蛋白,阻断法尼基转移酶参与 Ras 蛋白的法尼基化(异戊烯化),从而阻断 Ras 蛋白介导的信号转导作用,抑制肿瘤细胞增殖、生长。目前已经进入研究阶段的 FTIs 主要有 lonafarnib 和 tipifarnib 等。

(4)塞来昔布(西乐葆):环氧化酶-2(COX-2)是前列腺素(PG)合成过程中的重要酶。COX-2 异常表达导致 PG 合成增加,进而刺激细胞增殖及介导免疫抑制。在乳腺癌中可测到 COX-2 的高表达。在 HER2 过度表达的乳腺癌中,COX-2 的过度表达率和表达水平明显高于 HER2 阴性组。因此有人提出,COX-2 高表达可能与 HER2 过度表达有关。

塞来昔布是一种选择性 COX-2 抑制剂。在动物模型中,与对照组相比,塞来昔布对乳腺癌的发生、多倍体、肿瘤体积的减少分别为 68%、86% 和 81%。动物实验结果表明,塞来昔布可预防致癌物诱发的乳腺癌。对致癌物诱发的乳腺癌小鼠分别给予安慰剂和塞来昔布,6 周后安慰剂组肿瘤的体积增长 518%,而塞来昔布组肿瘤的体积下降 32%,提示塞来昔布对乳腺癌可能不仅有预防作用,也有治疗作用。塞来昔布可抑制花生四烯酸转化为前列腺素的关键酶,而前列腺素是合成芳香化酶的基本成分;依西美坦则可抑制芳香化酶的活性,使雄激素不能转化为雌激素。由于塞来昔布和依西美坦作用于不同的靶点(COX-2 与芳香化酶)、动物实验结果表明两药联合疗效优于单药应用,故对乳腺癌患者,联合两药的疗效可能优于单一药物。

(5)其他:matuzumab(EMD272000)是一种全人源化的抗 EGFR 单克隆抗体,具有更长的半衰期,并可降低严重的输注反应和过敏反应;panitumumab 是一种新型 EGFR 单克隆抗体。临床前期研究显示两者可能对乳腺癌有效。

总之,分子靶向治疗是近年来乳腺癌治疗研究最为活跃的领域,并有可能成为今后乳腺癌药物研究的主要方向。靶向治疗作为一种全新的、安全有效的抗肿瘤治疗方法已经成为临床肿瘤医生治疗恶性肿瘤的一种与手术和放化疗同样重要的治疗手段。目前肿瘤的药物治疗正处于从单纯细胞毒性药物向分子、基因靶向性调控过渡,靶向治疗凭借其特异性与靶向性的优势在肿瘤治疗中发挥着越来越重要的作用。虽然目前靶向治疗药物疗效仍然十分有限,但是相信随着人们对肿瘤发生和发展的分子和基因机制认识的不断深入,通过阻断肿瘤细胞生长的不同信号途径,联合应用多种作用不同靶点的药物或与放疗、化疗等传统治疗手段结合,将进一步提高恶性肿瘤的治疗效果,为广大肿瘤患者带来新的希望。

七、乳腺癌的生物治疗

乳腺癌治疗已经形成除传统的手术、放化疗外,还包括生物治疗在内的综合治疗。特别是近年来人类基因组研究取得的丰硕成果进一步推动了生物治疗的发展,目前乳腺癌的生物治疗已成为最活跃的研究领域之一。肿瘤的生物治疗是指通过肿瘤宿主防御机制或生物制剂的作用,以调节机体自身的生物学反应,从而抑制或消除肿瘤生长的治疗方法,从广义上讲,生物治疗本身也是一种包括免疫治疗、基因治疗、干细胞治疗、抗血管治疗、内分泌治疗、诱导凋亡治疗等多种方法的综合治疗。随着研究的进展和应用的不断深入,生物治疗已逐渐成为临床上重要而有效的辅助治疗手段。

1.乳腺癌的免疫治疗

肿瘤的发生、发展与机体免疫系统关系极为密切。细胞在恶性转化增殖过程中,通过多种机制逃避免疫监视而为机体免疫系统耐受。传统的生物反应调节剂治疗(BRM)就属于免疫治疗范畴。通过直接或间接地促进机体免疫系统,以增强抗肿瘤效应或减轻其他治疗所致的副作用。乳腺癌免疫治疗是一个相对较新的领域,如今在临床上开展的生物治疗绝大多数属于免疫治疗。免疫监督学说是免疫治疗的理论基础,该学说认为肿瘤的发生是肿瘤细胞在多种因素的作用下发生了本质性的变化,使本来的自我物质变成了非我物质,机体的免疫系统能够识别这种非我成分并激发特异性免疫反应,达到控制、消除肿瘤的目的。尽管免疫监督学说在肿瘤的防治中的作用仍有不少争议,但有一点是明确的,那就是集体针对病原微生物感染的免疫反应在理论上与免疫监督学说相近,抗感染免疫反应能够加强抗肿瘤免疫是非常明确的;诸多动物实验和临床资料亦表明免疫监督学说有相当的合理性。

基于以上基本原理,所有免疫治疗的基本原则有二:一是免疫反应调节(免疫激动、免疫刺激和免疫修饰等);一是直接使用免疫相关细胞因子。至于免疫治疗范畴外的生物治疗,如内分泌(激素)治疗、凋亡诱导治疗、抗血管生成治疗等,其理论基础是该类生物药物能够通过受体、配体、信号传导分子等发挥作用,对细胞的生长、分化、激活、凋亡、转移等生物学行为产生影响,或产生间接的生物学效应,减缓、抑制肿瘤的发生与发展。

(1)乳腺癌的主动免疫治疗

①肿瘤疫苗治疗:肿瘤疫苗治疗是利用肿瘤细胞或肿瘤抗原物质诱导机体的特异性细胞免疫和体液免疫反应,增强机体的抗瘤能力,从而抑制肿瘤的生长、扩散和复发。乳腺癌细胞免疫原性较弱,不能引起很强的免疫反应;肿瘤疫苗是利用物理、化学和生物的方法处理肿瘤细胞或某种细胞成分来增强乳腺癌细胞的免疫原性,从而诱发抗肿瘤反应。研制开发新型肿瘤疫苗已成为肿瘤免疫治疗的热点之一。目前乳腺癌的疫苗主要有3种:肿瘤细胞疫苗,特异性基因肽疫苗和DNA疫苗。

a.肿瘤细胞疫苗是利用自体或同种异体肿瘤细胞或其粗提物,经物理、化学或生物的方法去除其致癌性,保留其免疫原性,导入患者体内以打破免疫耐受现象,激发抗肿瘤免疫。自体肿瘤疫苗:Ahlert 等在 1991 年至 1995 年,在三组患者中研究了一种纯化的自体肿瘤细胞—新城疫病毒(NDV)疫苗对预防微小转移灶发生的有效性。这种疫苗由感染 NDV 的肿瘤细胞组成,原理是 NDV 诱发强大的免疫反应,通过分泌细胞因子,激活抗原递呈细胞或是两者都有,使得对肿瘤细胞的局部细胞反应成为可能。作者接种了 63 个原发性乳腺癌患者,27 个既往经过治疗转移性乳腺癌患者,31 个既往治疗过的转移性卵巢癌。动态观察表明生存率和无瘤生存率的增加与疫苗中减少死亡细胞和增强的细胞活性呈正相关。异体肿瘤疫苗:Wiseman 等报道了一项 10 年随诊研究,分析了 13 个经外科、化疗、放疗和异体肿瘤细胞/卡介苗免疫治疗的炎性乳腺癌患者。4 个患者在 10 年随诊时仍然存活,达到痊愈效果。作者建议多种方式的治疗对高危型乳腺癌是可行的,而且可能获得长期生存时间。自体和异体混合的肿瘤疫苗:Jiang 等报道了使用包括自体乳腺癌细胞、异体乳腺癌细胞株 MCF-7 和肿瘤相关抗原(CA15-3、CEA 和 CA125),加入少量的 GM-CSF 和 IL-2 组成的多抗原疫苗。42 个手术后的乳腺癌患者(4 个Ⅱ期,14 个Ⅲ期,24 个Ⅳ期)皮下注射疫苗。在 2 个患者中观察到疾病改善。其中 1 例有多发性肝转移的患者在疗程结束时所有的肝转移病灶缩小,部分消失。另一例Ⅳ期的骨转移患者在疗程结束时骨转移消失。

近来有报道利用树突状细胞(DC)的高抗原递呈性,将乳腺癌细胞与 DC 融合,从而激活机体免疫反应,促进抗瘤效应。

b.特异性基因肽疫苗是从乳腺癌相关癌基因(如 Mages,CEA,Muc-1,HER2/neu 等)序列中筛选出能表达肿瘤抗原且能结合 HLA 等位基因位点的短肽序列,进而合成约 8~10 个氨基酸长度的短肽,这种短肽常与免疫佐剂一起进行免疫接种或在体外诱导 DC 细胞,在美国这种疫苗已进入Ⅰ期或Ⅱ期临床试验。肿瘤基因工程疫苗是通过基因重组技术,将目的基因导入受体细胞而制成的疫苗。如导入细胞因子基因以提高机体抗瘤能力,或通过表达肿瘤细胞缺乏的某些分子以增强其免疫原性。如转染 B7 和主要组织相容性复合体-Ⅱ(MHC-Ⅱ)基因到表达肿瘤抗原的肿瘤细胞,可打破因共刺激分子缺乏所致的免疫耐受,恢复肿瘤特异性免疫反应。另外也可导入基因产物直接杀伤肿瘤细胞。肽疫苗,在抗原递呈和免疫识别过程中,肿瘤抗原需在抗原递呈细胞(APC)内降解为短肽形成肽-MHC-T 细胞抗原受体(TCR)复合物才能为 T 细胞识别,并激发细胞毒性 T 淋巴细胞(CTL)反应。目前,肽疫苗主要是利用癌基因、抑癌基因突变肽,以及与肿瘤发生、发展有关的病毒相关疫苗,从乳腺癌相关癌基因如 MAGES、Muc-1、HER2/neu 等序列中筛选并合成适合的短肽疫苗。

对表达 MUC-1 蛋白或肽抗原的肿瘤细胞的早期临床前研究表明 MUC-1 可以直接诱导体液反应而不诱导细胞反应。为诱导细胞反应,Goydos 等利用合成的 MUC-1 肽链混合卡介苗接种 63 名患者(其中乳腺腺癌 9 例,结肠腺癌 30 例,胰腺癌 24 例)。三个患者在注射部位对全长肽链有强烈的迟发型超敏反应。活检样本显示 37 例患者呈强烈的 T 细胞浸润,7 例患者浸润较少。22 例患者中有 7 例患者的黏蛋白特异性 CTL 前体较接种前有 2~4 倍的提高。但是否产生黏蛋白特异性抗体并不清楚。Reddish 等用含 16 个氨基酸的 MUC-1 肽链 BP-16

接种了 16 例转移乳腺癌。在 7 例患者体内检测到 I 型 HLA 限制性抗 MUC-1CTL;其中 5 人还具有高滴度的抗 MUC-1IgG。Brossart 等试图应用 HLA-A2 限制性 CTL 抗原表形的肽链产生的树突状细胞疫苗直接控制 CTL 特异性抗原表形的反应。在本研究中,树突状细胞来源于邻近的在 GM-CSF 和 IL-4 中培养后又在肿瘤坏死因子 α 中培养的外周血单核细胞;临床前研究显示树突状细胞刺激产生的 CTL 可以溶解表达 MUC-1 的 HLA-A2 限制性特异抗原阳性的肿瘤细胞。另外,一种以端粒酶为靶点的多肽疫苗正在美国进行 I 期临床试验,化疗和疫苗可序贯使用。HER2 是瘤苗的潜在靶位。在一项研究中,Zaks 等用 1mgE75 和不完全 Freund 辅剂接种 4 例患者,每 3 周 1 次。其中有 3 例患者在接种 1 次后的血液中轻易检测出肽链特异性 CTL。虽然这些 CTL 并不特异性溶解 HLA-A(++)和 HER2(++)肿瘤细胞,但对 HER2(++)肿瘤中产生的 IFN-γ 较 HER2 阴性的肿瘤多。本研究未观察到临床反应。在另一阶段的研究中,Knutson 等对包括 57 例 III 或 IV 期乳腺癌,1 例卵巢癌和 2 例非小细胞肺癌的 60 例患者接种了含有 3 个 HER2 肽及 GM-CSF 佐剂的疫苗。患者每月接种 1 次共接种 6 个月。对 22 例接种完 6 次的患者的分析发现 21 例(95%)出现 T 细胞增殖反应,16 例 c73%)出现对 HER2 蛋白的反应。在另一系列研究中,给 18 例乳腺癌(4 例 III 期,14 例 IV 期)患者接种包含 CTL 抗原表位的 HER2 肽。在这些研究中大多数患者的肽链特异性 CTL 前体细胞的平均数增加,肽链特异性 CTL 可以溶解肿瘤细胞。CD4+ 和 CD8+ 细胞反应持久,一些患者在接种 1 年后仍可检测到。Murray 等用 E75 加 GM-CSF 接种 14 例患者(转移乳腺癌 13 例,卵巢癌 1 例)行 I 期临床研究。这些患者给予增强剂量的 E75(500~1000Pg)混合 250μgGM-CSF。临床未见 III 级疫苗毒性反应。在检测 CTL 诱导实验的 8 例患者中发现,4 例经体外自体树突状细胞刺激后有 CTL 反应,4 例在体外 E75 刺激后有 E75 特异性 CTL 反应。一些患者在接种 1 年后仍有 E75 特异性肿瘤溶解 CTL。Peoples 等在开展了 E75/GM-CSF 疫苗的预防研究,研究对象为乳腺癌或前列腺癌治愈的高危复发患者。对 27 例接种患者的前期结果显示无明显毒性,其剂量的接种间隔研究正在观察中。所有全部完成接种的患者显示对 HER2/neu 肽的免疫反应。患者完全接种 6 个月后 E75 特异性 CD8+T 细胞的出现率为 57%。

　　c.DNA 疫苗属于核酸疫苗,核酸疫苗由能引起机体免疫反应的抗原基因片段及其载体构建而成,能同时激发细胞和体液免疫反应,包括 DNA 和 RNA 疫苗,目前以 DNA 疫苗研究较多。DNA 疫苗比基因肽疫苗制备过程简单,它是将肿瘤特异性或相关抗原基因的全长 cDNA 装入载体而制成,这种疫苗不产生复制,不与宿主 DNA 整合,可以更好地诱导细胞免疫反应。

　　MacLean 等利用 sialyl-Tn-KLH 结合物 theratope 和 detox 免疫乳腺癌患者。一组患者免疫前给予低剂量 CTX,另一组不给 CTX。给予 CTX 患者的抗 sialyl-Tn 抗体和抗 OSM 抗体滴度较高。静脉给药组的中位生存期(19.7 个月)较口服药或不给药组的中位生存期(12.6 个月)明显延长。此外,用 sialyl-Tn-KLH+detox 疫苗诱导的抗体反应和临床病程具有明显的相关性。在另一项研究中 Sandmaier 等用 theratope 治疗完全高剂量化疗并干细胞援救后

30~150 天的 33 例高危Ⅱ期~Ⅳ期乳腺癌的患者。大多数患者表现为抗 sialyl-Tn IgG 滴度增高,其高峰位于接种 4~5 次后。此外,免疫明显增加了 PBMCs 对 sialyl-Tn$^+$ 细胞系 OVA-CAR 的溶解活力。7 例血清 CA125 显著升高的患者免疫治疗后有 5 例血清 CA125 显著下降,证实了其临床疗效。Holmberg 等的研究发现 sialyl-Tn-KLH 疫苗可能可以降低复发和死亡的危险。

抗独特型抗体疫苗具有模拟抗原及免疫调节的双重作用,能打破机体免疫耐受,可代替肿瘤抗原诱导特异性主动免疫反应。

②细胞因子治疗:细胞因子是由免疫细胞及其相关细胞产生的调节其他免疫细胞或靶细胞功能的可溶性蛋白;它们可以抑制癌细胞的生长,促进分化,调节宿主的免疫应答,或直接杀伤肿瘤细胞,或破坏肿瘤血管而阻断营养供应,或刺激造血功能而促进骨髓恢复。T 细胞、单核-巨噬细胞、成纤维细胞和内皮细胞均能产生细胞因子,有广泛调节细胞网络的功能。目前用于乳腺癌治疗的细胞因子主要有白介素 2(IL-2)、干扰素(IFN)、肿瘤坏死因子(TNF)、胸腺素、集落细胞刺激因子(CSF)等,它们一般与其他生物治疗方法或化疗药物联合应用,既可以全身应用,也可以局部应用。通过局部或静脉用药能够抑制肿瘤细胞增殖,诱导并活化 NK 细胞、CTL 等免疫活性细胞,调节细胞分化,或破坏肿瘤血管而阻断营养供应,或刺激造血功能而促进骨髓恢复。但全身治疗引起的水肿、肾功能损害以及流感样症状也不容忽略。

一般认为,IL-2 有诱导 T 淋巴细胞、细胞毒 T 细胞(CTL 细胞)、TIL 细胞和 B 细胞的增殖分化,促进多种细胞因子分泌,激活自然杀伤细胞(NK 细胞)、淋巴因子激活杀伤细胞(LAK 细胞)和 TIL 细胞,增强单核细胞的免疫活性等作用,从而抑制乳腺癌细胞的生长。TNF 包括 α、β、γ 及其他亚型,通过诱导细胞的终末分化,逆转细胞的恶性表型,增强肿瘤细胞的主要组织相容性抗原的表达,增强 NK 细胞、巨噬细胞、CTL 细胞活性,抑制癌基因的表达等途径而显示抗肿瘤作用;其中 IFN-γ 的免疫调节活性较强,乳腺癌临床应用以肌内注射为主,连续应用 2 周后,乳腺癌患者的免疫系统功能明显提高。TNF 能特异地杀伤肿瘤细胞,抑制肿瘤细胞的增殖,而对正常细胞无不良影响。CSF 作为造血生长因子的一种,是一类能促进粒细胞、单核细胞增殖、分化的细胞因子。化疗时辅用 G-CSF 或 GM-CSF 可促进造血干细胞的分化和粒细胞的增殖,减轻化疗引起的粒细胞降低的程度及持续的时间。目前,这类细胞因子在临床上主要与其他生物治疗方法或化疗药物联合应用,既可以全身应用,也可以局部应用。

(2)被动免疫治疗

①抗体治疗:乳腺癌抗体治疗的突破性进展是历史上第一个生物基因靶向治疗药物——单克隆抗体曲妥珠单抗(赫赛汀)的应用,这是一种重组 DNA 衍生的人源化(人鼠嵌合性)抗 HER2 单克隆抗体(IgGkappa),已于 1998 年 10 月由美国 FDA 正式批准上市。

neu 基因是一种转化基因,在人类的同源基因称 c-erbB-2、HER2 或 MAC-17,其表达产物与 EGFR 有高度同源性。c-erbB-2 基因扩增是乳腺癌中最常见的遗传性损伤。曲妥珠单抗与 HER2 受体细胞胞外区域结合,具有高度亲和力和特异性,既能阻断 HER2/neu 受体而产生抗肿瘤效应,又能与人体内免疫细胞作用,产生抗体依赖性细胞毒(ADCC)效应。比起普通的放疗、化疗、激素治疗等方法,靶向性生物基因疗法的作用机制在于可通过基因选择针对性地杀伤恶性肿瘤细胞,而不影响正常细胞的生存,这是一种具有突破意义的靶向性生物基因治疗方法。

曲妥珠单抗主要应用于 HER2 基因过度表达的乳腺癌患者群。通过十分严格的标准化检测,确诊患者体内的癌细胞具有能与靶向基因药物相结合的基因受体时,生物基因靶向治疗才能达到最佳效果,这可以用免疫组化(IHC)技术和荧光标记(FISH)技术来筛选患者。临床观察显示,单独应用该药的有效率为 11.6%～21.0%,与化疗药联用可显著增加疗效,且能抑制化疗药物引起的细胞损伤的修复,其作用强度与 HER2 表达程度呈正相关。曲妥珠单抗与化疗药如紫杉醇、长春瑞滨、anthracyclines 等联合使用,与单用化疗相比,其肿瘤缓解率提高且生存时间延长。曲妥珠单抗的耐受性一般较好,但在临床使用中也观察到具有一定的心脏毒性,特别是在与蒽环类等化疗药联用时更明显。所以,与其他类化疗药,如紫杉醇类合用具有较好的安全性。

②过继性细胞免疫治疗:过继性细胞免疫治疗是通过注射经体内免疫或体外激活的免疫活性细胞以增强肿瘤患者的免疫功能,从而达到抗肿瘤效应的一种免疫治疗方法,主要用于乳腺癌常规治疗后的巩固治疗,以及复发和转移的综合治疗。以期可以杀伤残余的癌细胞,消灭血液循环中的癌细胞及微小转移灶,分泌细胞因子,有助于提高患者细胞免疫功能。目前常用的免疫活性细胞是:淋巴因子激活杀伤细胞(LAK),肿瘤浸润淋巴细胞(TIL),特异性细胞毒T细胞(CTL)。

a.LAK 细胞治疗:LAK 细胞的前体细胞为 NK 细胞(自然杀伤细胞)和具有类似 NK 活性的 T 细胞及其他具有抗肿瘤活性的不受 MHC 限制的 T 细胞,这些前体细胞主要取自患者外周血,经 IL-2 诱导激活而成为 LAK 细胞,它具有广谱抗瘤性,杀伤活性不受 MHC 限制,但杀瘤能力需 IL-2 诱导并维持,因此应用大剂量 IL-2 引起的副作用限制了 LAK 的应用。对肾癌治疗有效,而乳腺癌治疗效果不够理想。

b.TIL 细胞治疗:TIL 为浸润在肿瘤组织中具有抗肿瘤效应的淋巴细胞,主要成分为存在于肿瘤间质中的 T 淋巴细胞,受 IL-2 诱导激活而大量增殖,在体外扩增后回输患者体内,对自身肿瘤具有很强的特异性杀伤活性。TIL 取源于切除的肿瘤组织,不需抽取外周血,在体外可以长期培养扩增并保持生物活性,杀伤活性具有 MHC 限制性,对 IL-2 依赖性小,仅需较少量 IL-2 即可发挥明显的抗肿瘤效果,故毒、副作用相对降低,杀瘤能力强于 LAK,与细胞因子或化疗药物有协同作用。对晚期乳腺癌具有一定治疗意义。

c.CTL:CTL 为患者自身淋巴细胞与乳腺癌相关基因肽疫苗共同培养而获得,是针对乳腺癌相关抗原而活化的特异性有杀伤活性的 T 淋巴细胞,其作用具有 MHC 限制性,可以特异性杀伤自身肿瘤细胞。

除了上述 3 种细胞外,树突状细胞(DC)、抗体淋巴因子激活杀伤细胞(CD3AK)、细胞因子激活杀伤细胞(CIK)治疗乳腺癌的研究正在进行。

综上所述,实际上过继性细胞免疫治疗与细胞因子治疗常常具有互补性,更多地采取联合应用的方式。如 TIL/IL-2 联用、LAK/IL-2 联用、CIK/IL-2 联用、IL-2/IFN/TNF 联用,特别是可以用于造血干细胞定向分化扩增。另外,可将细胞因子与化疗药物序贯联合用药,局部运用治疗乳腺癌所致的胸腔积液和腹水。目前这些治疗方法已经广泛应用于临床工作中,并已取得较好的疗效。临床上观察主要的毒副作用包括疲乏、寒战和发热等流感样症状、胃肠道症状、皮疹。多数表现轻微不需要特殊处理,能自动缓解。少数患者可以在治疗前半小时加用吲哚美辛口服,能缓解寒战和发热症状。

2.乳腺癌的基因治疗

乳腺癌的基因改变主要表现为缺失和扩增,如:1P、6q、8p21～22、11p 等缺失,c-erbB-2、c-myc、类胰岛素生长因子受体等扩增,充分认识这些基因改变,有利于制定合理的基因治疗方案。基因治疗的策略多种多样,往往与其他方法相结合,如免疫基因治疗、化学基因治疗、重建抑癌基因功能治疗等。目前,乳腺癌基因治疗的策略主要有以下几个方面。

(1)自杀基因治疗:自杀基因治疗是利用转基因的方法将乳腺癌细胞不含有的药物酶基因转入肿瘤细胞内,其表达产物可将无毒性的药物前体转化为有毒性的药物,影响细胞 DNA 合成,从而引起细胞死亡。HSV-tk/GCV 和 CD/5-FC 是目前研究最多、进展较快的自杀基因系统。单纯疱疹病毒Ⅰ型和Ⅱ型胸腺嘧啶激酶基因(HSV-tk),这种酶能特异性地将核苷类似物羟甲基阿昔洛韦(GCV)单磷酸化,并进一步代谢生成三磷酸 GCV,后者可抑制 DNA 聚合酶而抑制 DNA 的合成。自杀基因治疗的显著特点是产生旁观者效应,即肿瘤的消除并不需要所有的肿瘤细胞均有自杀基因,只要 10%～20% 的肿瘤细胞携带 HSV-tk 基因即可造成肿瘤的完全消退。这可能是磷酸化的 GCV 通过缝隙连接进入邻近的 HSV-tk 阴性细胞,从而导致细胞死亡。Sacco 等报道应用转基因乳腺癌的鼠模型,对乳腺癌细胞传递 GCV 后发现肿瘤细胞死亡。Link 等的体外实验表明,利用 HSV-tk 转染乳腺癌细胞株 HTB126,用 GCV 治疗,肿瘤细胞得到有效抑制。Kwong 等先用 HSV-tk/GCV 系统治疗同种鼠的乳腺癌细胞株 MOD,发现仅 10% 的肿瘤细胞被 HSV-tk 转染,出现 90% 的非转染肿瘤细胞被完全抑制。他们用同种鼠的乳腺癌细胞进行肝内移植产生肝转移模型,然后用 GCV 治疗,肿瘤受到明显抑制。

(2)抑癌基因治疗:抑癌基因治疗是通过基因转移法恢复或增加肿瘤细胞中失活或缺失的抑癌基因并恢复其功能,从而对肿瘤产生治疗作用并抑制其转移。在乳腺癌治疗中应用最多的是 P53 基因,突变型 P53 基因在乳腺癌中普遍表达,以病毒为载体导入野生型 P53 基因(wt)产生抗瘤效应。Seth 等报道将外源野生型 P53 基因转染突变或失活的肿瘤细胞,可以逆转其恶性表型。此外还有其他的抑癌方法,如用腺病毒转染野生型 Rb 基因,可使肿瘤缩小;给 ER 阴性乳腺癌患者转染 ER 基因,可以恢复对内分泌治疗的反应;近年在乳腺癌家族中发现抑癌基因 BRCA-1 常存在突变而表达过低。实验表明,转入野生型 BRCA-1 后,肿瘤细胞生长往往受限制。目前已知,在乳腺癌动物模型中采用装有 BRCA-1 的逆病毒载体,直接注射入瘤内,可抑制晚期乳腺癌胸壁转移瘤的生长。CTSl 作为一种新的 P53 衍生物受到瞩目,由于 CTS1 没有 P53 的非活化区域,是一种增强了的抑癌基因,故具有更强的抑制肿瘤生长效应,对于抗野生型 P53 基因治疗的病例更有意义。

(3)免疫基因治疗:肿瘤在发生发展过程中存在着机体免疫系统对肿瘤细胞的免疫耐受状态,这可能源于肿瘤细胞本身的免疫原性弱,或者抗原递呈细胞不能提供足够的共刺激信号,或者机体免疫因子分泌不足,或者肿瘤细胞诱导机体的免疫抑制,因此针对上述原因的免疫基因治疗应运而生,该方法主要包括两个方面:

①细胞因子转基因治疗:导入免疫反应相关细胞因子基因,如 IL-2、IL-4、IL-12、TNF、IFN 等,以增强或诱发机体抗肿瘤免疫反应。实验中主要通过基因转导修饰肿瘤细胞或免疫效应细胞,增强免疫效应细胞的活性,发挥机体抗肿瘤免疫的功能,达到治疗的目的。将 IFN 基因修饰人体乳腺癌细胞后,在裸鼠上种植,其成瘤率大为下降,并使机体具有抑制再植成瘤的免疫功能。

②增强乳腺癌细胞的免疫原性:导入 MHC 分子基因或共刺激分子 B7 基因均能增加乳腺癌细胞免疫原性,诱发并激发体内 T 淋巴细胞对肿瘤细胞的杀伤作用。

(4)抗血管生成基因治疗:血管生成在肿瘤的生长发展中起重要作用,当肿瘤长到直径1~2mm 时,必须有新生血管长入,肿瘤才会继续长大。肿瘤血管的形成受多种因子调节,其中最重要的一种是血管内皮细胞生长因子(VEGF),它不仅促进血管生成,还增加血管通透性,促进转移。

抗血管生成基因治疗主要针对 VEGF,如:利用 VEGF 单克隆抗体阻断 VEGF 与受体结合,将 VEGF 受体单抗与药物交联或 VEGF 与小分子毒性物质结合从而抑制血管内皮细胞生长,利用反义核酸技术抑制 VEGF 表达从而抑制肿瘤血管的形成。Kong 等将表达 VEGFFlt-l 受体胞外区域分泌形式的基因构建到腺病毒载体,经静脉注射到小鼠脾 CT26-CL25 肿瘤模型中,发现注射基因的小鼠仅有很小的残余肿瘤,而对照组肿瘤大且伴有肝转移。Saleh 等将反义 VEGFcDNA 的真核表达载体转染鼠 C6 神经胶质细胞,发现即使在缺氧条件下,细胞 VEGF 表达水平仍低,将细胞种植在裸鼠体内,有反义 VEGF 的细胞生长较对照组明显被抑制。

(5)多基因联合治疗:乳腺癌的发生常常是多个基因改变的结果,纠正单个基因的治疗方法难以取得很好的疗效,因此联合应用不同的基因治疗方法,从不同的角度进行治疗,相互间取长补短,从而产生相加或协同效应,这是目前基因治疗的发展方向,如自杀基因和细胞因子基因联合,肿瘤抑制基因与细胞因子基因联合,不同细胞因子基因联合,抗血管生成基因与肿瘤抑制基因联合等等,Putzer 等报道用 5 型腺病毒连接 IL-2 和 P53 基因治疗鼠的乳腺癌动物模型,可使肿瘤明显缩小,优于单一基因治疗。

3.干细胞治疗

由于化疗对机体尤其对骨髓的毒性,干细胞移植对骨髓造血功能恢复起重要作用。而自体外周血干细胞移植有比骨髓移植更大的优越性:患者创伤小,造血与免疫功能恢复较快,移植成功率较高,住院时间较短,花费也较低,具有较大应用前景。对于腋窝淋巴结10个以上或对化疗敏感的临床Ⅱ或Ⅲ期有转移的乳腺癌患者(如皮肤、淋巴结或胸膜转移),常给予大剂量化疗,如6个周期的超大剂量的CAF或FEC方案辅助化疗,之后输注自体外周造血前体细胞(Auto-PBSCT)。而对那些局部淋巴结少于10个(4～9个)或是某些具有化疗敏感性的转移病例(如肝转移、肺转移、中枢神经系统转移),Auto-PBSCT的效应则不肯定。对于不适合Auto-PBSCT治疗的患者可以进行异体干细胞移植(Allo-SCT)。Auto-PBSCT支持下的超大剂量化疗在某些血液系统肿瘤应用取得较好效果,但在乳腺癌、卵巢癌等实体肿瘤中其远期疗效与常规化疗相比没有明显优势,还需要进一步探索与研究。

4.血管生成抑制治疗

肿瘤持续生长和侵袭转移离不开肿瘤新生血管的营养供给。血管生成本身又是一个包括内皮细胞增殖、迁移、血管再通等多个步骤的复杂过程。肿瘤血管形成受一系列促进或抑制的可溶性因子共同调节。高血管密度是乳腺癌的高危因子之一。乳腺癌细胞高表达一系列促血管生成因子,如血管内皮生长因子(VEGF)、转化生长因子(TGF)、成纤维细胞生长因子(FGF)等。抗血管治疗可以结合基因治疗、免疫治疗等策略,通过阻断肿瘤血管生成因子或上调血管抑制因子如Angiostatin、Endosatin等,从血管形成的多个环节联合用药,以达到抗血管继而抗肿瘤治疗的目的。沙利度胺具有一定抗肿瘤血管作用,已进入临床Ⅱ期试验,在头颈部肿瘤应用较多。

5.生物反应调节剂(BRM)

(1)生物制剂和动物制剂:包括胸腺素、胸腺因子D、胸腺素、转移因子、胎盘脂多糖、免疫核糖核酸、核酸-酪素(核酪)、链球菌SU(溶链菌制剂,OK-432)、红色诺卡菌菌体制剂、A型链球菌甘露聚糖、多抗甲素、短小棒状杆菌菌苗、卡介苗(BCG)等。

它们主要通过细胞因子诱导和调节免疫应答,活化T、CTL、NK、LAK及TIL细胞而发挥抗肿瘤效应。某些制剂尚有活化DC,促使其表面成熟分子CD83、CD86的表达,刺激DC内TNF-α基因的转录及蛋白的合成释放。可见这类制剂参与肿瘤免疫治疗,具有不同程度的作用。

(2)植物制剂:包括植物提取物和其他成分等,如香菇多糖、银耳多糖(银耳孢多糖)、灵芝多糖、云芝多糖、人参多糖等多糖类中药提取物。

总之,以BRM为代表的生物治疗为治疗乳腺癌开辟了一条崭新的途径,在治疗某些类型的肿瘤方面确已取得可喜进展。临床上BRM主要作为免疫反应调节剂,非特异性地提高机体的免疫力,增强荷瘤机体抗肿瘤能力。所以在应用上主要侧重于:①作为手术、放疗或化疗的补充;②与放、化疗及手术合并应用,并注意不断改进现有的联合治疗方案;③重视和发挥

BRM 的免疫调节作用,使晚期患者提高生存质量,延长生命,以争取得到新的治疗机会;④加强局部治疗研究,以提高疗效和减轻毒性。

肿瘤生物治疗在目前还是一种新兴的治疗手段,但发展速度很快,已被称为恶性肿瘤的第四种治疗模式。相信随着分子生物学和生物工程技术的进一步发展,以及与临床的及时深入结合,肿瘤生物治疗会展示出更为广阔的应用前景。

第六节　中医中药治疗

一、中医治疗

中医学认为,乳腺癌的发生是在正气亏虚,脏腑功能衰退的基础上,外邪与内生的痰湿和瘀血等病理产物相搏,以至气滞、血瘀、痰凝、毒聚结于乳络而成。故本病的发生发展是因虚致病、因实而虚、虚实夹杂的过程。因外邪性质的差异,致病之病理产物的不同,而有各自不同的证候表现。临床治疗应以扶正与祛邪相结合为总原则。明辨正邪衰盛、病变部位及病程阶段而确立不同的治法。一般早期宜祛邪为主,扶正为辅;中期宜扶正祛邪同时兼顾;晚期宜扶正为主,祛邪为辅,强调扶正不留邪,祛邪不伤正,攻补兼施。

大量临床和实验研究表明,乳腺癌患者配合中医药辨证施治,应用扶正与祛邪中药,可调整机体阴阳、气血、脏腑和经络功能,改善机体物质代谢,增强机体免疫功能和抗病力,减轻放、化疗毒副反应,提高手术切除率及放化疗成功率。中医药疗法对减少复发和转移,提高乳腺癌患者的生存率和生存质量,延长生存期限具有重要作用。

(一)辨证治疗

1.肝气郁结

主证:心烦易怒或精神忧郁,胸闷胁胀,失眠健忘,阵阵叹息,乳房结块如石,胃纳欠佳,口苦咽干。舌暗红有瘀点,舌苔薄白或薄黄,脉弦有力。

治法:疏肝解郁,化痰散结。

方药:逍遥散加减。

柴胡 6g,枳壳 12g,陈皮 10g,香附 10g,郁金 12g,当归 6g,白芍 15g,瓜蒌 15g,白术(炒) 15g,延胡索 12g,茯苓 12g,浙贝母 12g,甘草 6g。每日 1 剂,水煎服。

方解:方中柴胡疏肝解郁,当归、白芍养血柔肝,三者配合,既补肝体又和肝用;香附、郁金、瓜蒌、延胡索助疏散条达;白术、茯苓、陈皮健脾和胃,枳壳、浙贝母行滞化痰,合而用之能健脾以化气血,强脾以防肝乘;甘草益气补中并调和诸药。

加减:乳房胀痛明显者,加川芎 6g,橘核 15g,青皮 9g 等增强行气止痛之功;情志不畅,多怒抑郁者,加佛手 9g,木香 9g,理气畅中。

2.冲任失调

主证:乳肿结块,皮核相亲,坚硬如石,推之不移,伴有腰膝酸软,女子月经不调,男子遗精阳痿。五心烦热,舌淡无苔,少有龟裂,脉象无力。

治法:温阳扶正,疏肝解郁,调理冲任。

方药:二仙汤加青皮、香附、龟甲、菟丝子、补骨脂、八月扎、甘草等。

方解:方中仙茅、淫羊藿温肾助阳,龟甲补阴,菟丝子补阳,三者配合,阴阳双补;青皮、香附疏肝理气;补骨脂补肾健筋骨,八月扎活血化瘀,甘草益气补中并调和诸药。

加减:如血瘀明显,再加橘络、丝瓜络、路路通、王不留行子等。

3.热毒壅盛

主证:乳房迅速增大,伴有发热,间有红肿,甚者破溃呈翻花样,血水外渗,或疮面恶臭,溃难收口,口干舌燥,大便秘结,小便黄赤,消瘦乏力。舌质红绛,舌苔黄腻或厚,脉弦数。

治法:清热解毒,凉血降火。

方药:清瘟败毒饮加减。

生石膏(先煎)30g,生地 15g,知母 12g,山栀子 10g,连翘 15g,丹皮 12g,竹叶 12g,玄参 12g,赤芍 12g,蒲公英 15g,白花蛇舌草 30g,半枝莲 30g,漏芦 30g。每日 1 剂,水煎服。

方解:本方综合白虎汤、犀角地黄汤和黄连解毒汤加减化裁而成。方中重用生石膏配伍知母大清热毒之邪;生地、玄参、丹皮、赤芍清营凉血解毒;竹叶清心除烦;山栀子疏肝泻火;连翘、蒲公英、白花蛇舌草、半枝莲、漏芦清热解毒,祛邪抗癌诸药合用,共奏清热泻火,凉血解毒,祛邪抗癌之功。

加减:毒热盛、疮流脓血者,加芦根 15g,冬瓜仁 15g 清除脓毒,也可配合外治法;大便不通,加生大黄 6～12g,黄芩 10g 通腑泻热。

4.气血两虚

主证:乳房结块溃烂,色紫黯,时流污水,臭气难闻,头晕耳鸣,形体消瘦,神疲乏力,少气懒言,心悸气短,面白无华,失眠盗汗,月经愆期,量少色淡或闭经;唇舌色淡,舌苔薄白,脉细弱无力。

治法:益气养血。

方药:香贝养荣汤加减。

黄芪 15g,党参 15g,当归 10g,熟地 12g,白芍 12g,白术 12g,茯苓 12g,五味子 6g,远志(炙)6g,酸枣仁 12g,鸡血藤 30g,桂心(后下)3g。每日 1 剂,水煎服。

方解:方中以八珍汤(去川芎)为基础,益气补血,药理研究证实,具有增强免疫功能、肾上腺皮质功能及抗贫血作用。配黄芪以助益气健脾之功,佐桂心温肾助阳,鼓舞气血。五味子、远志、酸枣仁、鸡血藤补血养心以安神。

加减:痛甚者加乳香、没药、三七粉(吞服);红肿溃烂者加草河草、凤尾草、蒲公英、紫草、醒消丸(吞服);出血甚者加阿胶、地榆炭、蒲黄炭;心烦不寐者加茯神、枣仁、远志。

5.痰湿蕴结

主证:乳房肿块,质硬不痛,表面凹凸不平,边界不清,固定不移,局部皮肤收缩凹陷如橘皮状。胸胁胀闷,痰多难咳,纳少腹胀,肢体沉重倦怠。或兼痰核、瘰疬。舌质淡,舌苔厚腻,脉弦滑。

治法:化痰利湿,软坚散结。

方药:海藻玉壶汤合化痰消核丸加减。

海藻 15g,昆布 15g,山慈菇 12g,半夏(姜制)12g,浙贝母 12g,青、陈皮各 10g,夏枯草 12g,土茯苓 12g,泽泻 10g,薏苡仁 15g,当归 9g,苍术 10g。每日 1 剂,水煎服。

方解:方中海藻、昆布、山慈菇、法半夏、浙贝母、夏枯草化痰、软坚、散结;土茯苓、泽泻、薏苡仁利湿解毒;青、陈皮、苍术理气健脾,燥湿化痰,当归活血以通经脉,配合理气药可使气血调和,促进癌块的消散。综合成方,共收化痰利湿,软坚散结之功。

加减:胸胁胀闷重者,加香附 9g,佛手 9g 宽胸理气;痰湿夹热,见苔腻、脉滑数者,加瓜蒌 15g,黄芩 10g 清热化痰。

6.瘀血内阻

主证:乳房肿块迅速增大,坚硬灼痛,皮色青紫晦暗,边缘欠清,周围固定,推之不动。头痛失眠,面红目赤或面色黧黑,肌肤甲错,口唇爪甲紫暗,月经失调,痛经或闭经,经色暗或有瘀块。舌质紫暗或有瘀斑,舌下络脉粗胀青紫,脉细涩或弦数。

治法:活血化瘀,消积破结。

方药:血府逐瘀汤加减。

桃仁 12g,红花 12g,熟地 12g,当归 6g,川芎 9g,赤芍 12g,牛膝 10g,丹参 15g,王不留行 12g,炮山甲(先煎)10g,路路通 12g,全蝎 5g,露蜂房 30g。每日 1 剂,水煎服。

方解:方中桃红四物汤(桃仁、红花、熟地、当归、川芎、赤芍)活血祛瘀,养血和血;牛膝、丹参、王不留行、炮山甲、路路通、全蝎祛瘀通脉,消肿散结;露蜂房清热解毒,祛邪抗癌。现代研究表明,活血化瘀药物可使癌细胞不易在循环血液中停留,聚集或种植,从而可以减少转移发生。同时它还可以改善微循环,增强血管通透性,改善实体瘤的局部缺氧状态,提高放疗或化疗的敏感性,可以使更多的致敏淋巴细胞到达肿瘤部位发挥其抗癌作用。

加减:若肿块大于 3cm 者加服人参养荣丸,每日 1 丸。

7.脾胃虚弱

治法:益气健脾,温阳补肾。

方药:参苓白术散或补中益气汤加减。

黄芪 30g,党参 15g,白术(炒)15g,茯苓 15g,山药 15g,薏苡仁 15g,陈皮 10g,神曲(炒)12g,炒麦芽、炒谷芽各 12g,菟丝子 12g,女贞子 12g,肉苁蓉 12g。每日 1 剂,水煎服。

方解:方中重用生黄芪调补脾胃,益气托毒,不仅可增强机体免疫功能,且可抗癌,抑癌;党参、白术、山药、茯苓、薏苡仁、陈皮、神曲、炒麦芽、炒谷芽等助黄芪益气健脾运脾，扶助气血，顾护后天，使气血生化有源，五脏六腑皆受之；菟丝子、女贞子、肉苁蓉补益肾气，调摄冲任，固摄先天，使先后天平衡，正气得固，则邪气易被杀灭或驱逐出外，防止或延缓了癌肿复发转移。

加减：便溏不止或大便水样者，重用黄芪 60g，党参 30，加五味子 6～9g 收涩止泻；兼脾肾阳虚者，加附子 9～15g，吴茱萸 9～12g 等益肾健脾。

8.阴虚津亏

治法：益气养阴。

方药：沙参麦冬汤及大补阴丸加减。

生地 12g，熟地 12g，天门冬 15g，麦门冬 15g，知母 12g，天花粉 30g，石斛（钗）12g，玄参 12g，党参 15g，生龟甲（先煎）30g，鳖甲（先煎）15g，陈皮 10g，甘草 6g。每日 1 剂，水煎服。

方解：方中生地、熟地养阴滋液，清热凉血；熟地滋阴补肾，以滋涵真水；天门冬、麦门冬、天花粉、石斛、玄参助二地滋阴生津；知母清泻相火而保真阴；龟甲、鳖甲滋阴潜阳以制虚火，且血肉有情之品入奇经，填补下元而固冲；党参、陈皮、甘草益气健脾而使阴津化生有源。

加减：不寐重者，加酸枣仁 9g，五味子 6g 等养心安神；大便秘结难下者，加肉苁蓉 15g，何首乌 30g，火麻仁 15g，等润肠通便。

9.肝肾亏损

主证：腰膝酸软，五心烦热，头晕目眩，月经失调，面色晦暗，耳鸣健忘，消瘦，病灶局部溃烂。舌质红绛，舌苔少，脉细数或细弦。

治法：补益肝肾。

方药：左归丸加减。

熟地 12g，山药 15g，枸杞子 12g，山茱萸 12g，牛膝 10g，菟丝子 12g，鹿角粉（冲服）5g，生龟甲（先煎）30g，党参 12g，阿胶（烊化）10g，肉苁蓉 12g，何首乌（制）15g。每日 1 剂，水煎服。

方解：方中熟地甘温滋肾以填真阴；枸杞子、山萸肉、何首乌、肉苁蓉滋养肝肾，补血生精，合熟地以加强滋肾阴、养肝血之功；党参、山药滋益脾肾；牛膝配菟丝子强腰膝而健筋骨；鹿角粉、生龟甲、阿胶皆为血肉有情之品，合之则峻补精血，前者偏于补阳，后二者偏于补阴，补阴中寓于"阳中求阴"之意。

加减：阴虚火旺、虚火上炎者，加麦冬 15g，黑桑椹 15g 等滋阴降火；溃烂流脓血者，加大黄 15g，黄柏 15，土黄连 30g，苦参 30g 等制成洗剂，局部冲洗治疗。

（二）辨病治疗

1.术后围手术期

证候：术后发热，患侧上肢水肿沉重，皮下积血积液，伤口红肿痒，头晕目眩，面色晦暗无华，小便短赤，大便干结，舌暗红，脉涩。

治则：扶正活血，清热利湿

方药：生黄芪 30g、党参 15g、当归 20g、白术 15g、丹参 15g、云苓 15g、车前子 15g、菊花 15g。

加减：皮下积液加猪苓、泽泻、大腹皮、土茯苓；皮瓣坏死加血余炭、紫草、儿茶；疮面不愈合加煅龙骨、白芷；上肢水肿加地龙、水蛭、桃仁、红花。

2.术后化疗期

证候：痞满纳呆，食后腹胀或腹痛，恶心欲呕或呕吐，舌胖大，边有齿痕。或神疲乏力声低气短，活动后上述症状加重，面白无华或萎黄，舌淡，脉细弱无力。

治则：益气养血，健脾和胃

方药：生黄芪 30g、太子参 15g、云苓 12g、白术 12g、女贞子 12g、枸杞子 15g、鸡血藤 12g、当归 9g、白芍 30g、川芎 9g、沙参 15g、麦冬 9g、旱莲草 15g。

加减：局部静脉炎，加黄连、黄柏、大黄，浓煎湿敷；胃肠反应食欲减退，恶心干呕，腹胀、腹痛或腹泻，神疲乏力，面色少华，皮肤干燥，加半夏、陈皮、旋复花、代赭石；骨髓抑制出现面色晦暗，头晕乏力，腰膝酸软，五心烦热，消瘦，白细胞下降，血小板下降，严重时红细胞及血红蛋白亦下降，加熟地、山萸肉、阿胶、龟板胶、鹿角胶、大枣；脱发者，加何首乌、菟丝子；肝损害出现面目皮肤黄染，食欲不振，口苦，恶心，神疲乏力，右胁胀痛，大便秘结，小便黄赤，谷丙转氨酶升高，加茵陈、栀子、大黄、滑石、田基黄；肾毒性出现眼睑水肿，腰痛，下肢水肿，舌淡苔白腻，脉滑，加猪苓、泽泻、车前子、桑白皮；神经毒性出现感觉异常，肢体无力，步态失调，加路路通、伸筋草、牛膝、桂枝、杜仲、桑寄生。

3.术后放疗期

证候：刺激性干咳，少痰或无痰，严重者出现胸闷气短，并发感染时发热、痰多、紫绀，干湿性啰音，局部皮肤充血，色素沉着，糠屑样脱皮，干燥瘙痒，或充血严重出现水泡，破溃糜烂，渗出结痂，甚至继发感染，溃疡经久不愈，伴口干舌燥，舌红，苔少，脉细数。

治法：润肺生津，清热凉血解毒

方药：生黄芪 30g、太子参 15g、云苓 12g、白术 12g、枸杞子 15g、鸡血藤 12g、当归 9g、白芍 30g、川芎 9g、沙参 15g、麦冬 9g、贝母 12g、天花粉 9g。

加减：伴发热者，加黄芩、金银花、鱼腥草、桑白皮；午后低热者，加银柴胡、地骨皮、鳖甲；口干舌燥者，加山豆根、马勃、射干；咳嗽明显者，加桑叶、杏仁、枇杷叶、生石膏、胡麻仁；局部溃破渗出时，湿润烧伤膏外敷，并保持干燥；皮肤溃疡小于 2cm 范围时，生肌玉红膏外用，或蛋黄油搽于患处。

4.恢复期

证候：头晕乏力，面色无华，纳差便溏，舌淡苔白，脉虚细无力；或烦躁易怒，腰膝酸软，头晕耳鸣，手足心热，口苦咽干，目涩口干，舌红苔少，脉弦细涩；或头晕气短，纳差乏力，腰膝酸软，面色无华，脱发，舌淡苔白，脉细软无力。

治法：扶正固本

方药：炮附子 30g、肉桂 6g、鹿角胶 15g、淫羊藿 15g、干姜 6g、当归 15g、枸杞子 15g、柴胡

15g、白术 12g、芍药 15g、黄芪 20g、太子参 12g、地黄 12g。

5.乳腺癌肺转移

证候:咳嗽,痰中带血或咯血,胸痛。舌质红,舌苔少黄,脉细数。

治法:滋润肺阴,凉血解毒。

方药:百合 15g,生地 15g,百部 12g,麦门冬 15g,沙参 30g,仙鹤草 18g,青蒿 15g,浙贝母 15g,藕节 12g,地骨皮 12g,甘草 6g。

加减:咳嗽痰多,气促水肿,腹胀痞满,四肢无力,加六君子汤及桔梗汤;咳嗽气短,痰少喘促,腰膝酸软,多梦失眠,麦味地黄汤加减;喘促气短,咳嗽痰稀,面色㿠白,头晕心悸,少气懒言,活血化瘀汤加减。

6.乳腺癌肝转移

证候:面目俱黄,肝大肝区隐痛,纳少呕吐,大便秘结,小便黄,伴有腹水及恶病质。

治法:清肝利湿,养肝健脾。

方药:茵陈 30g,山栀子 12g,大黄 9g,黄柏 10g,赤小豆 15g,党参 12g,茯苓 12g,白术 6g,山药 12g,延胡索 12g,香附 12g,白花蛇舌草 30g,蚤休 30g。

加减:两胁胀满,口苦腹胀,舌红苔黄,脉弦细,加柴胡、白芍、夏枯草;形体消瘦,五心烦热,小便赤黄,加熟地、山药、山茱萸、泽泻、茯苓、丹皮。

7.乳腺癌骨转移

证候:腰背等受累骨骼疼痛,畏寒肢冷,下肢水肿,放射痛如针扎锥刺,消瘦神疲。舌质晦暗,舌苔薄,脉沉涩或沉细。

治法:补益肝肾,消肿破坚。

方药:生地 15g,山茱萸 12g,山药 15g,丹皮 15g,泽泻 12g,桃仁 12g,香附 12g,延胡索 12g,续断 30g,杜仲 30g,山慈菇 30g,白花蛇舌草 30g。

加减:若痛入骨髓,彻夜难眠者加蜈蚣、僵蚕;血瘀重者加三棱、莪术。

8.乳腺癌脑转移

证候:头痛,眩晕耳鸣,心烦易怒,视物模糊,呕吐,抽搐,甚至昏迷。

治法:平肝潜阳,祛风化痰。

方药:天麻 10g,钩藤 12g,石决明 30g,竹茹 12g,僵蚕 9g,川芎 9g,珍珠母 30g,白花蛇舌草 30g,杜仲 15g,牛膝 15g,龙齿 30g。

加减:痰浊上壅者,加半夏、陈皮、生姜;气滞血瘀者,加桃仁、红花、细辛、白芷;抽搐甚者,加全蝎、蜈蚣、地龙;热毒内盛者加羚羊角粉、葛根、黄芩;气虚痰壅者加西洋参、石菖蒲、郁金、莱菔子。

(三)其他治疗

1.中成药

(1)六味地黄丸或杞菊地黄丸:每次 9g,每日二次。淡盐汤送下,或水煎服。滋阴补肾。

用于乳腺癌肝肾亏损证。

（2）二至丸：每日服 9g，分两次吞服。益肝肾，补阴血。适用于乳腺癌术后骨髓抑制症，与放化疗配合应用。

（3）山慈菇片、山慈菇注射液：手术前 2～6 周给药，每次服 2 片，每片 0.2mg，每日 4 四。注射液：1mL/支（含生药 10mg），静脉注射，每次 1 支，每日 1 次。软坚散结，清热解毒。适用于乳腺癌术前治疗，可缩小肿块。

（4）生脉注射液：10～20mL/次，加入 5％葡萄糖注射液 250～500mL 中静脉滴注。活血化瘀，理气开窍，益气强心，生津复脉。对术前提高免疫力，术后康复均有效。

（5）猪苓多糖注射液：肌内注射，40mg/次，每日一次。增强机体细胞免疫，激活网状内皮系统，增强巨噬细胞吞噬功能。对术前提高免疫力，术后康复均有效。配合放、化疗，提高抗癌疗效。

（6）小金丹：每次 1 粒，每日二次，陈酒送下。孕妇忌服。破瘀通络，祛瘀化湿，消肿止痛。用于乳腺肿瘤疾病。

（7）醒消丸：每日 3～6g，热陈酒送下或温开水送下。连服 7 天后，停药 3 天。孕妇忌服。和营通络，消肿止痛。用于中晚期乳腺癌。

（8）新癀片：每次 4 片，每日三次。清热解毒，祛瘀消肿，消炎止痛。用于癌性疼痛，对癌性发热亦有退热作用。

（9）增生平片：每次 4～8 片，每日 2～3 次，疗程 3～6 个月。清热解毒，化瘀散结。用于乳腺癌。与放、化疗配合使用可提高疗效，减轻其毒副作用。

（10）云芝多糖注射液：每次 20mg，每日一次，肌内注射。用于各种癌症患者有细胞免疫功能低下者。与放、化疗结合合用可提高疗效。

（11）冬凌草片（或冬凌草注射液，或冬凌草素注射液）：每次 2～3 片，每日 3 次。冬凌草注射液：每次 4mL，每日一次，肌内注射。冬凌草素注射液：每次 10mg～20mg，肌内注射；或加入 25％～50％葡萄糖注射液中静脉注射，每日一次。清热解毒，散瘀消肿。用于乳腺癌等。

（12）藤黄片（或藤黄注射液，或藤黄软膏）：每片含藤黄 30mg，每次服 2～3 片，每日三次。藤黄注射液：每支 100mg，每次 100～200mg，加生理盐水 20mL，静脉注射，或加 5％葡萄糖注射液 250～500mL，静脉滴注。5％藤黄软膏外敷治疗乳腺癌晚期溃破，1～2 日一次。破血散结，攻毒蚀疮。用于乳腺癌等。

2.外治法

在乳腺癌的临床治疗中，常会发生一些局部不良反应或瘤块局部病变。如放射性皮肤损伤，术后局部感染，术后皮瓣坏死或晚期患者乳腺瘤块破溃。此时采用一些传统有效的药物对乳腺癌进行局部外敷，往往可收到较好的效果。然而应注意乳腺癌系恶性肿瘤，局部症状常被视为肿瘤的恶性表现之一，因此运用外用药应持谨慎的态度。在应用外敷药治疗时，对于局部未溃破者，应以内消为目的，忌用腐蚀性药物，否则一旦肿瘤破溃或继发炎性癌，后果不堪设

想。以下介绍几种常用方药:

(1)二黄煎(经验方)

组方:黄柏 30g,土黄连 30g。

功效:清热燥湿,泻火解毒。

适应证:用于乳腺癌术后切口感染,皮瓣坏死,放射性皮炎或化疗药物静脉外漏引起的局部红肿或溃烂。

用法:煎水外洗或冷湿敷。

(2)三黄洗剂(经验方)

组方:大黄、黄柏、黄芩、苦参各等分,共研细末。上药 10～15g 加入蒸馏水 100mL,医用石炭酸 1mL,备用。

功效:清热解毒,止痒收涩。

适应证:用于放射性皮炎及其皮肤破溃,流水,瘙痒。

用法:冷湿外敷,每日 4～5 次。

(3)生肌玉红膏

组方:当归 60g,白芷 15g,白蜡 60g,轻粉 12g,甘草 36g,紫草 6g,血竭 12g,麻油 500g。先用当归,甘草,紫草,白芷四味,入麻油内浸 3 日,大杓内慢火熬药至微枯色,用纱布滤清,再将油复入杓内煎滚,下血竭化尽,再下白蜡,至泡沫退尽,倾于罐内,置于水中,待将凝固之际,加入研细的血竭,轻粉搅匀,置泥土地上一宿,以去火毒,时间愈久愈佳。

功效:活血祛腐,解毒镇痛,润肤生肌。

适应证:用于放射性皮肤溃疡日久不愈,术后切口感染或皮瓣坏死,晚期乳腺癌瘤块破溃。

用法:摊于纱布上敷贴。

(4)红油膏(经验方)

组方:凡士林 30g,九一丹 30g,铅丹 4.5g。先将凡士林烊化,然后徐徐将两丹调入和匀成膏,与纱布共放铝盒高压消毒后备用。

功效:祛腐生肌。

适应证:用于乳腺癌术后切口溃疡不敛。

用法:外涂患处。

(5)化瘀膏(经验方)

组方:青核桃枝 15kg,参三七 1.5kg,甘遂 2.5kg,生甘草 1.5kg。加水 75kg,浓煎滤液去渣,浓缩为膏,加冰片少许,密封高压消毒备用。

功效:清热解毒,化瘀散结。

适应证:用于晚期乳腺癌瘤块未溃。

用法:外涂患处。

(6)珍珠散(经验方)

组方:白石脂(煅)9g,石决明(煅)75g,龙骨(煅)15g,石膏(煅)60g,麝香 1.5g,冰片 3g,珍珠(煅)3g。共研极细末,装瓶备用。

功效:生肌收敛。

适应证:用于术后切口溃疡不收口者。

用法:将药末撒于伤口,外贴红油膏。

(7)海浮散(《外科十法》)

组方:乳香(制)、没药(制)各等分,共研极细末,备用。

功效:生肌,止痛,止血。

适应证:用于乳腺癌溃破。

用法:将药粉掺于患处,外敷生肌玉红膏或红油膏。

(8)桃花散(《医宗金鉴》)

组方:白石灰 250g,生大黄片 45g。白石灰用水泼成末,与大黄片同炒,以石灰变红色为度,去大黄,将石灰筛细备用。

功效:止血。

适应证:用于晚期乳腺癌溃口出血不止。

用法:撒于患处,紧塞创口,加压包扎。

(9)五五丹(经验方)

组方:石膏(熟)15g,升药 15g。共研细末。

功效:提脓祛腐。

适应证:用于乳腺癌创面感染,脓腐不净者。

用法:将药末撒于疮口中,或用药线蘸药插入。

(10)九黄丹(经验方)

组方:乳香(制)6g,没药(制)6g,川贝母 6g,石膏(煅)18g,红升 9g,腰黄 6g,朱砂 3g,月石(炒)6g,冰片 0.9g。各研细末,和匀备用。

功效:提毒拔脓,祛瘀祛腐,止痛平胬。

适应证:用于乳腺癌溃破者。

用法:用二黄煎外洗,撒九黄丹并以红油膏或生肌玉红膏外敷。

3.针灸疗法

针灸疗法是中医药一个重要组成部分,广泛应用于各种疾病。针灸作为肿瘤的治疗手段是近几年来开始研究的新课题。目前临床研究表明,针灸对肿瘤患者的疼痛,发热,腹胀,便秘,尿闭,失眠多梦,月经失调等症状,运用循经取穴,适当手法,收到减轻症状的效果。

常用穴位:乳根、肩井、膻中、三阴交、足三里、心俞、脾俞、膈俞。配穴:外俞、秉风、魄户、神堂、胆俞、意合。并可配合耳穴压豆法治疗。虚寒者可加用灸法,穴位同上。

乳腺癌肿块局部可用艾灸,但一定要配合化疗或内分泌治疗等抗癌治疗。

4.介入疗法

临床采用术前区域动脉持续灌注中药抗癌药物如榄香烯乳等,通过肘动脉插管、超选择将导管留置于乳癌主要供血动脉,持续 10 天将中药灌注入乳癌组织内,使抗癌中药得以高浓度、长时间直接接触肿瘤、有效地大面积杀死癌细胞,取得了较常规西药静脉化疗优越且毒副作用轻微的效果,缩小乳腺癌瘤体体积,杀灭体内亚临床转移灶,减少因手术操作而导致癌细胞进入血液中,提高乳腺癌临床治愈率。这是中药内服、外敷所无法比拟的。目前一些抗癌中药制剂如:榄香烯乳,复方秋水仙酰胺,鸦胆子乳剂,斑蝥酸钠等作动脉灌注可取得抗癌、低毒,提高机体免疫力,不产生肿瘤耐药的优势。

二、康复治疗

(一)乳腺癌术后的功能锻炼

外科手术目前仍然是乳腺癌治疗的主要方法,乳腺癌术后经常会发生患侧上肢功能障碍,主要表现为上肢淋巴水肿、肩关节运动幅度受限、肌力低下、运动后迅速出现疲劳及精细运动功能障碍等,其程度取决于手术术式和术届时间、放化疗的差异及功能锻炼等。尽可能地降低上肢功能障碍的发生率,有效增加患者术后的生活质量,其中术后及时合理的功能锻炼是促进患者上肢功能恢复的必不可少的重要方法。

不同的乳腺癌手术方式会给乳腺癌上肢功能障碍带来不同的影响,这主要都源于腋窝淋巴结的清扫所导致的腋下至上臂内侧淋巴管的损伤。由于淋巴管不可避免地被破坏,淋巴引流不畅,从而导致了上肢的淋巴水肿。而腋窝长期积液、轻度感染,会使残留淋巴管进一步被破坏,如果反复感染,甚至会造成锁骨下或腋静脉阻塞,导致重度水肿的发生。上肢的淋巴水肿会影响上肢的活动,使肩关节的活动受限。同时,肩关节活动受限所导致的上肢活动减少,又会增加上肢淋巴水肿的危险性,两者形成恶性循环。上肢水肿、胸肌挛缩、同侧上臂功能障碍,致使女性患者不能进行梳头和扣背部纽扣等动作,从而影响了患者的治疗效果和生活质量。重度水肿时,患侧上肢的周径会比健侧粗 6cm 以上,皮肤质韧,上肢麻木肿痛,还会伴有沉重感、烧灼感。当然,手术后伤口愈合不良使功能锻炼不能正常进行,或患者不敢进行上肢锻炼,都影响了上肢功能的恢复,导致肩关节不同程度的活动受限。

因此制订一套适合患者进行的、逐步的、适度的并能为患者所接受的康复训练计划尤为重要。乳腺癌术后进行功能锻炼,其意义就在于功能锻炼可以降低淋巴水肿的发生率,促进肩关节活动度的增加。

1.乳腺癌术后渐进式康复操

(1)早期康复操

第一节(术后 24h)握拳运动:握松拳。

第二节(术后 48h)手腕运功:上下活动手腕,配合内外旋转运动。

第三节(术后第 3 天)前臂运动:上下屈伸前臂。

第四节(术后第 5 天)肘部运动:肘部以腰为支撑,前臂抬高放置对侧胸前,两侧交替进行。

第五节(术后第 7 天)抱肘运动:健侧手握患侧手肘部,抬高至胸前。

第六节(术后第 9 天)松肩运动:往前后旋转肩部。

第七节(术后第 10 天)上臂运动:上臂尽量抬高与地面平行。

第八节(术后第 11 天)颈部运动:两手叉腰,头颈往前后左右及双向旋转。

第九节(术后第 12 天)体转运动:左右旋转上体,手臂前后摆动。

第十节(术后第 14 天)抬肩运动:健侧握患侧手腕至腹前,抬高至胸前平屈,尽力前伸。

(2)中期康复操(术后 3 个月内)

第一节收展运动:双手向两侧展开 45°,左右两手向斜下于腹前交叉,重复展开。

第二节侧推拉运动:健侧握患侧手腕至胸前平屈,向患侧推、健侧拉。

第三节甩手运动:双前臂向前平举,双臂由前向下后方摆动,双前臂向前上摆至头后侧。

第四节扩胸运动:两手抬至胸前平屈,向两侧用力展开,恢复至平屈。

第五节侧举运动:两手侧平举,屈肘与肩同宽,恢复至侧平举。

第六节上举运动:健侧握患侧手腕至腹前,拉至胸前平屈,上举过头。

第七节环绕运动:健侧手握患侧手腕,从胸前由患侧向上环绕上举,再向健侧向下环绕交替。

第八节腹背运动:双手放至肩部,向上侧举于头两侧,弓步,弯腰,双手伸直下垂。

第九节体转运动:双手臂上举,一手叉腰,同时向后旋转,目光随另一手移动。

第十节整理运动:原地踏步,双手前后摆动。

(3)后期康复操(术后 3 个月开始,并配合游泳、乒乓球等体育运动)

第一节热身运动:脚与肩同宽,双手臂配合吸气、呼气上下做环绕动作。

第二节甩头运动:左右甩头。

第三节抬头运动:低头,双手抬至胸前,抬头,双手相握举至头顶,配合前后踮脚动作。

第四节伸臂运动:左右移重心,手臂依次上升,配合抬头动作。

第五节侧腰运动:侧腰肌,低头含胸,缓慢起立后,双肩向后环绕。

第六节转腰运动:左右移重心转腰,手臂弯曲。

第七节环绕运动:双手臂大环绕,左右移重心。

渐进式康复操极大地提高了广大乳腺患者的自信心、主动参与性,减轻和消除患肢的水肿,预防术后出现的并发症,提高她们的生活质量。

2.关节活动度和日常生活活动能力训练

(1)上肢关节活动度训练

①关节活动度训练。术后 1~2 天,开始握拳运动;术后 3 天,旋腕、背伸、屈腕、压腕;术后

4~5 天,以肘关节为轴,屈、伸、旋前、旋后,平均每天 50~60 遍;术后 6~7 天,患肢在健侧上肢托扶下,逐渐上举,每天 10~20 遍。

②抗阻器械运动。术后 8~11 天,应用腕、肘关节活动器训练 50~80 遍;被动上举器 20~50 遍;肩梯 3~5 遍;术后 12~17 天,应用肩关节活动器训练 5~10 遍;18~30 天,进行划船器训练,逐渐加大强度;术后 31 天,开始进行不同重量的哑铃操运动训练。

③康复操与抗阻器械运动。自行编制联合运动训练操,以运动上肢为主,全身运动为辅,训练过程中肢体水肿加重停止或减轻活动量。

(2)日常生活活动能力训练:乳腺癌根治术时,与肩关节、底胛骨运动相关的肌肉以及供其营养的血管、神经暴露,被截断或切除使其受到一些破坏性侵袭,使患者握持力下降,生活自理能力降低。因此早期指导患者进行系统的日常生活活动能力训练,对充分发挥自我角色,提高生活质量均有直接的作用。

早期应指导患者在床上做手指保健运动,具体方法:先搓手一两手手指相扣(10 次)一两手交叉拔手(10 次)一相互捏指(10 次)一握伸(10 次)。

自我料理训练:①进食。术后 2~3 天,应指导患者在标准姿势下(三角巾固定)用患肢吃饭,先可用调羹舀取食物,后用练习筷夹取食物,注意早期不能肩关节活动度运动过度。②梳洗。术后 1 周可逐渐练习患肢协助洗脸、梳头、刷牙、佩戴首饰,维持上肢肌肉舒缩活动,促进功能康复。③更衣。患者 5~7 天拔除引流管后应开始锻炼自己穿上衣、穿下衣、鞋、袜、扣纽扣、拉拉链等,可在小幅度范围内逐渐增加肩关节活动度。④如厕。主要为穿下衣和便后清洁训练。

运动能力训练:①床上运动训练。包括床上体位转换以及从卧位坐起或躺下,早期可由家属协助训练。②书写。可借助握力圈、橡皮泥、写字板等辅助工具锻炼。

家务活动训练:可先从轻微的家务活动慢慢过渡到繁重的家务活动运动训练,注意的是应掌握好合适的运动量。

这种早期康复训练方式简单易学且与日常生活密切相关,能够促进患肢功能的早期恢复并提高患者术后的生活质量并使其顺利回归家庭和社会。

(二)乳腺癌术后患者的心理康复

1.乳腺癌患者的心理反应

恶性肿瘤患者在生存期间不可避免地需要承受较大的来自身体疾病本身、家庭、社会等方面的压力。随着诊断和治疗技术的发展,使乳腺癌的死亡率有一定的下降趋势,乳腺癌成为癌症存活者中最常见的恶性肿瘤。由此术后患者的心理康复显得尤为重要,良好的社会支持可以减轻乳腺癌患者的身心症状,改善患者的健康状况。

乳腺癌疾病本身可以引起许多常见的心理问题,焦虑、抑郁、恐惧和担忧是乳腺癌患者常见的心理反应,可以贯穿于疾病的始终,其中以焦虑和抑郁出现最频繁。在确定自己身患癌症之后要经历体验期(震惊)、怀疑期(拒绝接受事实)、恐惧期、幻想期、绝望期以及平静期这六个阶段。乳腺癌的诊断通常让患者难以接受,她们一方面迫切地希望能够通过手术治疗来拯救自己的生命,另一方面又因为手术切除乳房使躯体功能的完整性受损,使其作为女人的感觉和自尊心受到威胁,因而心理上处于极其矛盾的状态,产生激烈的心理反应。

在乳腺癌手术及治疗过程中也会引起许多心理问题,较长的瘢痕、不对称的胸壁使很多患者在手术后一段时间内不敢直面自己已经愈合的手术切口,无法面对自己作为女性的一部分的永久丧失,心理上难以接受自己外形的改变,容易产生自我形象的紊乱,导致她们很难适应乳房切除后生活的变化,并把自己归入残疾人的行列之中。而患者患侧肩关节活动障碍,上肢功能下降,影响了患者工作和家务劳动的顺利进行。乳腺癌给患者带来了极大的心理负担,容易引起患者焦虑、抑郁、沮丧、敌视、悲伤、灰心、愤怒等不良情绪。由于肢体活动受限,连续的化疗使得体力不支而性欲下降,导致性生活次数减少,甚至消失。部分患者由于失去了乳房,失去了有性生活意义的身体感官的一部分,感到自己作为女人的吸引力的下降而回避配偶。有相当一部分患者由于不能肯定化疗期间能否进行性生活而干脆停止,或者担心性生活会加速自己癌症的转移或复发而拒绝性生活。性功能的降低和对性的吸引力的降低减少了患者的幸福感,而这个问题又是难以启齿的,因而进一步加重了患者的心理负担。

2.心理康复途径

(1)社会支持:作为女性最常见的恶性肿瘤之一,乳腺癌严重威胁着女性的身心健康。社会支持是乳腺癌患者应对疾病过程中最具潜力的资源,患者能否主动、合理、有效地利用社会支持系统,对疾病的预后影响很大。乳腺癌患者心理治疗是指临床医生通过言语或非言语交谈建立起与患者的良好医患关系,应用有关心理学和医学的知识指导和帮助患者克服和纠正不良的生活方式、行为习惯、情绪障碍认知偏见,以及适应问题。医护人员应该正确地评估患者的社会支持情况,帮助服务对象积极调动社会支持系统,同时通过各种途径为患者提供信息、情感等支持,使患者有效地降低压力,促进疾病的康复,提高生活质量。乳腺癌患者的社会支持来自于家庭成员支持、朋友和同事支持、医护人员支持以及病友团体及社工支持。社会支持可以缓解乳腺癌患者的不良情绪,促使乳腺癌患者采取积极应对方式,提高乳腺癌患者的生存质量及其免疫力。

给予心理支持,授予必要的科学知识,帮助患者战胜心理障碍。为患者进行治疗的医生是最好的心理疏导实施者:医生从手术前开始就与患者有密切的接触,对患者的病情最了解,与患者之间有别的医生无法替代的信任关系。因此,医生最能及时发现患者的心理问题,并在进行生物治疗的同时给予心理疏导。

(2)夫妻同时进行心理疏导:妻子患乳腺癌以后,患者的丈夫常常会有与妻子相类同的心理问题,患病的初期丈夫主要的心理问题是对即将失去亲人、失去精神支撑的恐惧和担忧。放射治疗、化学治疗结束病情相对稳定以后,丈夫又会因对性问题的误解而产生心理障碍,或对疾病是否会传染而发生心理障碍。所以需要同时对丈夫进行心理疏导。要善于主动提问:类似恋爱、婚姻、性生活等问题,患者虽然内心很痛苦,但患者一般不愿意主动提及,在取得患者充分信任后医生在适当场合可主动关心，及时给予疏导。

（3）坚持长期进行心理疏导：乳腺癌患者绝大部分为女性，而且以更年期前后的女性为主，这个阶段的女性情绪常不稳定，容易受外界因素影响而出现心理问题的反复。以往已解决的问题在以后的接触中应该经常再次关心，直至最后解决。

乳腺癌患者手术造成的乳房缺失和胸部残缺畸形是永恒的，由此引起的心理问题和惧怕乳腺癌复发引起的心理问题，不可能在几个月和一两年内得到解决。患者的心理负担和心理问题因患者的性格类型、能得到社会支持的不同、文化程度、职业、年龄、经济状况的不同而不同，因此，心理治疗的方式也应因人而异，才能取得良好效果。

（4）举办乳腺癌术后患者的联谊会：在我国患者对医院及医护人员充满信任和情感依赖。由医生领导的支持团体更容易获得患者的响应和参与，使团体心理干预更易起效。针对乳腺癌术后患者自卑心理较多见这一现象，动员鼓励患者参加乳腺癌术后患者的联谊会，使其与众多的乳腺癌切除术者一起交流娱乐，从而减轻孤独感。在联谊会中，患者看到与自己一样的乳腺癌切除者恢复术前生活的大有人在，激发了她们重树术前生活和社会生活的信心。联谊会以团体的形式将医护人员提供的咨询服务，家属成员的关心和支持，朋友的关心和社会活动联系在一起，是提高乳腺癌患者信心的一种好方法，对促进其心理康复有积极作用。

（5）开展心理咨询和定期随访：湖北省肿瘤医院于 2009 年成立欣然心理工作室，给癌症患者及家属提供心理辅导和心理康复平台，收到良好成效。专设有心理学及乳腺癌专业特长的专家长期为患者提供免费咨询，根据需要进行帮助和指导。通过面对面的交流，针对切口是否有疼痛、是否有渗液、周围组织和淋巴是否有异常、是否影响婚姻家庭等问题引起相应的心理行为变化进行咨询，并给予解答。

为乳腺癌患者提供社会心理支持，注重生理-心理-社会各方面的整体护理以促进康复。帮助患者尽可能地减轻躯体症状，促进其最大可能的恢复，减少并发症带来的心理压力。重视患者家属对身体形象改变的反应，介绍佩戴义胸、乳房成形术等改善外观的方法，鼓励患者积极参与家庭和社会活动，以增强自信心和自尊感。注意对患者家属同时进行心理调适、夫妻交流的咨询和指导性干预，以提高婚姻和生活质量。

（三）饮食调理

1.饮食调理原则

（1）宜多样化平衡饮食。平衡膳食是癌症患者保持正常体重的最好办法。平衡膳食包括粗粮与杂粮搭配，富含热能，适量蛋白，富含纤维素、高无机盐及富含维生素 A、维生素 C、维生素 E、维生素 K、叶酸等易于消化吸收的食物。如玉米、糙米、全麦面、植物油、蜂蜜、蔗糖、蜂王浆、瘦肉、蛋类、豆类、鲜奶、菌菇类、胡萝卜、竹笋、南瓜、黄瓜、菜花、菠菜、白菜、芹菜、黄花菜、西红柿、大蒜、海带、紫菜、海鱼、动物肝、肾，以及人参、枸杞子、山药、灵芝、冬虫夏草及新鲜水果等。宜低脂肪、低盐、低糖膳食，适当减少脂肪的摄入量，如少食肥肉、乳酪、奶油等。

（2）乳腺癌患者忌食生葱蒜、母猪肉、南瓜、醇酒以及辛温、煎炒、油腻、荤腥厚味、陈腐、发霉等助火生痰有碍脾运的食物。宜食海带、海藻、紫菜、牡蛎、芦笋、鲜猕猴桃等具有化痰软坚散结功能的食物。

(3)乳腺癌手术后,可给予益气养血、理气散结之品,巩固疗效,以利康复。如山药粉、糯米、菠菜、丝瓜、海带、鲫鱼、泥鳅、大枣、橘子、山楂、玫瑰花等。

(4)乳腺癌放疗时,易耗伤阴津,故宜服甘凉滋润食品。如杏仁霜、枇杷果、白梨、乌梅、莲藕、香蕉、胡萝卜、苏子、橄榄等。

(5)乳腺癌化疗时,若出现消化道反应及骨髓抑制现象,可食和胃降逆、益气养血之品,如鲜姜汁、甘蔗汁、鲜果汁、佛手、番茄、生薏米、粳米、白扁豆、灵芝、黑木耳、向日葵子等。

2.饮食疗法

(1)辨证施膳。中医认为疾病有寒、热、虚、实之分,食物也有寒、热、温、凉之别。寒病用温热之食,热病用寒凉之品,以食物之偏来纠正疾病之偏,达到治病的目的。例如阴虚内热证候,临床上常见于癌症合并细菌感染或接受放、化疗之后,表现口干、舌燥、舌质红、绛、无苔、便秘、小便短赤、烦躁不安等,饮食就应选择滋阴、生津、清热、凉血之品,如大米粥、绿豆、苦瓜、白萝卜、生藕节、猕猴桃、银耳、龟等,忌吃热性食物。又如脾胃虚寒证候,表现为口淡无味、时吐清涎、喜温怕冷、精神不振、体力不支,应选择温热助阳食品,如大枣、桂圆、干姜、羊肉,或经烹调浓缩之品,切忌寒凉食物。此外应根据病情,灵活掌握。消化不良则应选择少油、低蛋白,多吃碳水化合物及富含维生素的食物。食欲缺乏,胃酸低下,选择山楂制品或适当加些食醋进行调味,平时嗜食辛辣者,也可适当投给。失眠、烦躁,应多吃滋阴平肝食物,如蛤、蚌、龟、鳖、银耳、蛤蟆油等。

一般而言,饮食不应过于禁忌,只要吃后感到舒适,都可继续食用。倘若忌口太多,反而加重营养不良。至于一些寒热无偏、营养丰富的食物,对肿瘤患者自然更为理想。

(2)食疗单验方。

海马火腿童子鸡。海马25g,虾仁25g,童子鸡1只,火腿10g,黄酒、味精、盐、葱、姜、清汤、水生粉各适量。小鸡宰好洗净,装入搪瓷盆内,海马、虾仁、火腿片分别放在鸡肉上,加葱段、姜片、盐、味精、黄酒、清汤适量。将盛有上诸物的搪瓷盆上笼用旺火蒸烂。将鸡取出盛盘中,用鸡汁、盐、黄酒、味精下锅中,加水生粉勾芡收汁,浇鸡上即成。佐餐佳肴,随意食用。治疗阳虚乳腺癌患者。

海参烩蟹黄。水发刺海参750g,蟹黄肉250g,香菜50g,猪油、鸡汤、料酒、盐、胡椒粉、味精、葱、姜、鸡油、水淀粉各适量。刺海参抠洗干净,切成6cm见方的丁,香菜取叶洗净,葱、姜洗净切碎。将海参丁用开水氽透捞出沥干。锅烧热,下猪油,入蟹肉、葱、姜煸炒,用料酒烹一下,然后下入鸡汤,加海参丁、盐、味精、胡椒粉,用水淀粉勾芡淋鸡汤,盛入碗中,撒一小撮香菜叶即成。佐餐佳肴,食量不限。治疗乳腺癌体虚者。

无花果炖排骨。鲜无花果5个,排骨500g,枸杞子20g,陈皮10g,调料适量。排骨剁成小块,洗净,用沸水烫过。枸杞子、陈皮洗净;无花果洗净切成小块。四味共置锅中,加水适量,煮至烂熟,加入调料即成。每日 2 次,食量不限。治疗乳腺癌体虚者。

龙马焖瘦肉。海龙 1 条,海马 1 只,瘦猪肉 50g,干菜、枸杞子、调料适量。诸味洗净,猪肉切小块,共置锅中.加水适量;煮至烂熟,加调料即成。每日 1 次,连汤食用。此方调气养血,适用于乳腺癌血虚者。

海藻黄芪汤。海藻 40g,黄芪 20g。二味洗净,加水适量,煎汁。每日 1 剂,分 3 次服,喝汤吃海藻。此方宜于乳腺癌气短汗出者。

天门冬茶。天门冬 8g,绿茶 1g。将天门冬剪成碎片,与茶叶共置杯中,用沸水浸泡 5min即成。每日代茶饮用。此方宜于乳腺癌早期患者,有近期疗效,亦可用治白血病。

人参茯苓香贝养荣膏。人参、茯苓、香附、贝母、陈皮、熟地黄、川芎、当归、白芍各 100g,白术 120g,桔梗 60g,甘草 60g,生姜 30g,大枣 20 枚,白蜜适量。前 14 味均洗净,装入纱布袋内,扎紧口,加水浸泡,放入大锅内,用大火烧沸,转用中火熬煎,每 30min 取煎药汁 1 次,加水再煎,共取煎汁 3 次,合并煎药汁,去纱布药袋。将合并的煎药汁,加热煎熬浓缩至稠,加白蜜 1倍,加热至沸停火,待冷装瓶备用。每次空腹服 2 汤匙,以开水冲化饮服。每日 2～3 次,连服4～6 周。此膏大补气血,化痰散结。用于晚期乳腺癌气血两亏,肿瘤向远处转移者。

公英丸。蒲公英 50g,全蝎 50g,大蜈蚣 1 条,血余 25g,雄黄 35g,米醋适量。诸味焙干为末,醋泛为丸,桐子大。每日 1 次,1 次 10g,白酒送服。用于乳腺癌已溃破腐烂者。

红橘羹。山楂糕 250g,红花 2g,柑橘 100g,白糖 75g,细淀粉 10g。将山楂糕切成条块,放锅中,加水 500mL,煮 15min 后放入红花、白糖、切成丁的橘子,水开后勾芡即可。用于乳腺癌气滞血瘀疼痛者。

(四)音乐疗法

现代音乐疗法是一门新兴的、集音乐、医学和心理学为一体的边缘交叉学科,它是以音乐活动作为治疗的媒介,增进个体身心健康的一种治疗方法。是一种辅助治疗身心疾病的自然保健疗法。属于应用心理学的范畴。

1.中医五行音乐的理论基础

中国是音乐疗法最古老的发源地之一,早在 2000 年前,中医就提出了"五音疗疾"的理论。五音疗疾首见于《黄帝内经·》,是古人把五音阶中角(Mi)、徵(So)、宫(Do)、商(Re)、羽(La)与人的五脏(肝、心、脾、肺、肾)和五志(怒、喜、思、忧、恐)等多方面内容运用阴阳五行学说相应地、有机地联系在一起。五音疗法是以五行学说为核心,将角、徵、宫、商、羽五音分别与五行、五脏、五志相对应以调节身心的音乐疗法。

中医五音音乐疗法具有坚实的中医理论基础,中医阴阳五行学说及脏腑学说构成中医五音音乐疗法的基础。

(1)阴阳学说:阴阳学说是构建中医学的重要基础学说,也是音乐疗法与中医学相通的共同法则。阴阳的平调与和谐是中医学和音乐共同追求的目标。有学者引证上古乐论说明,中国音乐的音调变化、高低宽窄、音色清浊、音量强弱、层次疏密、节奏快慢、结构繁简等无不遵循阴阳变化的规律。节奏分离、音响强烈的刺激型音乐,属阳;节奏轻缓、旋律圆润的安静型音乐,属阴。其中众多过渡型和混合型的音乐,也是阴阳变化的反映。

(2)五行学说:五行学说也是构建中医学的重要基础学说,是中医五行、五脏、五志理论的支架。五行学说认为,人与自然万物同处于世界的五行结构之中。古人根据"同声相应,同气相求"的规律,把自然界中的声音分为角、徵、宫、商、羽五音,并将五音与五行、五脏、五志有机地结合起来。即"肝,在音为角,在志为怒;心,在音为徵,在志为喜;脾,在音为宫,在志为思;肺,在音为商,在志为忧;肾,在音为羽,在志为恐"。中医很早就认识到声调的不同,对人体五脏生理或病理活动以及人的情绪变化有着相应的不同影响。它不仅丰富了中医学整体观念的内涵,而且还构建了声学与医学相关理论的框架。

中国传统哲学认为,人是天地自然之子,人的生命活动和万事万物的变化息息相关,即所谓的"天人合一"。五行学说是一种被普遍接受的哲学理论。这里的"行"是指运动、运行或变化。它借用了五种物质的特性,但又不是指这五种具体的物质。

中国古医籍中指出:天布五行(木、火、土、金、水),生五音(角、徵、宫、商、羽);地有五季(春、夏、长夏、秋、冬),育五化(生、长、化、收、藏);人有五脏(肝、心、脾、肺、肾),生五志(怒、喜、思、忧、恐)。体现了人与天地之间的有机联系。

五行之间的关系是辩证的。既有相生,又有相克。具体是木生火,火生土,土生金,金生水,水生木;木克土,土克水,水克火,火克金,金克木。

(3)脏腑学说:《黄帝内经·灵枢·忧恚无言》曰:"喉咙者气之所以上下者也。会厌者,音声之户也。口唇者,声之扇也。舌者,音声之机也。"说明喉咙、口腔是声的主要器官。而喉咙、口腔又通过经络与五脏紧密联系,人体只有五脏气血充盈,运行通畅,才能正常发出声音。可见,五脏与声音有密切关系。五脏精气充足、气机调畅是发出各种声音的先决条件,即"五脏外发五音"。由于五脏的形态结构不同,所藏精气有别,参与发声作用不同,所以五音又分别与五脏有选择性的相应关系,即"五音内应五脏"。既然人的脏器在不同的季节具有不同的生理状况,而音乐又起源于对自然意境的模仿与再现,所以在脏器与乐音之间就存在着一定的相生相克关系,即可以用"五音"谱写的相应乐曲调式来刺激和补益相应的脏器功能,这可以称之为中医顺情音乐疗法。具体地说来,可表现为以下5种情况。

①角为春音,属木主生正角调式,能促进体内气机的上升、宣发和展放,具有疏肝解怒、养阳保肝、补心利脾、泻肾火的作用。可用于防治肝气郁结、胁胀胸闷、食欲缺乏、性欲低下、月经不调、心郁闷、精神不快、烦躁易怒等病症。

②徵为夏音,属火主长正徵调式,能促进全身气机上升,具有养阳助心、补脾利肺、泻肝火的作用。可用于防治心脾两虚、内脏下垂、神疲力衰、神恍惚、胸闷气短、情绪低落、形寒肢冷等病症。

③宫为长夏音,属土主化正宫调式,能促进全身气机的稳定,调节脾胃之气的升降。具有养脾健胃、补肺利肾、泻心火的作用。可用于治疗脾胃虚弱、升降紊乱、恶心呕吐、饮食不化、消

瘦乏力、神衰失眠、肺虚气短等病症。

④商为秋音,属金主收正商调式,能促进全身气机的内收,调节肺气的宣发和肃降,具有养阴保肺、补肾利肝、泻脾胃虚火之功效。可用于渝哼僻气虚衰、气血耗散、自汗盗汗、咳嗽气喘、心烦易怒、头晕眩、悲伤不能自控等病症。

⑤羽为冬音,属水主藏正羽调式,能促进全身气机的潜降,具有养阴、保肾藏精、补肝利心、泻肺火的功效。可用于治疗虚火上炎、心烦意躁、头痛失眠、夜寐多梦、腰酸腿软、性欲低下、阳痿早泄、肾不藏精、小便不利等病症。

2.中医五行音乐的临床实践

音乐疗法古已有之,古籍中多有记载。如《内经》:"宫音悠扬谐和,助脾健运,旺盛食欲;商音铿锵肃劲,善制躁怒,使人安宁;角音调畅平和,善消忧郁,助人入眠;徵音抑扬咏越,通调血脉,抖擞精神;羽音柔和透彻,发人遐思,启迪心灵。"《类经附翼·律原》音乐:"可以通天地而合神明"。《理瀹骈文》:"七情之病也,看花解闷,听曲消愁;有胜于服药者矣。"

音乐治疗作为一种辅助手段在肿瘤的综合治疗中也有一定地位。有学者对43例晚期住院肿瘤患者运用中医五行音乐治疗,每天25min,5天一疗程,共4疗程。观察主观症状、生活质量评分(QOL)及卡氏功能状态评分(KSP)评分。分别在第1、第2及第4周进行评价。结果表明主观症状如疲乏、纳差、疼痛、情绪、失眠等在治疗前后均有显著性差异($P<0.05$)。生活质量指标如食欲情况、精神状况、睡眠、疲乏、疼痛、自身对癌症的认识、日常生活:治疗的副作用、面部表情等均有显著意义的改善($P<0.05$)。

有学者为探讨音乐疗法配合癌症三阶梯止痛原则对改善癌症患者疼痛的影响,对92例疼痛程度不同的癌症患者进行心理干预,对干预后疗效进行效果评价。结果干预后患者的疼痛及睡眠状况均得到明显改善($P<0.05$)。因此她们认为音乐疗法配合癌症三阶梯止痛原则在临床治疗中,对缓解患者癌痛,改善患者生活质量方面有一定意义。

有学者将92例恶性肿瘤患者随机分为试验组($n=46$例)与对照组($n=46$例)。试验组听中医五行音乐并加用音乐电针治疗,对照组只听中医五行音乐。治疗前后,对两组分别以汉密尔顿抑郁量表(HAMD)、ZUNG'S抑郁自评量表(SDS)及卡氏功能状态评分(KPS)进行测评,记录并比较两组的测评结果。结果两组治疗后抑郁状态及功能状态均较治疗前明显改善,差异有统计学意义($P<0.05$)。但两组治疗后的各项测评结果比较,差异无统计学意义($P>0.05$)。故她们认为中医五行音乐对于改善恶性肿瘤患者的抑郁状态有较好的效果。

(1)音乐疗法:音乐疗法能够改善乳腺癌根治术后患者焦虑和特质焦虑状态。

音乐疗法属于心理治疗方法之一,是利用音乐促进健康,特别是作为消除心身障碍的辅助手段。早在2000多年前,《乐记》就有关于音乐能增进健康的记载如宫调式音乐风格悠扬、沉静、庄重,通于脾,五志中属思,乐曲如《月儿高》《春江花月夜》《平湖秋月》等,对于多思多虑、多愁善感、纳差、消化功能不良等患者具有一定的调节作用;角调式音乐的乐曲描绘了大地回春、万物萌生、生机蓬勃的画面,曲调亲切、清新,具有"木"之特性,通于肝,五志中属怒,如《江南丝竹乐》《鹧鸪飞》《春风得意》等,能疏肝理气,多用于女性及乳腺癌患者;徵调式音乐旋律热烈、欢快、活泼轻松,构成层次分明,情绪欢畅,具有"火"之特性,通于心,五志中属喜,乐曲如《吹打乐》《喜洋洋》《步步高》《解放军进行曲》等,能振奋精神,可用于情绪悲观的患者;羽调式音乐,乐曲风格清纯、阴柔委婉,具有"水"之特性,通于肾,五志中属恐,乐曲如《梁祝》《二泉映月》《汉宫秋月》等,有助于调节肾与膀胱的功能,镇定安神。

(2)辨证施乐:根据临床症状、心理测试结果及患者对音乐的喜好,结合五音(宫、商、角、徵、羽)与五脏五行的关系,选定曲目进行"辨证施乐",乐曲以古典音乐宫、商、角、徵、羽五种民族调式音乐为主。选曲方法有"同质选曲"与基于五行学说之"生克选曲"之不同。

肝郁脾虚型:"同质选曲"多为角调式乐曲,如《江南丝竹乐》《春风得意》《鹧鸪飞》等,可起到疏肝理气健脾和胃之作用。"生克选曲"以宫调式乐曲为主,如《春江花月夜》《月儿高》《平湖秋月》等,用于多思多虑、多愁善感、纳差、消化不良的患者,健脾益气以防肝木过旺。

心脾两虚型:"同质选曲"以宫调式乐曲为主,如《春江花月夜》《月儿高》《平湖秋月》等,可益气健脾和胃。"生克选曲"以羽调式乐曲为主,如《月光奏鸣曲》《船歌》《梁祝》《二泉映月》《汉宫秋月》等,以补益肾气、健脾和胃。

音乐治疗方法:患者在病房化疗期间进行音乐治疗。首选放松身心,调整呼吸,用音乐电治疗仪或 MP3,戴耳机进行治疗,每日 2 次,每次 60min 左右,21 天为 1 个疗程。治疗 20～40dp 左右,以本人感觉舒适、悦耳为度。

第七节　辨证施护

一、中医调护

1.乳腺癌的护理

(1)术后护理:指导患者及时进行患侧上肢功能锻炼,以防发生功能障碍。

①术后 1～4d 应锻炼手、腕部及肘关节功能,可做伸指、握拳及屈腕、屈肘等锻炼。

②术后 5d,可练习掌扪对侧肩部及同侧耳部的功能。

③术后 9～10d,可抬高患肢,将患肢的肘关节屈曲抬高,手掌置于对侧肩部。

④术后 14d,将患侧手掌置于颈后,进而以患侧手掌越过头顶并触摸对侧耳部为止。此时,可做扶墙、梳理头发等锻炼。

⑤鼓励患者咳嗽、排痰,并做深呼吸运动,有利于肺扩张,防止肺部并发症。

(2)化疗的护理:若化疗过程中药物不慎渗出或出现静脉炎要迅速对症处理,防止皮肤坏死。另外指导患者进低脂肪、高纤维、高蛋白、富含多种维生素类食物,多吃新鲜的蔬菜、水果等易消化、吸收的食物,不食生、冷、硬、不洁食物。并指导患者服用一些提升白细胞的药物,如利血生、强力升白片、鲨肝醇、维生素 B。还可以口服提高机体免疫力的药物,如贞芪扶正胶囊等。

（3）放疗护理:出现皮损,可在破损区涂抹具有收敛作用的药物,使其干燥,促进创面愈合。大面积皮损时,要停止放疗并对症处理,合并感染时需抗感染,保持创面清洁、干燥,以利愈合。保持居室通风,经常户外活动,提高抵抗力,防止并发放射性肺炎。

2.生活调理

患者应注意顺应四时气候变化,生活起居有节,劳逸结合,保持身体内环境的稳定,有利于提高身体的抵抗力,避免其他疾病的发生。同时要积极地防治其他疾病。

要注意避免患侧上肢提拿重物,体检时不在患肢测量血压,需要静脉补液时不在患肢上进行输液等。平时要注意患肢的活动,如上举运动和功能锻炼。患侧上肢的功能锻炼一般在术后 1 周左右即可开始。先锻炼手腕的屈伸功能,再进行肘关节的屈伸,两周左右可以开始进行肩关节的运动锻炼。

适度的性生活不仅不会促进肿瘤复发,反而会提高患者对生活的信心,增进家庭和睦,有利于患者的康复。只是乳腺癌患者要做好避孕,因为怀孕可能是一个刺激因素。

避免不必要的胸部 x 线照射,避免高龄婚育,尽量哺乳喂养,更年期忌用雌激素。如发现胸部、乳房、腋窝或锁骨上下的包块要及时到医院检查。

进行气功体育锻炼。术后早练气功,可用练功十八法、十二段锦、太极拳等功法,加强上肢功能锻炼。

术后 6～12 个月复查 1 次,有可疑复发迹象者,随时复查。

3.饮食调理

（1）饮食调理原则

①饮食多样化:乳腺癌患者宜低脂肪、低盐、低糖膳食,适当减少脂肪的摄入量。粗粮与杂粮搭配,富含热能,适量蛋白,富含纤维素、高无机盐及富含维生素 A、C、E、K、叶酸等易于消化吸收的食物。下面简要列举:

主食:玉米、糙米、全麦面。

海产品:紫菜、海带、海蜇、海参、淡菜、牡蛎等。

豆类:绿豆、赤豆、绿豆芽等。

蔬菜:芋艿、荸荠、茭白、冬瓜、口蘑、猴头菇、香菇、胡萝卜、竹笋、南瓜、黄瓜、菜花、菠菜、白菜、芹菜、黄花菜、西红柿、芦笋等。

水果:橘子、苹果、山楂、鲜猕猴桃等。

进补:人参、枸杞子、山药、灵芝、冬虫夏草等。

其他:乌龟、甲鱼、黑鱼、薏米、木耳等食品。

②乳腺癌患者忌食生葱蒜、母猪肉、南瓜、醇酒以及辛温、煎炒、油腻、荤腥厚味、陈腐、发霉等助火生痰有碍脾运的食物,少食肥肉、乳酪、奶油等高热量饮食。

③乳腺癌手术前后应努力进餐、增补营养。可给予益气养血、理气散结之品,巩固疗效,以利康复,如山药粉、糯米、菠菜、丝瓜、海带、鲫鱼、泥鳅、大枣、橘子、山楂、玫瑰花等。

④乳腺癌放疗时,易耗伤阴津,故宜服甘凉滋润食品,如杏仁霜、枇杷果、白梨、乌梅、莲藕、香蕉、胡萝卜、苏子、橄榄等。另外,大剂量放射治疗可使体内的糖代谢遭到破坏,糖原急剧下降,且胰岛素功能不足加重,宜多吃蜂蜜、米、面、马铃薯等含糖丰富的食物以补充热量。

⑤乳腺癌化疗时,若出现消化道反应及骨髓抑制现象,患者的饮食应力求清淡适口,可食和胃降逆、益气养血之品,不宜多进厚味腻胃之品,如鲜姜汁、甘蔗汁、鲜果汁、佛手、番茄、生薏米、粳米、白扁豆、灵芝、黑木耳、向日葵子等。

⑥乳腺癌晚期,还可用营养丰富的食物,如鲫鱼、蚕蛹、蛤蟆油,及新鲜蔬菜和新鲜水果。

(2)食疗单验方

①青蛙金针木耳汤

用料:青蛙二只(约150g),金针菜(干品)25g,木耳25g,生姜4片,红枣4枚。

制作:将青蛙宰杀干净,去内脏、皮及蛙头,放镬内用油、姜爆香。将金针菜、木耳泡发后洗净,与青蛙、红枣一齐放入锅内,加清水适量,武火煮沸后,文火煲1～2h即成。调味饮汤。

功效:疏肝养阴,散结通乳。

适应范围:乳腺癌属于肝阴虚,肝气郁结者,症见胸胁不舒,乳房肿痛或心烦易怒,口干;舌红少苔,脉弦。

②乳癌血瘀方

用料:当归尾12g,三棱8g,桃仁12g,羊肉150g,陈皮10g,红枣10枚。

制作:将羊肉去油脂,洗净,斩块;其他用料洗净;陈皮用水浸渍。将伞部用料放入锅内,加清水适量,文火煮2～2.5h。调味供用。

功效:祛瘀活血,消症散结。

适应范围:乳腺癌属于血瘀内郁者,症见病侧乳房刺痛,压之疼痛加剧,乳房有肿块,质硬,表面不光滑,边缘不整齐;乳房外表灰暗,皮肤增厚变粗,乳头高举;乳头常流出暗红色血性液体,量少;面色灰暗;舌质暗红,苔白薄,脉弦涩。

③菊叶三七猪蹄汤

用料:菊叶三七(鲜品)20g,当归10g,王不留行8g,猪蹄250g,蜜枣5g,生姜15克。

制作:将猪蹄洗净,在沸水中煮2min,捞出,过冷河(即在冷开水中稍浸一下),斩块;其他用料洗净(生姜拍烂)。将全部用料放入锅内,加清水适量,文火煮2.5～3h。调味供用。

功效:活血、补血,解毒消肿。

适应范围:乳腺癌属于血虚血瘀者,症见病侧乳房钝痛,乳房肿块坚硬,移动性小,按之痛甚;乳房之皮肤变粗增厚,皮色变暗,乳头高举;乳头常流水血性液体,色暗红,面色灰暗无华;舌暗淡,苔薄白,脉弦细涩。

④活血解毒方

用料:露蜂房 10g,穿破石(鲜品)25g,穿山甲(鳞片)15g,当归 10g,猪瘦肉 150g,生姜 15g,红枣 10 枚。

制作:将猪肉洗净,去油脂,斩块;露蜂房去杂质;穿山甲先用清水浸渍 1h,去污水,洗净,备用;其他用料洗净(生姜拍烂)。将全部用料放入不敷出锅内,加清水适量,文火煮 1.5～2h。调味供用。

功效:活血解毒,散结消肿。

适应范围:乳腺癌属于血瘀脉络,阴毒内蕴者,症见病侧乳房酸楚难忍,夜晚尤甚,乳房肿块坚硬,皮色不变或紫暗;病变处溃破翻花,流出暗红色液体,味异臭,淋漓不尽,日久不愈合;舌暗紫,苔白黄相兼,脉弦细。

⑤肉桂鹿肉汤

用料:肉桂 5g,熟地黄 20g,淮山 20g,冬虫夏草 6g,鹿肉 100g,红枣 10 枚。

制作:将鹿肉去油脂,洗净,斩块;其他用料洗净。将全部用料放入锅内,加清水适量,文火煮 2.5～3h。调味供用。

功效:补养肝肾。

适应范围:乳腺癌属于肝肾亏损者,症见病侧乳房隐隐作痛,可摸到肿块,稍硬,可移动;乳头内陷,乳头常流出乳汁样或水样液体,味秽臭,伴腰酸肢冷,带下增多,清稀;舌淡胖,苔白滑,脉沉迟弱。

⑥乳癌气血两虚方

用料:党参 20g,黄芪 30g,红枣 15 枚,枸杞子 10g,鹧鸪 1 只(约 150g)。

制作:将鹧鸪宰好,去肠杂,斩块;其他用料洗净。将全部用料放入锅内,加清水适量,文火煮 1.5～2h。调味供用。

功效:补养气血,消癥散结。

适应范围:乳腺癌属于气血两虚者,症见乳房隐痛,可扪及肿块,肿块稍硬,少气乏力,面色苍白;舌淡白,苔白薄,脉沉细。

⑦玫瑰黑豆塘虱鱼汤

用料:玫瑰花(去净蕊蒂)20g,黑豆 30g,塘虱鱼 150g,生姜 8 片,红枣 8 枚,陈皮 5g。

制作:将塘虱鱼宰杀干净,放镬内用油、姜爆香。将黑豆、陈皮洗净,红枣去核,与爆香的塘虱鱼一齐放入锅内,加适量清水,武火煮沸后,文火煲 1～2h。调味饮汤。

功效:疏肝解毒,健脾和胃。

适应范围:乳腺癌溃破渗液或手术后属于脾胃气虚,瘀毒内结者,症见神疲乏力,气短纳呆,面色苍白,肢体微肿,舌质淡黯,舌边有瘀点,脉沉涩。

⑧淮龙炖鳖汤

用料:鳖一只(鲜活,约 250g),淮山 30g,龙眼肉 20g,三七 12g,生姜 4 片。

制作:将三七、龙眼肉洗净,备用;将淮山洗净,用清水浸半小时。用热水烫鳖,使其排尿后,宰杀,去肠脏,洗净,连甲壳斩块;与淮山、龙眼肉、三七、姜片一齐放入炖盅内,加开水适量,炖盅加盖;文火隔水炖1~2h。调味饮用。

功效:健脾养血,祛瘀散结。

适应范围:乳腺癌手术或放疗、化疗后属正虚瘀结者,症见形体消瘦,神疲纳呆;或为正虚水肿,胸闷口淡,乳房部位疼痛;舌质紫黯,舌边有瘀点,脉沉涩。

⑨猪蹄乌龟人参汤

用料:猪蹄150g,乌龟1只(约250g),边条参10g,生姜4片,红枣5枚。

制作:将乌龟放盆中,注入开水,烫死,宰杀干净,去内脏,将龟板、龟肉斩块;猪蹄洗净,斩细块;人参洗净,红枣去核。下油起镬,放入姜片爆香龟板龟肉,然后再放入猪蹄、人参、红枣,加清水适量,武火煮沸后,文火煲1.5~2h。

功效:健脾补气,滋阴养血。

适应范围:乳腺癌手术后、放疗及化疗后属于气血两虚,肝肾亏损者,症见贫血气短,神疲食少,手脚麻痹,心悸汗多,疲乏无力,腰膝酸软,眩晕耳鸣;舌质淡胖,薄白苔或白滑苔,脉细弱。

⑩蟹壳粉

原料:生螃蟹壳250g。

制法:先将螃蟹壳拣杂,洗净,晒干或烘干,焙黄后研成细末,瓶装,防潮,备用。

吃法:每日2次,每次6g,温开水冲服。

功效:软坚散结,防癌抗癌。本食疗方通治各期乳腺癌,对乳腺癌未破溃者尤为适宜。

⑪金银花蒲公英糊

原料:金银花30g,鲜蒲公英100g。

制法:先将金银花拣杂,洗净,放入冷水中浸泡30min,捞起,切成碎末,备用。将鲜蒲公英(带花蕾者亦可)全草择洗干净,切碎,捣烂成泥状,与金银花碎末同放入砂锅,加清水适量,大火煮沸后,改用小火煎煮成糊状即成。

吃法:早晚2次分服。

功效:清热解毒,防癌抗癌。本食疗方通治各期乳腺癌。

⑫全蝎蜂蜜露

原料:全蝎50g,白糖100g,蜂蜜250g。

制法:先将捕捉的全蝎杀死,晒干或烘干,研成极细末,放入蒸碗中,加白糖、蜂蜜及清水少许,搅拌均匀,加盖,隔水蒸1.5h,离火,晾凉后装瓶,防潮,备用。

吃法:每日3次,每次10g,温开水送服。

功效:解毒通络,防癌抗癌。本食疗方通治各期乳腺癌。

⑬海带萝卜汤

原料:海带30g,白萝卜250g。

制法:先将海带用冷水浸泡12h,其间可换水数次,洗净后剖条,切成菱形片,备用。将白萝卜放入冷水中浸泡片刻,反复洗净其外皮,连皮及根须切成细条状,与海带菱形片同放入砂锅,加水足量,大火煮沸后,改用小火煨煮至萝卜条酥烂,加精盐、味精、蒜末(或青蒜段),拌匀,淋入麻油即成。

吃法:佐餐当汤,随意服食,吃萝卜条,饮汤汁,嚼食海带片。

功效:软坚散结,防癌抗癌。本食疗方通治各期乳腺癌。

⑭山慈菇牡蛎海藻汤

原料:山慈菇4g,生牡蛎30g,海藻20g。

制法:先将采挖的山慈菇洗净,切碎后,装入纱布袋,扎紧袋口,备用。将生牡蛎敲碎,与洗净的海藻、山慈菇药袋同放入砂锅,加水适量,大火煮沸后,改用小火煎煮1h,取出药袋,滤尽药汁,加入少许葱花、姜末、精盐、味精等调料,再煨煮至沸,淋入麻油即成。

吃法:佐餐当汤,随意服食,当日吃完。

功效:清热解毒,软坚散结,防癌抗癌。本食疗方通治各期乳腺癌以及甲状腺癌等肿瘤。

⑮菱粉芋头羹

原料:老菱50g,芋头250g,白糖20g。

制法:先将老菱洗净,劈开,取出菱肉,晒干或烘干,研成细粉,备用。将芋头放入清水中浸泡片刻,放入麻布袋中,捶打搓揉,除去外皮及杂质,洗净,剖开后,切成小片状或切成碎小丁状,放入砂锅,加水适量,大火煮沸,改用小火煨煮10min,待其黏稠成羹状,即成。

吃法:早晚2次分服。

功效:益气健脾,通络散结,防癌抗癌。本食疗方通治各期乳腺癌。

⑯全橘饮

原料:橘叶30g,橘皮20g,橘核20g,橘络10g。

制法:先将橘叶、橘皮、橘核敲碎,与橘络同放入砂锅,加水适量,浸泡片刻,煎煮30min,用洁净纱布过滤,去渣,取滤汁放入容器即成。

吃法:早晚2次分服。

功效:舒肝理气,解郁抗癌。本食疗方适用于各期乳腺癌初期,对乳腺癌初起未溃者尤为适宜。必须注意,乳腺癌已溃者不宜使用。

⑰天冬绿茶

原料:天门冬8g,绿茶2g。

制法:先将天门冬)即天冬)拣杂,洗净,晾干或晒干,切成饮片,与绿茶同放入杯中,用沸水冲泡,加盖闷15min,即可开始饮用。

吃法:当茶,频频饮服,一般可冲泡3~5次,饮至最后,天冬饮片可同时嚼食咽下。

功效:养阴清火,生津润燥,防癌抗癌。本食疗方适用于各期乳腺癌早期患者。

⑱木瓜煲带鱼

原料:生木瓜 250g,鲜带鱼 200g。

制法:先将生木瓜去皮洗净,切成片,备用。将带鱼拣杂,去鳃及内脏,洗净(勿将带鱼表层银白色油脂洗去),切成 3.5 厘米宽的段,待用。烧锅置火上,加植物油烧至六成热,投入葱花、姜末煸炒炝锅,出香后即投入带鱼段,煸炸时适时翻动,烹入料酒,加清汤或清水适量,大火煮沸,放入木瓜片,改用小火同煲至带鱼肉、木瓜片熟烂,加精盐、味精,拌匀,淋入少许麻油即成。

吃法:佐餐当菜,随意服食,吃带鱼肉,嚼食木瓜片,饮汤汁。

功效:舒筋通络,防癌抗癌。本食疗方适用于各期乳腺癌。

⑲海马火腿童子鸡

原料:海马 25g,虾仁 25g,童子鸡 1 只,火腿 10g,黄酒、味精、盐、葱、姜、清汤、水生粉各适量。

制法:小鸡宰好洗净,装入搪瓷盆内,海马、虾仁、火腿片分别放在鸡肉上,加葱段、姜片、盐、味精、黄酒、清汤适量。将盛有上诸物的搪瓷盆上笼用旺火蒸烂。将鸡取出盛盘中,用鸡汁、盐、黄酒、味精下锅中,加水生粉匀芡收汁,浇鸡上即成。佐餐佳肴,随意食用。

功效:治疗阳虚乳腺癌患者。

⑳无花果炖排骨

原料:鲜无花果 5 个,排骨 500g,枸杞子 20g,陈皮 10g,调料适量。

制法:排骨剁成小块,洗净,用沸水烫过。枸杞子、陈皮洗净;无花果洗净切成小块。四味共置锅中,加水适量,煮至烂熟,加入调料即成。每日二次,食量不限。

功效:治疗乳腺癌体虚者。

㉑龙马精神

原料:海龙 1 条,海马 1 只,瘦猪肉 50g,干菜、枸杞子、调料适量。

制法:诸味洗净,猪肉切小块,共置锅中,加水适量,煮至烂熟,加调料即成。每日一次,连汤食用。

功效:此方调气养血,适用于乳腺癌血虚者。

㉒红橘羹

原料:山楂糕 250g,红花 2g,柑橘 100g,白糖 75g,细淀粉 100g。

制法:将山楂糕切成条块,放锅中,加水 500mL,煮 15min 后放入红花、白糖、切成丁的橘子,水开后勾芡即可。

功效:用于乳腺癌气滞血瘀疼痛者。

4.精神调理

中医认为乳腺癌的发病与七情活动有密切的联系。忧思郁怒,情志内伤,肝脾气逆等不良精神因素是引起气血逆乱,经络痞湿,痰瘀结聚成核的重要致病因素。精神创伤透发癌症,悲观恐惧心理会加速癌症恶化。因此保持健康的心理状态和乐观的情绪,有利于正常内分泌的